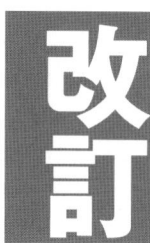

診療画像検査法 Medical Diagnostics and Imagings

# 改訂 X線CTの実践

X-RAY COMPUTED TOMOGRAPHY 2nd edition

指導医　山田實紘：木沢記念病院理事長　　齋藤公志郎：岐北厚生病院院長
　　　　熊田　卓：大垣市民病院副院長　　　田中博司：大阪物療大学学長

編著者　金森勇雄：大阪物療大学学部長　　藤野明俊：鈴鹿医療科学大学教授　　丹羽政美：揖斐厚生病院技師長
　　　　井戸靖司：岐阜医療科学大学教授　　今村裕司：東濃厚生病院技師長　　平松　達：揖斐厚生病院技師
　　　　福山誠介：木沢記念病院部長　　　　市川勝弘：金沢大学教授　　　　　安田鋭介：鈴鹿医療科学大学教授
　　　　幅　浩嗣：岐阜医療科学大学教授　　坂野信也：大垣市民病院室長　　　浅野宏文：木沢記念病院係長
　　　　小野木満照：岐阜医療科学大学准教授　山口　功：大阪物療大学教授　　渡部洋一：鈴鹿医療科学大学元教授

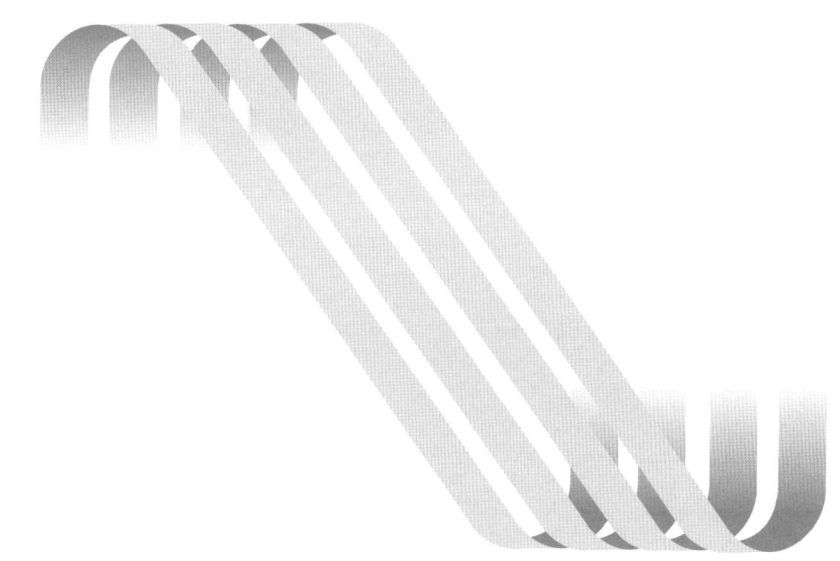

医療科学社

# 基礎編・症例分担執筆者

| 施設名 | 基礎編・症例分担執筆者（診療放射線技師） |
| --- | --- |
| JA岐阜厚生連　揖斐厚生病院 | 渡邉映元　村井亜依　近松克修　高橋尚宏　吉村明伸　日比英彰　山口登志子 |
| JA岐阜厚生連　中濃厚生病院 | 伊佐次範也　田中史朗　末松　太　太田明宏　仲山剛史　辻　理恵 |
| JA岐阜厚生連　西美濃厚生病院 | 三輪正治　橋本英久　山田　正　安部威彦　今井信輔　高木理光　岡田浩幸　小森竜太　中村有美　米田美穂　渡邊貴子 |
| JA岐阜厚生連　東濃厚生病院 | 土屋大輔　橋本智史　奥村　功　稲垣秀司　亀井　靖　不破武司　深澤　基　安藤秀人　大平栄里子 |
| JA岐阜厚生連　岐北厚生病院 | 小倉早紀　松野俊一　後藤　博　尾関裕一　矢崎久巳　野田秀樹　楳田　雄　岡田かずき　外川　環　豊田幸恵　田中智也　北川紗佑里 |
| JA岐阜厚生連　久美愛厚生病院 | 中村光一　都竹隆治　大久保久司　西野直樹　畑　和宏　大矢幸男　西田知弘　坂本直之　国本雪子　土田真孝　纐纈　恵　田中理子　長谷部恭一 |
| JA岐阜厚生連　高山厚生病院 | 新名　康 |
| 東可児病院 | 玉置紘也 |
| 中津川市民病院 | 加藤秀記　丹羽伸次 |
| 木沢記念病院 | 坪内隆将　酒向健二 |
| 多治見市民病院 | 安富千鶴 |
| 大垣市民病院 | 竹島賢治　橋ノ口信一　傍島篤洋　西脇弘純　藤原　宏 |
| 岐阜県立多治見病院 | 安藤　忍 |
| 郡上市民病院 | 奥田大輔 |
| 土岐市立総合病院 | 水野辰彦　水野裕文　小田祥資　尾関　強　佐合淳一 |
| 岐阜県立下呂温泉病院 | 坪井隆也 |
| 医療法人かなめ会山内ホスピタル | 小林　明　金森　誠 |
| 四日市検診クリニック | 西川　孝 |
| 大阪物療大学 | 野口敦司　田中　瑛 |
| 伊藤道廣　高橋秀幸　神谷有希　冨田雄平　岩田梨絵　金森早吉子　田中祐樹　佐藤典秀　町田君成　高橋克彰　三尾大司 | |

# 推薦の辞

　わが国における医学・医療技術の発展と普及は，多くの国民に安心と安全の医療を提供し，誰でもがその恩恵に浴することができるようになってきました．各医療機関の情報公開が進む中で，国民はさらに今まで以上に安心で安全な医療環境の提供，今まで以上に質の高い医療技術の提供，今まで以上に質の高い患者サービスの提供といった，高医療水準に基づいた診断・治療・検査を求めるようになってきています．

　2010年4月30日，厚生労働省医政局長から「医療スタッフの協働・連携によるチーム医療の推進について」（医政発0430第1号）の通知が発せられました．主旨は，多種多様な医療スタッフが，各々の高い専門性を前提とし，目的と情報を共有し，業務を分担するとともに互いに連携・補完し合い，患者の状況に的確に対応した医療を提供するチーム医療の実践を求めています．その中で診療放射線技師の積極的に活用として，①画像診断における読影の補助を行うこと，②放射線検査等に関する説明・相談を行うこと，が通知されています．

　また，第186通常国会開催中の2014年6月18日，「地域における医療及び介護の総合的な確保を推進するための関係法律の整備等に関する法律」が成立しています．その中に診療放射線技師法の一部改正が含まれています．具体的には，X線CT・MRI・血管検査等における自動造影剤注入装置を用いた造影剤の投与，検査終了後の抜針・止血，下部消化管のネラトンチューブの挿入と造影剤の投与をはじめとする造影剤関連業務の拡大，そしてさらに，核医学診断装置を用いた検査，画像誘導放射線治療における肛門カテーテルの挿入・空気の吸引，病院または診療所以外の場所で健康診断を目的として胸部X線検査を行う場合のみ医師または歯科医師の立会いが無くても実施できる，といった内容が新たな業務として認められました．

　このように医療社会の改革や法整備が進む中，このたび『改訂・X線CTの実践』が8年ぶりに上梓されました．本書の歴史は古く，1990年に診療画像検査法シリーズの一環として『CT検査の手技と実践』が出版されたのを端緒に，1999年には『X線CT検査の実践』としてグレードアップされ，2006年には『最新・X線CTの実践』として，CTの技術的な進歩発展に応じて出版されています．この25年の間，多くの診療放射線技師は本書をバイブルとして肌身離さず，各診療科医師の求めるCT画像を再構成し，キー・イメージを作成し，診療に寄与してまいりました．これらの長年にわたる診療放射線技師の各モダリティにおける画像精度管理業務や画像読影補助業務の積み重ねが，上述の診療放射線技師法の一部改正につながったものであり，本書もその一翼を担ってまいりました．

　本書の特徴は，チーム医療が求める診療放射線技師の専門性の向上を目的に，X線CT装置の変遷，CT装置とCT画像，螺旋スキャン装置，マルチスライスCT装置，三次元画像処理，CT撮像法，CT画像解剖図譜などの基礎編が，後半の実践的な臨床画像を学ぶにあたってのベースとして，詳細に判りやすく記述されているところにあります．したがって本書は，X線CTの基礎を学びたい診療放射線学科の学生をはじめ，エキスパート診療放射線技師を目指す方々や放射線部で働く臨床研修医，看護師の皆様にも有用な情報が満載されており，ぜひともお手元に置いて活用していただきたく推薦いたします．

2015年3月吉日

公益社団法人日本診療放射線技師会
会　長　**中澤　靖夫**

# 序

　1972年，英国のハンスフィールドにより開発されたX線CT装置は，レントゲンによるX線発見以来の放射線医学分野の画期的な成果として，現代の臨床に必須の地位を占めている．いまから100年以上も前に，目に見えなかったものが体外から見えるようになるという画像診断の嚆矢であるX線撮影法は，今日までに病態の解明，治療法の開発に多大な貢献を遂げてきた．この方法は診療の基本として，なによりも簡便で多くの情報を含む鮮明な画像を現在に至るも提供し続けているが，X線CT装置の開発はそうした方法を飛躍的に進展させたものであり，いわば画像診断に革命的な発展をもたらした装置といってよい．

　その進展は止まることなく変遷を遂げており，第一世代スキャン方式から第四世代スキャン方式，超高速スキャン装置，螺旋スキャン装置，マルチスライスCT（多列検出器CT；MDCT）装置の開発と多列化への移行等々，スキャン時間の短縮や画質の向上はもとより，三次元画像による手術支援や患者さんへの病態説明などもすでに自明の状況を迎えているなど，診療画像情報は目を見張るばかりの進歩が続いている．

　本書の診療画像検査法シリーズでは，1990年9月，CT先進施設である大垣市民病院の診療経験を基に，当時の大垣市民病院病院長・中野哲先生の指導による『CT検査の手技と実際』において，シングルスライスCT撮影の基本と各種疾患画像にて構成された出版に端を発している．

　そして1999年10月には，木沢記念病院病院長・山田實紘先生の指導により『X線CT検査の実践』が発行され，第三・四世代のCT装置や螺旋スキャン装置を中心に解説がなされ，さらに造影撮影法にて豊富な症例が紹介されることで，CT検査の入門書として好評を博してきたものである．

　それから7年の歳月を経て，ここに『最新・X線CTの実践』の上梓に至った．本書は，上述の装置機器の多彩な進歩による最新のX線CT装置の機構の解説と内容の理解を踏まえ，各医療施設でCT検査を担当する診療放射線技師や臨床医のために知識の積み上げをはかり，各病態に最適な臨床上の最新知見を豊富に提示したものである．本書によって今日の臨床画像を理解し，最善の診療画像情報のために活用していただくことを切に願いたい．

　さて，本書においても，木沢記念病院病院長・山田實紘先生にご指導を賜ったものだが，前著での先生の序文は大変感銘深いものであった．

　「しっかりとトレーニングを積んだ診療放射線技師がその読影を行っても問題はないほど，現在のCTスキャンの所見は美しく明確に出る．これだけはっきりした解答を出してくれるCTスキャンは，医師だけが診断を行う時代にも変化をもたらすであろう．つまり，すばらしい画像診断の向上は，診療放射線技師が読影して医師がセカンドオピニオン的に鑑別診断を行うことのできる新世紀を迎える可能性を持っている．チーム医療といわれるものがもてはやされている今日，チーム診断もあり得る時代となろう」

　この力強いメッセージをいただいたのが7年前であることを忘れてはならない．果たしてその間，当の診療放射線技師はそれに応えるべくなにをしてきたのであろうか？　装置機器の発展に目を奪われるばかりで，それらを使いこなし自らの職業の発展に活かすという，大局的な目的を失念してきた状況が続いているように思われてならない．仄聞すれば，近年，医療安全や連携医療などをテーマに，医師と医療スタッフ間の垣根を越えた「医療マネジメント」の研究が盛んであるという．真のチーム医療の在り方への模索が，ようやく医療全体の問題として本格化したということであろう．したがってそのメッセージは，明らかに今日の時代を先取りした慧眼というべきであり，診療放射線技師への強い期待でもあった．

　そうした期待に応えていくためには，チーム医療と臨床への関わりを見据え，技師の新しいスタンスを指標とした「診療画像マネジメント」ならぬ「診療画像情報学」の確立を，早急に自らのテーマとして課すべきであろう．

　X線CT装置開発の目覚ましい進展が生んだ本書の序としてふさわしからぬ苦言であるとは承知しつつも，装置や機器環境の発展と進歩が，それにふさわしい医療への寄与と新たな展望を呼び覚ます起因になるものとして，先生の前著の序文に込められたメッセージを再掲させていただいた．

　その山田實紘先生をはじめ多くの病院の熱心な方々の協力を得て，金森勇雄教授の編集による本書が新しく生まれたのである．ここに改めて深謝申しますとともに，本書が多くの診療放射線技師をはじめ，臨床家の皆様に愛読されることを重ねて願うものであります．

2006年7月

鈴鹿医療科学大学
理事長　中村　實

# 序

　現代医学の原点であるヒポクラテス（BC460～377）の誓いは，医療をつかさどる人びとにとって，いまでもバイブルである．そのヒポクラテスの言葉のなかで有名なのが，「人生は短く，芸術は長し」である．この「芸術」は，いわば「医術」を示しており，占術・戦術・学術・技術を総称したものであり，「生命は短く，学術は永い」が本当であり，この「学術」＝「医術」が最も正しい訳といえる．

　そのヒポクラテスの時代より2400年が経過して現在に至っている．医学の進歩は，幾多の人びとが苦労に苦労を重ね，一歩一歩前進してきたものである．そしてレントゲン博士がエックス線を発見し，それ以後，急速に医学は発展を遂げてきた．

　そして1972年，ハンスフィールドにより開発されたX線CTは，ますます進化を遂げて現在に至っている．特に三次元画像処理が可能となった今日では，診療放射線技師が単なる良い写真を撮るだけの時代は終わり，いかに診断をするかという努力が必要となってきた．つまり，当初は骨の解剖のみ理解していればそれでよかったが，現在では血管そのものが3D-CTで鮮明に見られる．実質臓器も映し出される状況は，まさに解剖学・病理学を合わせた病態学の修練が必要であり，医師と技師の境界はなくなっているのが現実である．

　このような状況のなかで，チーム医療が必要とされる今日，まず最初に出てくる画像に接するのが診療放射線技師である．その技師が最も早く異常を見つけられる立場にいる以上，技師には第一次読影者としての責任がある．その責任がある以上，技師はより高度の学習とトレーニングを研鑽しなければならない．それが可能となってこそ，チーム医療が可能となり医師と技師との隔たりがなくなり，お互いにCo-Workerとして人の命を助けられる医療人として成長するのである．また，熟練した技師は専門の医師と同等の力を蓄えている故，医師支援への努力も惜しむべきでない．

　昨今の医療ミスのなかで，医師が初期の画像の的確な情報を持たなかった結果，見落としとして訴訟になる場合が多い．私は病院管理者として，医療過誤を少なくするために，チーム医療で診断するなかで個人が感じとったこと，疑問をもったことを率直に話し，意見を述べ，口に出して言うことを各スタッフ個々人に心がけさせている．医師だから，技師だから，看護師だからという遠慮はなしに，それぞれがプロフェッショナルとして診断し，意見を出し合うことが，医療ミスを少なくする方法と考えるからである．それによって，見落とし事故は激減するはずである．

　ハードウェアの発達，特にX線CTの発達は診療放射線技師をも発達させることであり，ハードもソフトもともに切磋琢磨していく必要がある．今後も技術はいま以上に無限に発達，発展していくであろう．まさに「人生は短し，芸術は長し」「生命は短し，医術は永し」である．

　2006年7月

特定医療法人厚生会　木沢記念病院
病院長・理事長　山田　實紘

# 自序

X線CT装置が開発されてすでに34年の歳月が過ぎようとしている．その間のX線CT装置の技術革新は，撮像時間においては当初数分間を要したものが現在では数秒に，さらに画像再構成時間においては数分からリアルタイムにと高速化してきている．また画質分解能もミリメートル単位からマイクロメートル単位へと飛躍的に発展した．

今日では螺旋CT装置からマルチスライスCT (multi-slice CT) が中心となり，原理的に類似することから多列検出器CT (multi-detector row CT：MDCT) ともいわれる．さらには2管球搭載方式MDCTも開発されている．1度の撮像，または1回の呼吸停止時間にて，頸部から胸・腹部，下肢領域にいたるまでの広範囲な撮像部位を検査でき，連続したボリュームデータ情報としてデータ収集ができ，リアルタイムにて三次元画像 (3D)，多断面再構成像 (MPR)，最大値投影像 (MIP)，表面表示像 (SSP)，ボリュームレンダリング像 (VR)，仮想内視鏡CTなど，また，運動性がはげしい心臓・冠状動脈撮像などにおいて，最適な造影タイミングが必要とされる検査にも十分対応可能になってきている．このことは人体すべての臓器・組織を，立体的・リアルタイムの動画像として描出できることを示唆している．

このようなCT装置の発展は，その反面で装置の機構や内容を非常に多彩で複雑なものにしてきた．したがって各医療施設でCT検査を担当している診療放射線技師は，装置，画像再構成法，画像・品質補償などの基礎的知識の積み上げ，さらに三次元的画像解剖学をはじめとした病態学，画像診断学の臨床知識を理解し，被検者の病態に適正なCT画像として臨床医に提供すべく努力する必要がある．

今回，私たちは1990年に出版した『CT検査の手技と実際』，1999年に出版した『X線CT検査の実践』に引き続き，本書『最新・X線CTの実践』において，CT装置の変遷から装置と画像の関係，螺旋スキャン・マルチスライス装置と三次元画像処理，これらを用いてのCT撮像法（単純CTと造影CT），さらにCT画像解剖・臨床画像の実践まで，X線CTに関する最新の事項を広範囲に記述した．

現在出版されているX線CTに関係する著書は数多いが，本書はあくまでも診療放射線技師はもとより，すべてのCT検査を担当される医療従事者に必要な基本事項として記述されている．したがって，CT検査への入門書の一端である．

診療放射線技師を養成するうえでの教科書として，また，CT検査を担当している現場の技師や臨床医の参考書としてお役に立てれば幸いである．

最後に，今回の執筆に際し，数々の叱咤激励をいただきました鈴鹿医療科学大学理事長・中村實先生，臨床的指導を賜りました木沢記念病院病院長・山田實紘先生をはじめ，各症例について御指導と御助言を賜りました各医療施設の臨床医師，さらに執筆を快く承諾し御協力願いました診療放射線技師の皆々様，ならびに本書の制作にご尽力をいただきました（株）医療科学社に深く感謝いたします．

2006年7月

著者代表　金森　勇雄　井戸　靖司　畑佐　和昭

# 改訂にあたり

X線CTによる画像診断が開始されてほぼ40年が経過しましたが，その間の医療技術の進歩は飛躍的で，本書出版後の9年間での対比でも雲泥の差があります．装置機構を初め，画像再構成法は日進月歩で改善され，診療放射線技師による「読影の補助」も日常業務の一端に組み込まれつつあります．

今回の改訂は，このような診療放射線技師の現状を背景に，進歩改善された装置・機器，造影剤，画像再構成法などの基本と，画像読影学の知識積み上げを目標に執筆いたしました．被検者の病態を最適に描出し，読影の補助に役立ち，臨床医師に最適なるCT画像を提供する際の一助になり得れば有難いと考えています．特に診療放射線技師養成のための参考書の一端に役立てれば幸いです．

最後に，今回の改訂に際し，叱咤激励を賜りました指導医師，各症例でご助言とご指導をいただきました医師，執筆にご協力願いました診療放射線技師，本書出版にご尽力いただきました（株）医療科学社に深謝申し上げます．さらに，推薦の辞を賜りました公益社団法人日本診療放射線技師会　医学博士　中澤靖夫会長に深甚よりお礼申し上げます．

2015年3月

著者代表　金森　勇雄　藤野　明俊　丹羽　政美

診療画像検査法 Medical Diagnostics and Imagings
# 改訂 X線CTの実践
X-RAY COMPUTED TOMOGRAPHY 2nd edition

目次

推薦の辞　中澤靖夫
　　　序　中村　實
　　　序　山田實紘
　　自序　金森勇雄・井戸靖司・畑佐和昭
改訂にあたり　金森勇雄・藤野明俊・丹羽政美

## 第1章　CT装置の変遷 changes in CT architecture　　1

### 1・1　画像再構成法の発展 evolution of image reconstruction ── 2

### 1・2　CT装置の変遷 changes in CT architecture ── 2
- 1・2・1　第三世代 third generation・3
- 1・2・2　第四世代 fourth generation・3
- 1・2・3　新第三世代（連続回転型第三世代）slip-ring type CT・4
- 1・2・4　螺旋スキャン装置 helical CT・spiral CT・4
- 1・2・5　マルチスライスCT装置 multi-slice CT・マルチディテクタローCT装置 multi-detector row CT・4
- 1・2・6　dual source CT（DSCT）・5
- 1・2・7　dual energy imaging・6
- 1・2・8　area detector CT（ADCT）・6

## 第2章　CT装置とCT画像 CT scanner and CT image　　9

### 2・1　CT装置 CT scanner ── 10
- 2・1・1　X線発生装置 X-ray generator・10
- 2・1・2　X線検出器とデータ収集系 detector and data acquisition system・11
- 2・1・3　ガントリ機能と寝台機能 gantry and table function・13
- 2・1・4　コンピュータシステム computer system・14
- 2・1・5　周辺機器 peripheral system of CT scanner・15

### 2・2　画像再構成 image reconstruction ── 15
- 2・2・1　データサンプリング data sampling・15
- 2・2・2　投影データ projection data・15
- 2・2・3　投影データの前処理 pre-processing of projection data・16
- 2・2・4　画像再構成法 image reconstruction・17

## 2・3　CT画像 characteristic of CT image ——— 20
- 2・3・1　CT値 CT value・20
- 2・3・2　ウインドウ幅とウインドウレベル window width and window level・20
- 2・3・3　ノイズ image noise・21
- 2・3・4　空間分解能 spatial resolution・21
- 2・3・5　コントラスト分解能 contrast resolution・23
- 2・3・6　画質に影響する各因子間の関係 parameters affecting image quality・23
- 2・3・7　アーチファクト artifact・23
- 2・3・8　パーシャルボリューム効果 partial volume effect・26

## 2・4　線量測定 radiation dosimetry ——— 26
- 2・4・1　線量に影響を及ぼす諸因子 parameters affecting dose・26
- 2・4・2　線量と画質との関係 relationship of image quality and dose・27
- 2・4・3　線量測定法 dosimetry method・28
- 2・4・4　線量表示法 dose index・29
- 2・4・5　被ばく線量 exposures to patient・31

## 2・5　品質管理 quality control：QC ——— 32
- 2・5・1　寝台移動精度 accuracy of table movement・32
- 2・5・2　レーザ光の精度 accuracy of laser alignment system・32
- 2・5・3　性能試験ファントム performance evalnation phantom・33
- 2・5・4　ノイズと画像の均一性 noise and uniformity・33
- 2・5・5　コントラストスケール contrast scale・34
- 2・5・6　空間分解能 spatial resolution・34
- 2・5・7　コントラスト分解能 contrast resolution・34
- 2・5・8　スライス厚 slice thickness・36
- 2・5・9　スライス感度分布の測定 slice sensitivity profile・36
- 2・5・10　線量測定 radiation dosimetry・38

# 第3章　螺旋スキャン装置 helical CT・spiral CT　41

## 3・1　装置の原理 principle of scanner ——— 42

## 3・2　画像再構成法 image reconstruction ——— 42
- 3・2・1　補間計算の基礎 basics of interpolation・43
- 3・2・2　360°補間再構成法（360°補間法）360° linear interpolation・44
- 3・2・3　180°対向ビーム補間再構成法（180°補間法）180° linear interpolation・44
- 3・2・4　高次補間法 high order interpolation・44
- 3・2・5　スキャン範囲と再構成可能範囲 scan range and reconstruction range・44
- 3・2・6　画像再構成間隔 reconstruction interval・45

## 3・3　再構成画像の画質 quality of reconstructed image ——— 45

3・3・1　断面感度分布 section sensitivity profile：SSP・46
3・3・2　ビーム幅およびピッチファクタ beam width and pitch factor・46
3・3・3　螺旋スキャンにおける体軸方向の特性 longitudinal property in helical CT・47
3・3・4　画像ノイズ image noise・49

# 第4章　マルチスライスCT装置 multi-slice CT・multi-detector row CT　51

## 4・1　検出器 detector ── 52

## 4・2　CT装置 CT scanner ── 53

## 4・3　画像再構成 image reconstruction ── 53
4・3・1　マルチスライスCTのピッチファクタ pitch factor of MDCT・53
4・3・2　180°補間法 180° linear interpolation・54
4・3・3　フィルタ補間法 filter interpolation・54
4・3・4　風車状アーチファクト windmill artifact・55
4・3・5　ピッチファクタと画質 relation between pitch factor and image quality・55
4・3・6　コーン角の補正による再構成法 cone angle correction・56

## 4・4　マルチスライスCT装置の特徴 feature of MDCT ── 56

# 第5章　三次元画像処理 3D image processing　59

## 5・1　三次元画像処理の各種処理方法 reconstruction methods for 3D image ── 60
5・1・1　多断面再構成法 multi planer reconstruction（MPR）・60
5・1・2　最大値投影法 maximum intensity projection（MIP）・61
5・1・3　最小値投影法 minimum intensity projection（MinIP）・61
5・1・4　curved planer reformation（CPR）・61

## 5・2　三次元画像表示法 3D image processing ── 61
5・2・1　表面表示法 shaded surface display（SSD）・62
5・2・2　ボリュームレンダリング法 volume rendering（VR）・65

## 5・3　三次元CT画像におけるスキャンパラメータ scan parameter for 3D-CT ── 67
5・3・1　画像再構成関数 reconstruction factor・68
5・3・2　再構成間隔 reconstruction interval・68

## 5・4　三次元CT画像におけるアーチファクト artifact in 3D-CT image ── 68
5・4・1　エリアジングエフェクト aliasing effect・69
5・4・2　ローテーションエフェクト rotation effect・69

5・5　ray summation（Ray Sum） ——————————————————————— 70

5・6　仮想内視鏡 virtual endoscopy ——————————————————— 70

5・7　gradient MIP ——————————————————————————— 70

# 第6章　CT撮像法 methodologies for CT examination　73

## 6・1　造影撮像の概念と機序 concept and mechanism of contrast enhancement — 74
- 6・1・1　computer assisted bolus tracking法（Real Prep，Smart Prep）・75
- 6・1・2　test bolus injection法・75
- 6・1・3　固定定量造影剤注入時間法 fixed-duration injection・75
- 6・1・4　時間濃度曲線（TDC：time density curve）・75

## 6・2　造影剤の基本的知識 basics of contrast medium ——————————— 76
- 6・2・1　ヨード造影剤・77
- 6・2・2　X線造影剤の副作用・84
- 6・2・3　副作用の予防および処置・89
- 6・2・4　自動注入器の基本的知識 basics of contrast injector・95

## 6・3　撮像法 methodologies for CT scanning ————————————————— 98
- 6・3・1　頭　部 head・98
- 6・3・2　下垂体 hypophysis・99
- 6・3・3　副鼻腔 paranasal sinus・100
- 6・3・4　聴覚器 auditory organ・101
- 6・3・5　眼　窩 orbit・101
- 6・3・6　頸　部 neck・102
- 6・3・7　甲状腺 thyroid gland・103
- 6・3・8　胸　部 chest・103
- 6・3・9　広範囲腹部 abdomen・104
- 6・3・10　上腹部 upper abdomen・105
- 6・3・11　肝　臓 liver・106
- 6・3・12　膵　臓 pancreas・107
- 6・3・13　胆嚢・胆管 gallbladder・bile duct・108
- 6・3・14　点滴静注胆道造影－CT drip infusion cholangiography-CT：DIC-CT・109
- 6・3・15　下腹部 lower abdomen・109
- 6・3・16　膀胱（オリーブ油造影CT）urinaly bladder・110
- 6・3・17　門脈造影下CT CT during arterial portography：CTAP・111
- 6・3・18　肝動脈造影下CT CT hepatic arteriography：CTHA・112
- 6・3・19　下肢血管 vascular of lower limb・112
- 6・3・20　冠動脈 coronary CT・113
- 6・3・21　CTコロノグラフィ CT colonography・114

# 第7章　CT画像解剖図譜 CT anatomy　　117

## 7・1　頭部 head — 118
## 7・2　頸部 neck — 122
## 7・3　胸部 chest — 126
## 7・4　腹部 abdomen — 142
## 7・5　骨盤 pelvis — 150
## 7・6　胸部冠状断・矢状断 — 154
## 7・7　胸腹部冠状断 — 155

# 第8章　臨床画像の実践 clinical image　　157

## 8・1　頭頸部 head・neck — 158

被殻出血　putamen hemorrhage・158
視床出血　thalamic hemorrhage・159
小脳出血　cerebellar hemorrhage・160
皮質下出血　subcortical hemorrhage・161
橋出血　pontine hemorrhage・162
くも膜下出血－1　subarachnoid hemorrhage（SAH）-1・163
くも膜下出血－2　subarachnoid hemorrhage（SAH）-2・164
脳梗塞　cerebral infarction・165
小脳梗塞　cerebellar infarction・166
脳動脈瘤－1　cerebral aneurysm-1・167
脳動脈瘤－2　cerebral aneurysm-2・168
脳動静脈奇形　arteriovenous malformation（AVM）・169
解離性脳動脈瘤　dissecting intracranial aneurysm・170
Willis動脈輪閉塞症（もやもや病）moyamoya disease・171
上矢状静脈洞血栓症　superior sagittal sinus thrombosis（SSST）・172
海綿状血管腫　cevernous hemangioma・173
神経膠芽腫　glioblastoma・174
星細胞腫　astrocytoma・175
上衣腫　ependyoma・176
聴神経鞘腫　acoustic schwannoma・177
髄膜腫　meningioma・178
下垂体腺腫　pituitary adenoma・179

転移性脳腫瘍　metastatic braintumor・180
くも膜嚢胞　arachnoid cyst・181
脳膿瘍　brain abscess・182
急性硬膜外血腫　acute extradural hematoma・183
急性硬膜下血腫　acute subdural hematoma・184
脳挫傷-1　celebral contusion-1・185
脳挫傷-2　celebral contusion-2・186
慢性硬膜下血腫　chronic subdural hematoma・187
水頭症　hydrocephalia・188
アルツハイマー病　Alzheimer disease・189
顔面骨骨折　fracture of facial bone・190
中耳炎　otitis media・191
上顎洞癌　maxillary sinus cancer・192
副鼻腔炎　paranasal sinusitisis・193
甲状腺癌　thyroid cancer・194
頸部リンパ腫　lymphoma of neck・195

## 8・2　胸部 chest ──────────────────────────── 196

肺癌（小細胞癌）lung cancer（small cell carcinoma）・196
肺癌（扁平上皮癌）lung cancer（squamous cell carcinoma）・197
肺癌（腺癌1）lung cancer（adenocarcinoma-1）・198
肺癌（腺癌2）lung cancer（adenocarcinoma-2）・199
悪性胸膜中皮腫　malignant pleural mesothelioma・200
転移性肺腫瘍　metastatic lung tumor・201
悪性リンパ腫　malignant lymphoma・202
肺過誤腫　pulmonary hamartoma・203
細菌性肺炎　bacterial pneumonia・204
カリニ肺炎　carinii pneumonia・205
肺アスペルギルス症　aspergillosis・206
肺結核症　pulmonary tuberculosis・207
じん肺症　pneumoconiosis・208
サルコイドーシス　sarcoidosis・209
肺膿瘍（肺化膿症）lung abscess・210
膿胸　pyothorax・211
胸水　pleural effusion・212
間質性肺炎　interstitial pneumonia（IP）・213
特発性肺線維症　idiopathic pulmonary fibrosis（IPF）・214
閉塞性肺疾患 chronic obstructive pulmonary disease（COPD）・慢性肺気腫　chronic pulmonary emphysema（CPE）・215
気管支拡張症　bronchiectasis・216
肺塞栓　pulmonary embolism・217
気胸　haemopneumothorax・218
縦隔気腫　mediastinal emphysema・219
食道癌　esophageal cancer・220
虚血性心疾患（慢性完全閉塞）ischemic heart disease（chronic total occlusion）・221

冠動脈狭窄　coronary artery stenosis・223
心タンポナーデ　cardiac tamponade・224
解離性動脈瘤　dissecting aneurysm・225
乳癌（硬癌）　scirrhous carcinoma of breast・226
非浸潤性乳管癌　non-invasive ductal carcinoma, ductal carcinoma in situ (DCIS)・227
充実腺管癌　solid-tubula carcinoma・228
葉状腫瘍　phyllodes tumor・229

# 8・3　腹部 abdomen —————————————————————————————— 230

高分化型肝細胞癌　well-differentiated hepatocellular carcinoma・230
中分化型肝細胞癌　moderately differentiuted hepatocellular carcinoma・231
低分化型肝細胞癌　poorly differentiated hepatocellular carcinoma・232
転移性肝癌　metastatic liver tumor・233
肝血管腫　hemangioma of liver・234
肝硬変　liver cirrhosis・235
脂肪肝　fatty liver・236
肝膿瘍　liver abscess・237
肝嚢胞　liver cyst・238
肝損傷　liver injury・239
肝内胆管癌　intrahpatic cholangiocellular carcinoma・241
胆嚢結石症－1　cholecystolithiasis-1・242
胆嚢結石症－2　cholecystolithiasis-2・243
総胆管結石　choledocholithiasis・244
胆管癌　common bileduct cancer・245
膵臓癌－1　cancer of pancreas-1・246
膵臓癌－2　cancer of pancreas-2・247
膵管内乳頭粘液性腫瘍　intraductal papillary mucinous tumor of the pancreas (IPMT)・248
膵石症　pancreatolithiasis・249
急性膵炎　acute pancreatitis・250
腫瘤形成型膵炎　tumor-forming pancreatitis・251
腎細胞癌　renal cell carcinoma・252
腎盂腫瘍（腎盂癌）renal pelvic tumor (renal pelvic carcinoma)・253
多発性嚢胞腎　polycystic kidney・254
腎外傷　renal injury・255
ナットクラッカー症　nutcracker phenomenon・256
脾損傷　splenic injury・257
脾腫　splenomegaly・258
胃癌（スキルス）gastric cancer (scirrhous type)・259
胃癌　gastric cancer・260
絞扼性イレウス　strangulation ileus・261
麻痺性イレウス　adynamic ileus・262
消化管穿孔　gastrointensinal perforation・263
大腸癌－1　colon cancer-1・264
大腸癌－2　colon cancer-2・265

大腸憩室炎（多発性憩室症）colon diverticulitis・266
　　　急性虫垂炎　acute appendicitis・267
　　　大腸ポリープ　colon polyp・268
　　　腹部大動脈瘤　abdominal aortic aneurysm・269

## 8・4　その他 others ─────────────────────── 270

　　　子宮体癌　corpus uteri carcinoma・270
　　　卵巣癌　ovarian cancer・271
　　　内膜症性卵巣嚢胞　ovarian chocolate cyst・272
　　　類皮嚢胞腫　dermoid cyst・273
　　　子宮筋腫　uterine myoma・274
　　　前立腺癌　prostatic cancer・275
　　　膀胱腫瘍　bladder tumor・276
　　　転移性骨腫瘍　metastatic bone tumor・277
　　　頸椎骨折　cervical fractures・278
　　　頸椎脱臼骨折（脊髄損傷）cervical dislocation and fracture (spinal cord injury)・279
　　　頸椎後縦靱帯骨化症　ossification of posterior longitudinal ligament of cervical spine (OPLL)・280
　　　腰椎椎間板ヘルニア　lumbar disc herniation・281
　　　大腿骨頸部骨折　fractures of the femoral neck・282
　　　脛骨高原骨折　tibial plateau fracture・283
　　　上腕骨顆上骨折　supracondylar fracture・284
　　　舟状骨骨折　scaphoid fracture・285
　　　閉塞性動脈硬化症　arteriosclerosis obliterans (ASO)・286
　　　深部静脈血栓症　deep vein thrombosis (DVT)・287


和文索引・292
数字・欧文索引・302
症例分担執筆者・本扉裏

# 第1章
# CT装置の変遷
# changes in CT architecture

1・1 画像再構成法の発展
evolution of image reconstruction

1・2 CT装置の変遷 changes in CT architecture

# 第1章　CT装置の変遷 changes in CT architecture

　X線CT装置の出現は，放射線医学の分野にX線発見以来の大きな革命をもたらしたものとして高く評価されている．X線CT装置の発明は，X線写真技術，エレクトロニクス技術，そして，中核となるコンピュータ技術などの進歩に支えられて到達したものであり，第一世代のCT装置が開発されて以来，スキャン時間の短縮や画質の改良に対し装置のハードやソフト面にさまざまな改良が加えられた．いまや心臓が動画像として撮像できるようになったほか，螺旋スキャナと複数列に配置された検出器との組み合わせにより広範囲を短時間で撮像でき，また鮮鋭な三次元画像が得られるようになった．こうしたCT装置の発展を歴史的に振り返りながら，今後のX線CT装置について展望する．

## 1・1　画像再構成法の発展 evolution of image reconstruction

　X線CT装置の開発には数学的手法による画像再構成法と，小型でしかも普及価格のコンピュータの出現が必要であった．このことから，画像再構成法を用いた断層撮影法は他分野で研究が始められた．

　画像再構成法については1917年に発表されたRadonの研究[1]がまずあげられる．彼はオーストラリアの数学者で，二次元または三次元に拡がりを持つ物体を，いろいろな方向から投影することにより，画像として再現されることを数学的に証明した．その40年後の1957年に，Bracewellは電波天文学の分野で画像再構成法について重畳積分法という計算機に適した解法を導いた[2]．そして電子計算機の進歩とともに核医学分野で画像再構成法による断層撮影法が開発された．1961年にOldendorfはアイソトープ線源をコリメートし，物体を透過してきた放射線をシンチレーション検出器で検出して，得られたデータをコンピュータ処理により画像再構成した[3]．さらに1963年にCormackはOldendorfが用いたのと同じ装置を用い，数学的に完全な方法で画像再構成を行った[4]．さらに1968年，KuhlとEdwardsは被検者に**ラジオアイソトープ（RI）**を投与し，体内のRI分布を断面像とした画像再構成を行う装置（single photon emission computed tomography：SPECT）を開発した[5]．しかし，この方法は放射線量が少なく撮像時間がかかりすぎることから診断領域まで拡がらなかった．1970年にGordonは電顕写真像の復元分野で，逐次近似法による画像再構成法を発表した[6]．この方法はX線CT装置1号機に用いられた点で注目される．さらにその翌年，RamachandranはX線CT装置に重畳積分法を用いて画像再構成が行える方法を発表している[7]．このようにして，診断用X線CT装置の開発の足がかりが築かれてきた．

**ラジオアイソトープ (radio isotope : RI)**
放射性同位元素という．これは自ら放射線を出す物質で，一般に，その放射線の量は時間とともに減衰する．

**SPECT装置**
現在は，コンピュータ技術の発展に伴いRIを利用した重要な断層撮像装置となっている．

## 1・2　CT装置の変遷 changes in CT architecture

　1973年，Hounsfieldにより頭部用EMIスキャン装置（EMIスキャナ）についての報告がなされ，臨床テストの結果がAmbroseにより報告さ

れた[8), 9)]．このEMIスキャン装置は第一世代と呼ばれ，X線管と検出器（NaIクリスタル＋光電子増倍管）が対向して取りつけられており，X線管からはコリメートされた幅3mmの細いX線束（pencil beam）が放射され，この透過X線を対向する検出器で計測する．本装置のスキャン方式は，X線管と検出器が一体となって24cmの長さを直走走査（translate動作）し，240点の被写体透過X線を測定する．直走走査が終了するとX線管と検出器は1°だけ回転し，引き続き直走走査を行う．そして180°すなわち180回の直走走査と回転を繰り返してスキャンデータを測定し，画像再構成を行うものでtranslate-rotate（T-R）方式とも呼ばれている（図1・1）．本装置による撮像時間には5スキャン（10スライス）で25〜30分を要した．

この撮像時間を短縮する目的で登場した装置を第二世代といい，X線束が3〜15°の扇状（fan beam）で，検出器が6〜30個配列されている（図1・2）．このX線束の拡がり角度が $a$ 度の場合，1回の検出器の直走走査で，第一世代の $a$ 度分に相当するスキャンデータを収集することができ，X線管の回転運動回数を $1/a$ に減少させることができる．これにより，1スライスあたり10〜90秒のスキャン時間に短縮された．

1976年，General Electric社はスキャン時にX線管と検出器が一体となって被写体の周囲を連続的に回転し，データ収集を行う現在主流となっている装置の原型の第三世代装置を発表した（図1・3）．

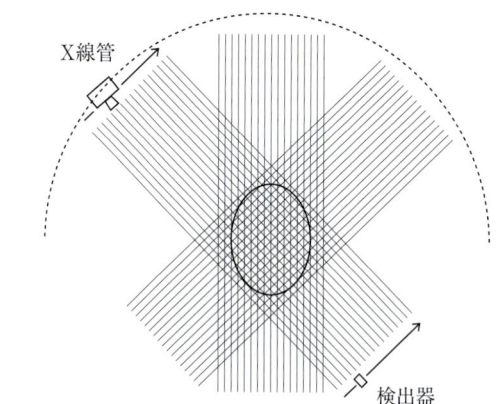

図1・1 第一世代のスキャン方式

## 1・2・1 第三世代 third generation

本装置のX線束は扇形（fan beam）で被検者より大きく30〜40°の拡がりを持っていて，検出器は高圧キセノンガスを用いた電離箱で，当初の装置で288個，現在の装置では700個以上が装着されている．

本装置はX線管と検出器が被写体の周囲を回転することからrotate-rotate（R-R）方式ともいわれ，1スライスのスキャン時間が10秒以内であることから，被写体は呼吸を止めた状態で撮像することができ，臓器の動きによるアーチファクトやぼけ像が少なくなり画質の向上が図られた．

スキャンデータは，X線管と検出器が一体となって被写体の周りを回転し，その間一定角度ごとに得られている．そして回転の各位置ごとに全検出器からの出力を合成することにより，1つのX線強度プロフィールが得られる．このようにして得られたデータの配列は第一世代や第二世代の配列とは異なり，横断面の復元には別のアルゴリズムであるファンアルゴリズム（fan algorithm）が必要とされる．検出器のX線束入射面はX線管の焦点に指向しているためにX線利用効率が優れており，無駄なX線被ばくを最小限に抑えている．

この方式では，検出器の間のわずかな感度のばらつきによりリング状のアーチファクトを発生することから，検査前に検出器の校正が必要とされる．

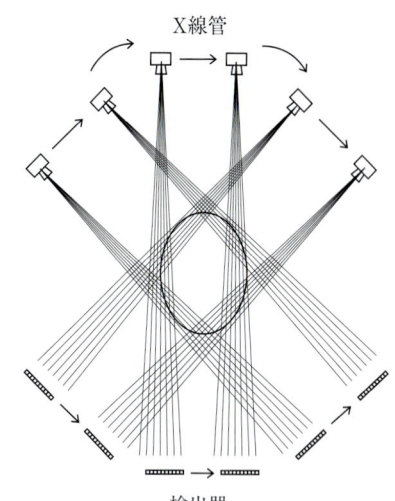

図1・2 第二世代スキャン方式

## 1・2・2 第四世代 fourth generation

1977年にOhio Nuclear社は第四世代装置のDelta-2010を開発し，1スライスあたりのスキャン時間が2〜20秒に短縮された．本装置のX線束は30〜60°の扇状（fan beam）で，検出器はリング状に患者の周囲に固定して取りつけられ，その内側をX線管が被写体の周囲を回転してスキャンする機構で，rotate-fixed（R-F）方式ともいわれた（図1・4）．

本装置はX線管が検出器の軌道を回転しないことから，X線束の拡が

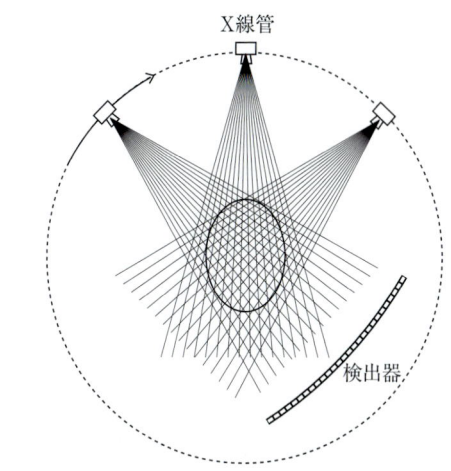

図1・3 第三世代スキャン方式

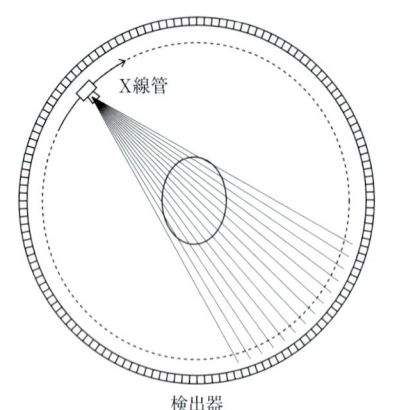

図1・4 第四世代スキャン方式

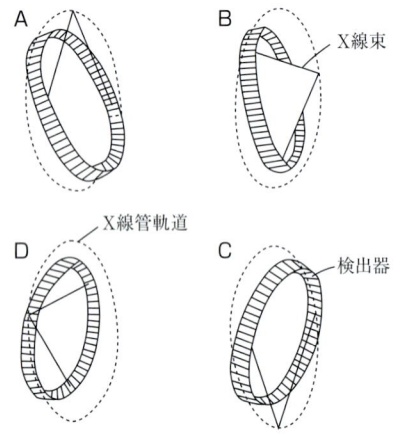

図1・5 章動方式（nutate-rotate）の第四世代

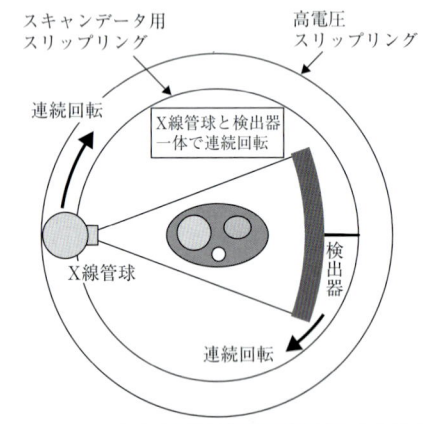

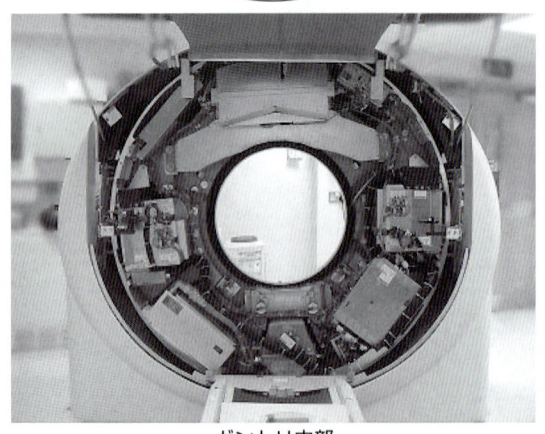

図1・6 新第三世代方式の構成とガントリ内部の例

りと，検出器の向きが一致せずX線利用効率が悪い．このほか，第四世代にはnutate-rotate（N-R）方式がある．本装置は図1・5に示されるように，X線管軌道を検出器リングの外側に持ってきて，X線管の軌道を逃げるように，nutate（章動）方式によって動く．この方式は前述したR-F方式に比べて検出器リングを小さくすることができる．

### 1・2・3　新第三世代（連続回転型第三世代）slip-ring type CT

本装置は第三世代装置のX線管や検出器が装着されているガントリ内の回転部分と，制御器やコンピュータなどの固定部分を結ぶ各種ケーブルをスリップリングや光伝送に置き換えた方式であり，これによって螺旋スキャン装置（1・2・7項参照）やマルチスライスCT装置（1・2・8項参照）に必要とされるX線管と検出器一体の連続回転が可能となった（図1・6）．スリップリングはリング状になった電気的導体のレールとそのレールに接触しながら動くブラシからなっており，X線のための電力や検出器からの信号を連続回転しながら伝える機構である．光伝送方式は，回転する検出器構成部分から信号をデジタル化して，光信号として放出し，回転部分の外周に配した受光部からデータを受け取る方式であり，デジタルデータであるためノイズに強く，高速なデータ転送が可能である．

新第三世代方式の開発により，後に述べる螺旋スキャン装置が普及し，後にマルチスライスCT装置へと発展し，高速に，広範囲を，しかも1mm以下の薄層でスキャン可能となった．連続回転の駆動は従来からのベルト方式のほかにリニアモータドライブ方式も開発され，重量の大きい回転部分も高速回転に伴う重力に耐えられるように設計され，0.5秒以下のスキャンが実現し，循環器系の撮像が可能となった．なお，スリップリングは，第四世代方式にも応用され，一部の装置で螺旋スキャンを実現したが，普及はしなかった．

### 1・2・4　螺旋スキャン装置 helical CT・spiral CT

螺旋スキャン装置は，先に述べた新第三世代のCTの連続回転機構と，寝台の連続移動機構によりに連続的にスキャンデータを取得する装置である（図1・7）．被検者側からみた場合，X線管が被検者の周りを螺旋状に回転することからその名がつけられた．この連続的で高速なスキャン機構により短時間に広範囲をより薄いスライス厚で撮像可能となり，臨床的に利用可能な画質の三次元画像のための元画像が得られるようになった．

画像再構成においては，寝台移動によるアーチファクトを軽減するため，2回転分のスキャンデータから同じ回転位相の投影データを用いて補間し，1スライス面の画像を得るか（360°補間法），1回転分強のデータから180°回転位相のずれた投影データを用いて補間する方法（180°対向ビーム補間法）が考案された．詳しくは第3章「螺旋スキャン装置」を参照されたい．

### 1・2・5　マルチスライスCT装置 multi-slice CT・マルチディテクタローCT装置 multi-detector row CT

第三および第四世代方式においては，X線束の拡がり方向に一列の検出器を有するシングルスライススキャン方式であった（図1・8A）．しかし1998年，体軸方向に検出器を多数列（16～34個）配列させ，1回

転で同時に4スライス分のスキャンが可能なマルチスライススキャン方式のCT装置が開発され，多列検出器CT（multi-detector row CT：MDCT）ともいわれる（図1・8B）[10),11)]．さらに本装置は細かく二次元的に構成された検出器を電子スイッチで切り換え，その組み合わせ方を変えることによりスライス幅を変えてスキャンが可能である．また螺旋スキャンと，この検出器との組み合わせにより，30cmの体軸方向距離を1mmスライス厚にて数十秒でスキャンが可能となり飛躍的な高速化が達成された．X線利用効率の向上によりX線管負荷が少なくなり，X線管の冷却の待ち時間（cooling time）がほとんどなくなり，X線発生条件を低くしてスキャンする必要がなくなった．また，体軸方向の多くのデータを用いて画像を再構成できることから，同じ画質を得るために必要な患者被ばく線量が約40%低減されるといわれている．

現在，マルチスライスCT装置の同時収集可能なスライス数は64～320にまで発展し，0.5mmのスライス厚にて，ほぼ全身をスキャン可能となっている．本装置には下記の新技術開発がなされている．
　①二次元配列の高密度な検出器
　②高速なデータ収集機構
　③膨大なデータを処理するための超高速再構成装置
　④マルチスライスCT再構成方法の開発

## 1・2・6　dual source CT（DSCT）

64列MDCTの登場により，撮像時間の短縮，時間分解能が向上され，冠動脈CT（coronary CT angiography：CCTA）が非侵襲的な冠動脈の検査として臨床現場に普及した．装置の改良により時間分解能は向上したもの高心拍症例においては決して良好な画像が得られているわけではない[12),13)]．CCTAの時間分解能の向上にはマルチセグメント（心電同期セグメント）再構成法を使用する方法がある．マルチセグメント再構成法は複数の心拍位相を用いてある特定断面を再構成するため，複数心拍間で冠動脈の位置が異なった場合は良好な画像を得ることは困難である．したがって，物理的に時間分解能を向上させる必要があり，そのためにはガントリ回転速度を上げることとなる．ガントリ回転速度を上げることにより問題となるのが，データ転送の高速化と装置に加わる大きな遠心力である．とりわけ遠心力に関しては大きな問題で，ガントリ回転速度が0.2秒以下となると装置に加わる遠心力は75G以上になるといわれており，今日の機械的な限界を超えているように思われる[3)]．この問題点に対しては多線源方式のCTが有効であり，現在では2管球搭載型CT装置（dual source CT：DSCT）が開発され臨床の場へ導入された[14)]．図1・9に従来の1管球搭載型CT装置（single source CT）とDSCTの概略図を示す．CTの画像再構成理論上180度分の投影データが取得出来れば画像再構成が可能なため，シングルソースCTはガントリ回転速度の2分の1の時間でデータを収集することができる．一方，DSCTは2対のX線管と検出器が約90度オフセットされて配置されており，それぞれのシステム（X線管-検出器）が90度ずつ回転することによって180度分の投影データを取得することができる．すなわち，ガントリ回転速度の4分の1の時間で画像再構成に必要なデータ収集することができる．例えば，ガントリ回転速度が1秒であると，シングルソースCTでは0.5秒，DSCTであれば0.25秒で画像再構成に必要なデータを収集することが可能であり，明らかにDSCTの方が時間分解能に優れた装置であることがわかる．

DSCTは時間分解能に優れた装置だけでなく，dual energy imaging

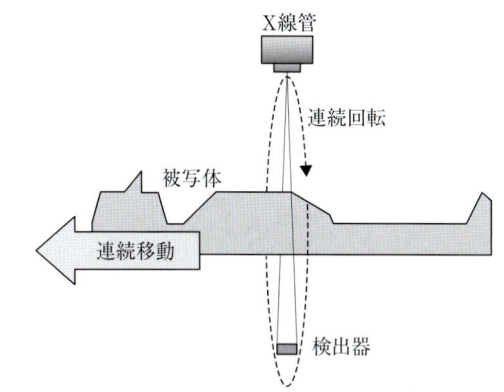

図1・7　螺旋スキャン装置

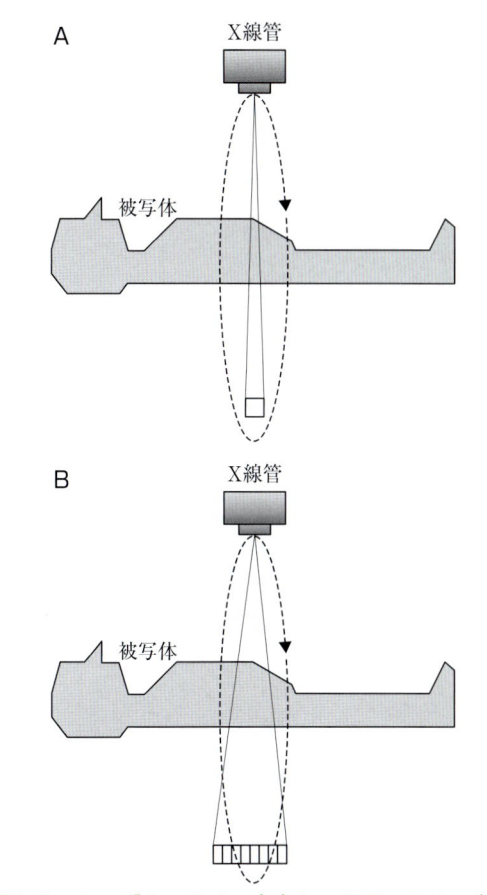

図1・8　シングルスライス（A）とマルチスライス（B）

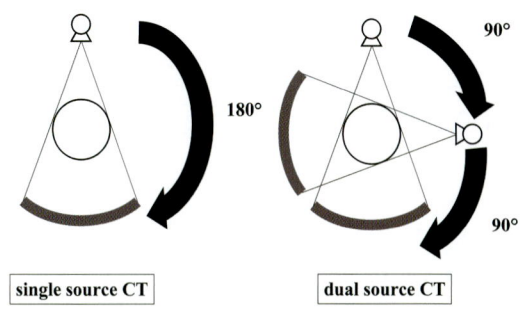

図1・9　single source CTとdual source CT（DSCT）の概略図

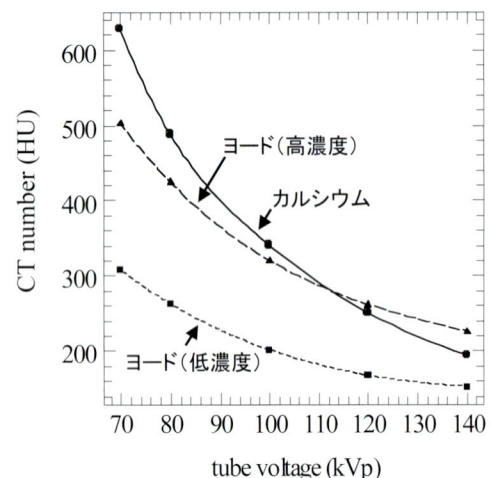

図1・10 ヨードとカルシウムのCT値の変化

も容易に取得できる装置でもある.

### 1・2・7 dual energy imaging

dual energy imagingとは,物質の線減弱係数がX線エネルギーに依存し異なることを利用し画像化したものである[15].その原理の概略をヨードとカルシウムを用いて示すと以下のようになる.図1・10は濃度の異なる2種類のヨードとカルシウムについて,異なる管電圧（エネルギー）で撮像した際のCT値の変化を示したものである.ヨードは濃度の違いによりCT値は異なっているものの,エネルギーが変化した際のCT値の変化量はほぼ同一であるが,ヨードとカルシウム間では,エネルギーが変化した際のCT値の変化量は明らかに異なっている.この現象を利用することによって,物質の同定または分離をすることができる[16].

dual energy imagingの方式としては,①DSCTを用いて2管球からそれぞれ低エネルギーと高エネルギーのX線を同時照射する,②シングルソースCTの管電圧を0.0005秒（0.5ms以下）の高速スイッチングで低エネルギーと高エネルギーのX線を切り替えながら撮像する,③単一管電圧のX線を照射し,積層型の検出器を用いて,検出器側で低エネルギー成分と高エネルギー成分と分離する,④rotate-rotate方式で,低エネルギーと高エネルギーの撮像を2回行うものがある[16].

### 1・2・8 area detector CT（ADCT）

1998年に4列のMDCTが登場して以来,16列,64列と体軸方向の分解能は増えていき,2007年には320列area detector CT（ADCT）が登場した.この装置の特徴は体軸方向に16cmの撮像範囲を有しており,頭部や心臓などの臓器は1回転で撮像することができる.従来広範囲を撮影する場合には寝台移動しながらX線のばく射を行うヘリカルスキャンにて行われていたが,ADCTでは16cm範囲であれば寝台移動を伴わずに撮像が行え,ヘリカルアーチファクトのない画像を得られる.

MDCTにてCCTAを撮像する場合,複数心拍を撮像し体軸方向につなげて画像を得るが,複数心拍間で冠動脈の位置が異なった場合には心拍ごとの画像にズレが生じ,バンディングアーチファクトが発生する.ADCTを用いて冠動脈を撮像する場合には1回転,1心拍より撮像が行えるためバンディングアーチファクトのない画像を得ることができる.また,不整脈など心拍変動がある場合にもMDCTに比べて有利である（参照2・3・7）.従来CCTAは心拍ごとのデータ欠損を生じないようにpitch factorを小さく設定（0.16～0.25）しているため,管球軌道のオーバーラップが多くなり通常の検査より被ばくが多くなるが,ADCTではオーバーラップのない画像が得られるためMDCTと比較して低線量で撮像が行える.

ADCTでは体軸方向に広い撮像範囲を行うため,コーン角が広くなり散乱線含有量も増加する.コーン角の増大に伴うアーチファクトは現在再構成法の向上により抑えられている.散乱線対策としてソフトウェアによる散乱線の除去,2次元グリッドの装着がある.ソフトウェアによる散乱線の除去は進歩しているが,完全にコントロールするのは困難であり,2次元グリッドは散乱線の低減には効果的だが透過X線量の低減にもつながってしまう[17].

ADCTは動態検査においても優れた性能を発揮する.16cm範囲内でX線を連続ばく射することにより血流の流れ,関節や臓器の動きを画

像化する4D imageを得ることができ，また専用の解析ソフトを用いることにより灌流画像（perfusion image）を得ることができる．ADCTの登場によりCTは形態診断から機能診断も行える装置となったが，4D imageは同一部位にX線のばく射を繰り返すため，被ばくの増大に注意が必要である．

## 第1章 参考文献

1) Radon J. Uber die Bestinmung von Funktion durch ihre integralmete Langs gemsser Magnifaltigkeitten. Ber Sciechs Akad Wiss Leipzig Mathphyskl. 1917; 69: 262-277.
2) Bracewell RN, et al. The inversion of fan-beam scans in radioastonomy. Astrophys. J. 1957; 150: 427-434.
3) Oldendorf WH. Isolated flying spot detection of radiodensity discontinui-ties-dysplaying the internal structural pattern of a coplex object. Ire Transactions Bio-Med. Electr. 1961; 8: 68-72.
4) Cormack AM.Representation of a function by its line integrals with some radiological applications. J. Appl. Phys. 1963; 34: 2722-2727.
5) Kuhl DE, Edwards ED. Image separation isotope scanning. Radiology. 1968; 80: 653-662.
6) Gordon R, et al. Algebraic reconstruction technique (ART) for three-dimen-tional electron microscopy and X-ray photograph. J. Theor. Biol. 1970; 29: 471-481.
7) Ramachandran GN, et al. Three-dimentional reconstruction from radiographs, Ⅱ. Application of convolution instead of Fourier transforms. Proc. Nat. Aead. Sci. 1971; 68: 2236-2240.
8) Hounsfield G. Computerized Transverse Axial Scanning (Tomography), Part 1 Description of system. Brit. J. Radiol. 1973; 46: 1016-1022.
9) Ambrose J. Computerized Transverse Axial Scanning (Tomography), Part 2 Clinical Application. Brit. J. Radiol. 1973; 46: 1023-1047.
10) Fox SH．GEボリュームCTスキャナーシステムの開発と展望．映像情報．1998；30：1377-1383．
11) 斎藤泰男．マルチスライスX線CTスキャナ．メディカルレビュー．1998；71：12-20．
12) 山口隆義．64列MDCTによる冠動脈撮影法．日本放射線技術学会．2009；65（1）：104-111．
13) Gilbert L. RaffMD, FACC, et al. Diagnostic Accuracy of Noninvasive Coronary Angiography Using 64-Slice Spiral Computed Tomography. journal of the american college of cardiogy. 2005; 46 (3) : 552-557.
14) T. G. Flohr, H. Bruder, M. Petersilka, et al. First performance evaluation of a dual-source CT (DSCT) system. Eur Radiol. 2006; 16: 256-268.
15) 宮西佐代子．Dual Source CTによるDual Energy Imagingのアドバンテージ．インナービジョン．2010；25（7）：4-5．
16) 栗林幸雄．Dual Energy Imagingは臨床に何をもたらすか．インナービジョン．2010；25（7）：1-3．
17) 辻岡勝美．CT徹底解剖 基礎から日常点検まで．インナービジョン．2014；29（11）68-70．

# 第2章
# CT装置とCT画像
# CT scanner and CT image

2・1　CT装置 CT scanner

2・2　画像再構成 image reconstruction

2・3　CT画像 characteristic of CT image

2・4　線量測定 radiation dosimetry

2・5　品質管理 quality control：QC

# 第2章 CT装置とCT画像 CT scanner and CT image

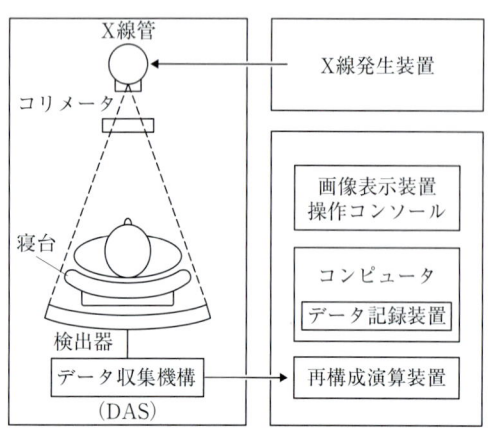

①ガントリ，②デジタル表示パネル，③寝台，④操作コンソール

図2・1 CT装置の基本構成

表2・1 6.5MHUのX線管の性能

| | |
|---|---|
| 陽極熱容量 | 6500kHU（約4.6kJ） |
| 陽極最大冷却率 | 924kHU/分（11kW） |
| 外部冷却器冷却率 | 680kHU/分（8kW） |
| 実効焦点寸法 | 1.5mm×1.0mm，0.9mm×0.9mm |
| 短時間負荷定格 | 60kW |

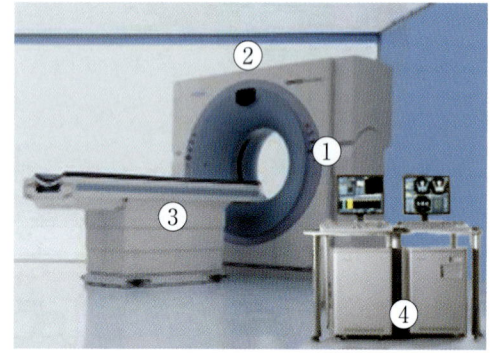

図2・2 電子ビーム偏向を利用した高冷却率のX線管

## 2・1 CT装置 CT scanner

X線CT装置は図2・1に示すように，主として走査ガントリ，高電圧発生装置，コンソール（X線制御装置およびコンピュータなど）から構成される．走査ガントリにはX線管とX線検出器が搭載されているが，機種により搭載方法が異なっている．

### 2・1・1 X線発生装置 X-ray generator[1〜3]

**1）X線管**

X線CT装置では陽極蓄積熱容量が大きく冷却率が高いX線管（X-ray tube）が要求され，3.5〜6.5MHUのX線管が用いられている．表2・1に6.5MHUのX線管の性能を示す．また，たとえ陽極蓄積熱容量が大きくても冷却効率が低くては繰り返しのスキャンが制限され検査効率に影響する．そのため，X線管の構造にさまざまな改良がなされ，現在のCT装置では，ターゲットを両方から支持する陽極接地型のものなど，従来に比べ飛躍的に冷却効率を高めたX線管が搭載されている．

X線CT装置用のX線管は120〜150kVの高電圧で使用されるため，高い耐電圧特性が要求される．管電圧，管電流についても精度・再現性・リプル百分率などにおいて高い安定性が要求される．機械的にもガントリ回転による遠心力，X線管の熱膨張による変位，振動に対して高い安定性を保つことが要求される．構造的にも高速スキャンに対応できるようにガラス管に代わってセラミックを採用したり，陽極軸を保持するベアリングに特殊なものを採用するなどの工夫がなされているものもある．また，電子ビームを偏向させることで，特殊な形状を実現し，陽極全体を冷却オイルに接するような構造として，冷却率を極限まで高めた管球も登場した（図2・2）．

**2）コリメータ**

陽極ターゲットから放射されるX線束は，撮像に必要なだけの線束幅に絞る必要がある．また，被ばく線量の低減のために，フィルタによる軟線の除去およびX線の強度分布の調整などを行う必要がある．これらを行うのがコリメータ（collimator）部である．一般にコリメータ部はX線管側コリメータと検出器側コリメータで構成されるが，構造を工夫してX線管側だけとした機種も存在する．X線管側コリメータは補償フィルタとスライス厚の切り替え部から構成され，補償フィルタには主にアルミニウムを用いる．

補償フィルタは，凹レンズ状のウェッジフィルタであり，その形状が蝶ネクタイに類似していることからボウタイ（bow-tie）フィルタとも呼ばれる[4]．X線の透過長は被写体の中心部と辺縁部で異なるため，bow-tieフィルタが無い場合，検出器への到達線量は中心部で少なく，辺縁部で多くなり，線質は中心部で硬く，辺縁部では軟らかくなる（図2・3A）．到達線量の違いは，中心部と辺縁部との間でノイズ量の差異を生じ，線質の違いは，中心部と辺縁部との間でCT値の差異を生じることとなり，面内の画質は不均一となる．これを補正するためbow-tie

フィルタが用いられ，面内の画質の均一化が図られている（図2・3B）．しかし，このフィルタは必ずしもX線量を均一化するために設計されていないため，辺縁部に近づくにつれて検出器への到達線量は増加し，ノイズは，辺縁部で少なることが多い[5]．

### 3）高電圧発生装置

高電圧発生装置（high voltage generator）は，X線管に熱電子加速用高電圧とフィラメント加熱用電流を供給し，制御する装置であり，X線CT装置用に求められる性能に下記の項目があげられる．

① 管電圧リプル百分率が小さく，安定性・再現性に優れていること．リプル百分率を抑えるために平滑用高圧コンデンサの接続やリプルの高周波化などが行われている．また，管電圧を安定にするためにフィードバック制御を行い，電源電圧変動の影響を抑えている．

② 管電圧波形の立ち上がり時間，立ち下がり時間がそのフラット部と比較して十分に小さいこと．

③ 管電流の安定性・再現性がよいこと．

以上から，パルスX線のCT装置が主流の頃は，商用交流電源を三相トランスで昇圧し整流する三相全波整流方式が用いられていたが，現在のCT装置では，高周波インバータ方式による連続X線が用いられる．

## 2・1・2　X線検出器とデータ収集系[6]〜[8]
### detector and data acquisition system

X線CT装置における検出器とデータ収集系の役割は，被検者を透過してきたX線をその強度に比例した電流に変換し，それを適度な大きさに増幅してアナログ信号からデジタル信号へ変換するもので，この性能が画質の良し悪しを決めるといっても過言ではない．そのため，検出器およびデータ収集系に要求される性能に下記の項目があげられる．

① X線検出効率が高いこと．
② 安定性がよいこと．
③ 入出力の直線性がよく，ダイナミックレンジが十分に広いこと．
④ 過渡特性（パルス応答性）がよいこと．
⑤ X線エネルギー依存性が少ないこと．

X線検出効率とは，検出器に入射するX線量に対する出力信号（電流）の比で，検出効率が大きいと検出器系におけるS/N比が大きくなり，CT画像上で画質がよくなる．検出器の安定性とは検出器の経時的な感度変化がほとんどないことで，そのため定期的に検出器の校正を行い感度変化の安定を保持している．

入出力の直線性は重要であり，検出器に入射したX線量と検出器からの出力信号との間に，広い範囲にわたり比例関係（ダイナミックレンジ）が成立しないと，再構成画像のCT値に誤差を生じることになる．一般にこのダイナミックレンジは$10^4$〜$10^6$のものが要求される．また，第三世代以後のX線CT装置では，検出器に多くの素子が使用されているが，これらの素子には次のような特徴が必要である．

① 素子が小型であること．
② 素子間において感度のばらつきが小さいこと．
③ 素子間のクロストークが小さいこと．
④ 製作が容易であること．

以上の特徴を満たすことで優れた検出器系になるが，特に素子間の

### 高電圧制御

最近のCT装置には，被ばく低減のために，被写体厚に応じて電流値を短時間に制御する機能や，心臓の同期撮影時に，不必要な領域だけ電流値を減らす機能など，高電圧の制御を積極的に行える能力が必要とされてきた．

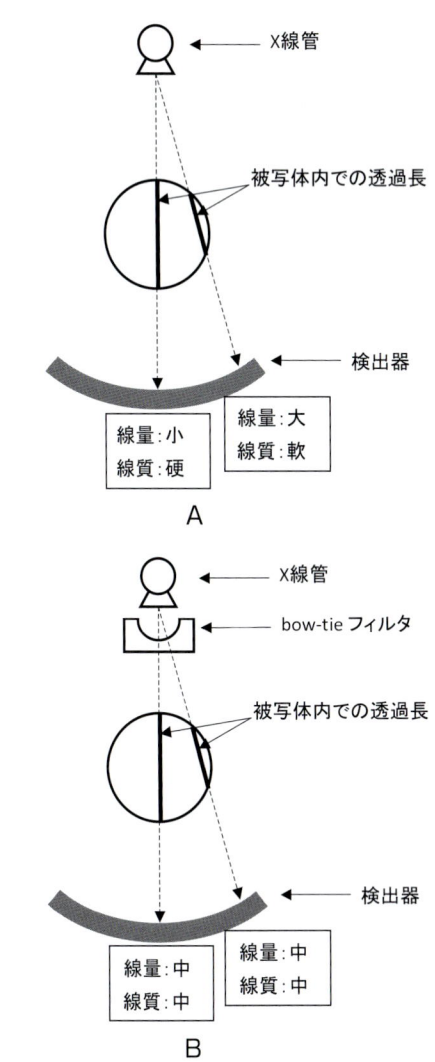

図2・3　ボウタイフィルタ

### インバータ方式

交流電源を，変圧効率のよい高周波に変換して変圧する方式．この方式により，低電圧をガントリ内に供給し，内部の小型大容量の高電圧発生装置で必要な高電圧を得ることが可能となった．

表2・2　X線CT装置用検出器の例

|  | 出力電流（A） | 過渡特性（S） | 量子効率（%） |
|---|---|---|---|
| シンチレータ+光量子増倍管 | $10^{-6}$以上 | $10^{-7}$ | 100 |
| シンチレータ+フォトダイオード（固体検出器） | $10^{-10}$ | $10^{-7}$ | 100 |
| キセノン(Xe)ガス検出器 | $10^{-9}$ | $10^{-4}$ | 50 |

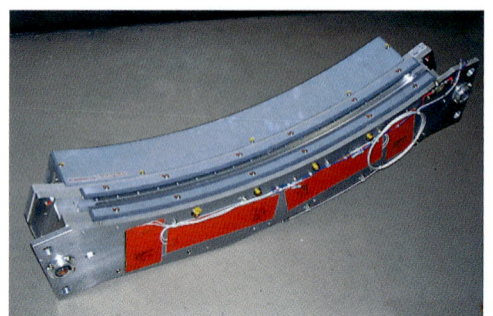

図2・4　第三世代CTの検出器の外観

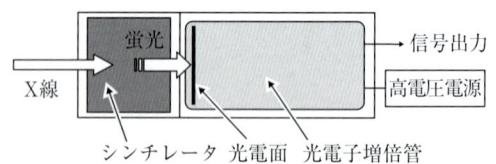

図2・5　シンチレーション検出器

表2・3　シンチレータの特性

| シンチレータ | 密度($g/cm^3$) | 最大発生波長(mm) | アフターグロー(msec) | 発光効率(NaIに対して) |
|---|---|---|---|---|
| NaI (Tl) | 3.67 | 410 | 0.5〜5 | 100 |
| $CaF_2$ (Eu) | 3.19 | 435 | 0.3 | 50 |
| CsI (Tl) | 4.51 | 565 | 0.5〜5 | 45 |
| $Bi_4Ge_3O_{12}$ | 7.13 | 480 | 0.005 | 8 |
| $CdWO_4$ | 7.90 | 530 | 0.005 | 65 |

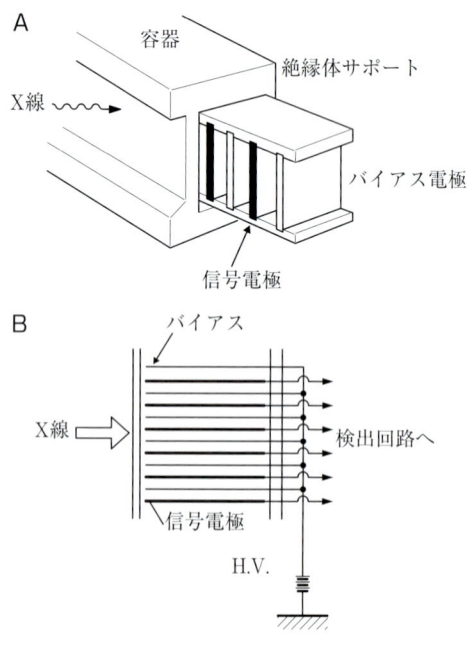

図2・6　キセノン(Xe)ガス電離箱型検出器

感度のばらつきが一定範囲を超えると，第三世代CT装置ではリング状アーチファクトが発生するため注意を要する(2・3・7項参照)．

CT装置の検出器として使用されている主なものを表2・2に示す．これらの検出器は下記に述べるようにそれぞれの特質に合った走査方式で使い分けられてきたが，現在のCT装置では，固体検出器による装置がほとんどである．図2・4は，検出器外観の例である．この図のように第三世代以降の検出器は検出面が円弧状となっており，このなかに検出器素子の集合体が内蔵される．

### 1) シンチレーション検出器

X線束（光子）がシンチレータに入射すると，X線とシンチレータを構成する原子の軌道電子との相互作用により電離または励起が生じ，シンチレータを構成する原子が励起状態から基底状態に戻るときに可視光を放出する．この発光現象をシンチレーションと呼び，この現象を用いた放射線検出器をシンチレーション検出器(scintillation detector)という．その基本構成を図2・5に示す．シンチレータで発光した光は光伝導体で光電子増倍管の光電面に導かれ，光電面との相互作用の結果，電子が放出される．電子は第一ダイノードと光電陰極との間の電界で加速され第二ダイノードに達し，入射されてきた電子よりも多くの電子が放出される．8〜10段のダイノードによる二次電子増幅作用で増幅された電子は，陽極からパルス電流として取り出され，データ収集回路に送られる．

一般にX線CT装置で使われたシンチレータは表2・3に示され，シンチレータの密度が高いほどX線に対する吸収係数が大きくX線検出効率も高い．また，第一世代X線CT装置に使用された検出器はNaI(Tl)シンチレータと光電子増倍管の組み合わせであったことから，光電子増倍管の波長感度分布に整合した発光スペクトルを持つことも重要であった．

シンチレータはアフターグローと呼ばれる残光が小さく，かつ発光効率が高く均質であるものが望まれ，現在もシンチレータの開発が続けられている．一方，光電子増倍管は磁界の影響を受けるが，雑音（ノイズ）がきわめて少なくシンチレータからの微弱な光を検出するのに適し，初期のX線CT装置に用いられた．

### 2) キセノン(Xe)ガス検出器

キセノンガス検出器(Xe-detector)は第三世代装置に多く使用されたX線検出器である．図2・6にキセノンガス検出器の基本構成を示す．この検出器でシンチレータ検出器に匹敵する感度を得るためには，X線吸収の大きい物質を高いガス圧で使用する必要があるため，原子番号の大きいキセノンガスを10〜20気圧で使用している．ガスを封入している容器のなかには検出素子が並び，各検出素子は薄いタングステン板などで区切られている．この板は1枚おきに高圧電源に接続され，その間の板が信号を取り出す電極として個々に増幅器に接続されている．そのため薄いアルミニウムの窓を通して検出器に入射したX線束は，各板の間に封入された高圧キセノンガスを電離させる．このときに生じた電子が電極板に集まり，吸収されたX線量に比例した電流が検出される．

キセノンガス検出器は，すべての素子は同じガス容器のなかにあるので，ガス圧・ガス純度は同一条件で使用され，高圧電源はすべての素子に共通であり電離箱領域で動作するため，電圧と温度に多少の変動があっても検出器の出力には影響しない．また，非常に簡単な構造

をしているために校正が簡単に済むという利点もあり，素子間の間隙は0.1mm程度の電極の板厚だけであるため高密度配列が可能で，それがコリメータも兼ね散乱線の軽減効果を生むという都合のよい構造となっている．一般に検出器の総合的な検出効率は次式のように表される．

検出効率（％）＝幾何学的X線捕獲率×量子効率　　（2・1）

キセノンガス検出器の幾何学的X線捕獲率は90％前後と高いため，量子効率が低くても総合的な検出率は50％前後になる．

### 3) 固体検出器

CT装置の進歩に従って，空間分解能を向上の必要性から，単位長さあたりの検出器数の増加が望まれ，コンパクトなフォトダイオードとシンチレータの組み合わせによる固体検出器が開発された．この固体検出器の構造と外観を図2・7に示す．フォトダイオードは，半導体素子に光が当たると電極間に電流が発生する光起電力効果を利用した素子であり，入射光量に比例した光電流が得られる．フォトダイオードは小型で量子効率がほぼ100％の検出器であるが，光電子増倍管のように電流増幅作用がないので出力電流が小さく，そのため発光量の多いシンチレータを用いる必要があり，現在ではCdWO$_4$や［(Y, Gd)$_2$O$_3$］などのシンチレータとを組み合わせて用いられている．

またマルチスライスCT装置ではこの固体検出器（solidstate detector：SSD）をチャンネル方向，体軸方向の二次元に配列し，データ収集システム（data acquisition system：DAS）との間に電子スイッチを設けて，その切り換えにより収集時のスライス厚を可変にしている（第4章「マルチスライスCT装置」参照）．

### 4) データ収集系

X線検出器の出力信号をA/D変換してコンピュータに送信するデータ収集部は，DAS（date acquisition system）と呼ばれ，X線CT装置の世代によって仕様が異なり，検出器の数が増えるにつれデータ収集系も複雑になっている．図2・8に一般的な第三世代のデータ収集部の例を示す．これはオートゼロ方式と呼ばれ，パルスX線を使うX線CT装置に多く使用されている．検出器からの信号電流はプリアンプで電流増幅された後，電圧変換される．その後，マルチプレクサと呼ばれる切り替え器を通してA/D変換されインターフェイス部に送られる．積分器のオフセット成分はオートゼロ補償され，マルチプレクサと高速なアナログ－デジタル変換器（A/D converter）により複数の検出器信号を処理するようになっている．一般的にA/D変換は20ビット程度の高精度のものが使用される．

マルチスライスCT装置では，高速化されたDASを複数装備し，複数スライスの同時収集が可能である．また，二次元的な配列を持つ検出素子とDASとの間に電子スイッチを有し，そのスイッチを切り換えることによりスライス厚を可変できる．

## 2・1・3　ガントリ機能と寝台機能
### gantry and table function

#### 1) ガントリ機能

R-R方式のX線CT装置においてガントリ（gantry）の主な機能はローテーション機能とチルト（tilt）機能に分けられる．ローテーション機能

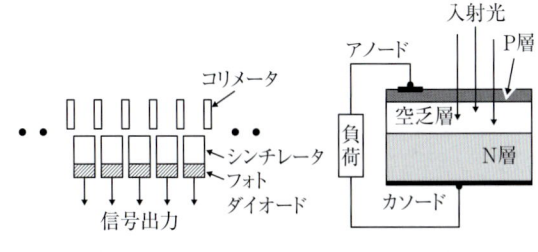

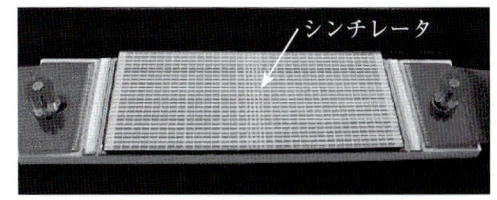

図2・7　固体検出器とフォトダイオードの構造

### A/D変換
アナログ－デジタル（analog–digital）変換のことで，連続信号であるアナログ信号から，サンプリング（sampling）という瞬間の値を取得する機能により，ごく短い一定間隔のデジタル値（離散的な値）に変換する．

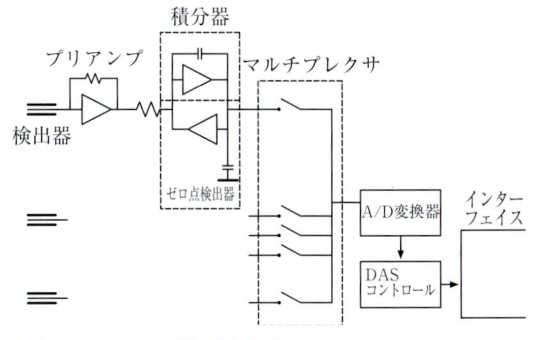

図2・8　検出回路の構成例

### チルト（tilt）機能
特に頭部撮影に多用される．これは，O-Mライン（orbito-meatal line）に平行な面のスキャンを得るためである．ほかにも，得たい断面に合わせるために利用される．しかし，マルチスライスCTの登場により三次元的な情報が得られるようになった現在，希望する面の画像はMPR処理（4・1・1項参照）によって得ることが多くなった．

とは，X線管とそれに対向している検出器とを被検者の体軸に対して回転させる機能で，回転速度は，最近のCT装置では1回転あたり0.5～2秒と高速化されており，心臓用のマルチスライスCT装置では約0.3秒という装置も登場した．このローテーション機能にはサーボモータによるベルト駆動の方式や，リニアモータドライブ方式が採用されている．

チルト機能とは，断層面を被検者体軸に対して傾斜させる機能で，頭部CT撮影には欠くことのできない機能である．このチルト機能は一般に大きく分けて実支点方式と仮想支点方式があり，実支点方式とはガントリ両側にスタンドを配置し，スタンド上にチルト動作の支点を配置した方法である．一方，仮想支点方式とは円弧上のレールをガントリ両側に配置し，ローラで保持した構造である．実支点方式に比べて構造的にはやや複雑であるが，両側の幅寸法を小さくすることが可能で，小型X線CT装置によく採用されている．

#### 2) 寝台機能

X線CT装置の寝台 (table) には，被検者をガントリ内部に送ったり出したりする機能，被検者の体動を抑えるために固定する機能などが求められる．被検者をガントリ内部に送る機能には，寝台の上下動および水平動がある．上下動は，被検者の乗り降りを容易にするため低い位置まで下降するようになっていて，床面から30cm程度まで下降するのが一般的である．そのため上下機構にはリンク構造を使用し，油圧駆動が採用されている装置が多い．水平動は低速から高速まで精度よく駆動することが要求され，螺旋スキャン装置やマルチスライスCTにおいては20～100mm/秒程度の高速移動時の精度も要求される．そのためパルスモータやサーボモータを使用し，コンピュータ制御され，位置の精度においても1mm以下の精度が実現されている．一方，体動を抑えるために，ヘッドレスト，マット，ベルトなどの使用が工夫され，装置によっては冠状断面が撮像しやすいヘッドレストが付属しているものもある．

天板は高品質の画像を得るため，被検者の重みによる変形やX線の吸収が少ない材質が用いられ，アーチファクトを抑制する工夫がなされている．また，救急医療の対応などのためには，患者を固定したまま頭部から大腿や下腿までの長距離をスキャンする必要が生じる．そのために，ヘッドレスト固定部分などを非金属化する工夫により寝台全長にわたってメタルフリー設計される傾向にある．

### 2・1・4 コンピュータシステム computer system

X線CT装置におけるコンピュータシステムは，X線制御装置で述べたようなシーケンス制御と画像を再構成する役割がある．シーケンス制御はシステム制御部で行われ，X線制御だけでなくガントリ，寝台，DASの制御を行う．制御方法には各ユニットに直接必要な信号ケーブルが接続されている集中制御方式と，各ユニットに制御用マイクロプロセッサがあり，それを一括制御するマイクロプロセッサのある分散制御方式に分けられる (図2・9)．最近のX線CT装置ではほとんどが後者の分散制御方式を用いている．

一方，画像を作る役割はスキャンデータを取り込んだ後の種々の後処理を含めてデータ処理部で行われる．DASでA/D変換された収集データはケーブルやスリップリングや光伝送などを通してデータ処理部に送られる．第三世代装置のデータ処理部における再構成演算の流れを図2・10に示す．まず前処理演算で生データに含まれる検出器のば

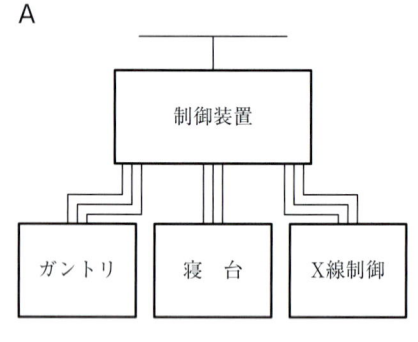
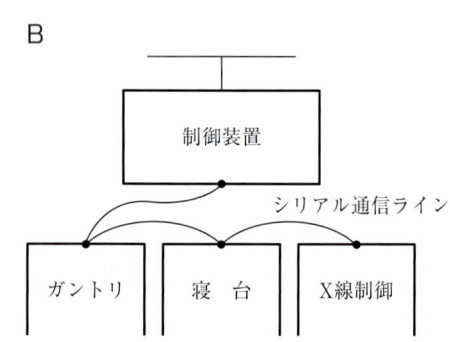

図2・9 集中制御方式 (A) と分散制御方式 (B)

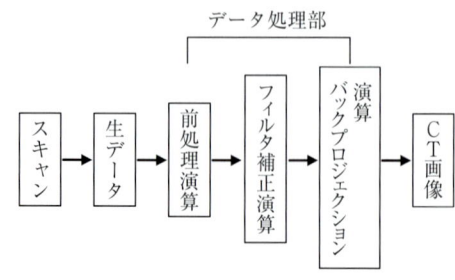

図2・10 画像再構成の流れ

らつきや非直線性を補正し，その後対数変換を行う．対数変換されたデータはコンボリューション演算またはフーリエ変換処理によりフィルタ補正が適用される．そしてこのデータをX線照射角度方向よりバックプロジェクションすることにより画像データとして再構成し，ディスプレイに画像として描出する．

螺旋スキャン装置，マルチスライスCT装置の普及により，ボリューム的なスキャンが可能となり再構成処理画像数が飛躍的に増加した．よってこれらの処理を迅速に行うために，高速処理が可能なコンピュータが搭載された．また，画像再構成は特に高速性が必要とされるので，ハードウエア演算装置が利用され，1秒あたり数十画像の再構成が可能になっている．画像表示装置には，走査線数1000本以上の高解像度ディスプレイが用いられ，マルチウインド表示機能などを備えた装置が一般的になっている．この機能により撮像計画や画像処理を複数のウインドウを利用して行うことができ，より効率的な検査が可能となった．

### 2・1・5　周辺機器 peripheral system of CT scanner

画像データ保存媒体と画像データ保存装置（image storage system）には，光ディスク，光磁気ディスク，CD-R，DVD，などがある．一方，PACS（picture archiving and communication system）や画像処理ワークステーションの発達により，X線CT装置とほかのモダリティからの画像を同時に表示したり，三次元画像を再構成したり，治療計画装置にデータ転送したりするような装置間のネットワーク転送が普及している．そのため画像のデータフォーマットや転送方式を共通にするために，標準プロトコールとしてDICOM規格（digital imaging and communication in medicine）が制定され，現在広く用いられている．

## 2・2　画像再構成 image reconstruction

### 2・2・1　データサンプリング data sampling

CT画像の再構成には，X線管から放出され被検者内で減弱した後，検出器に入射するX線束（ray）の情報を用いている．第三世代以後のCTでは，X線束はX線管から被検者を包含する扇状X線束（view）として放出され，これはX線管と検出器とを結ぶrayの集合体である（図2・11）．現在のCT装置においては700〜900個の検出器を用い，1000〜4600のview数にてデータ収集し，再構成が行われる．

### 2・2・2　投影データ projection data

CT画像において人体の断面像は図2・12に示されるような多くのブロックに分けられる．そして各ブロックには減弱したX線の程度として線減弱係数（$\mu$）があてはめられ，個々のブロックをボクセル（voxel），その断面をピクセル（pixel）と呼ぶ．

いま，図2・13Aに示されるように被検者断面の1個のボクセルにおいて，入射線量の強度を$I_0$，射出線量の強度をI，ボクセルの厚さをd，線減弱係数を$\mu$とすると，これらの間に下式が成り立つ．

$$I = I_0 e^{-\mu d} \qquad (2・2)$$

#### DICOM規格
画像伝送だけでなく，保存形式，予約情報など，医用画像に関わる広い範囲の標準を定めた規格である．1993年以降に定められたDICOM3規格は，事実上の世界標準規格である．この規格では，装置が実装した機能について「適合性の宣言」の仕様書をそれぞれ用意することで，相互の接続をしやすくしている．

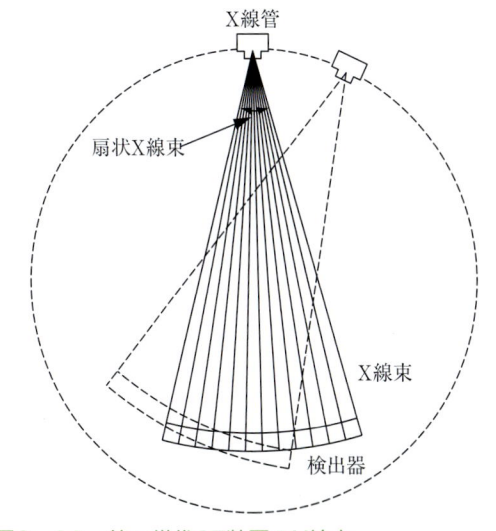

図2・11　第三世代CT装置のX線束

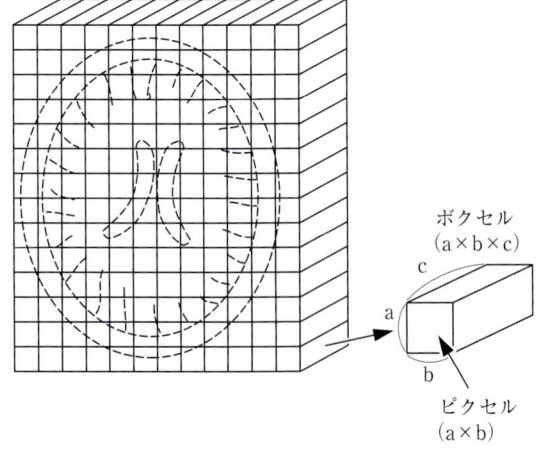

図2・12　CT画像におけるボクセル

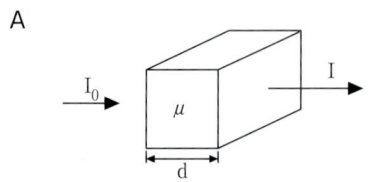
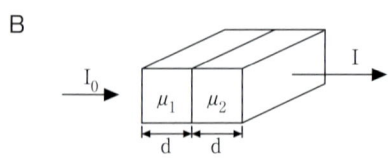
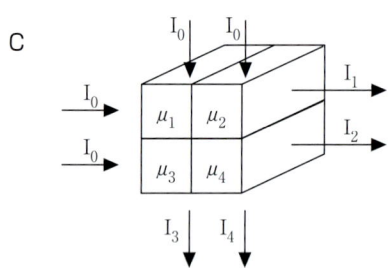

図2・13　投影データの計算

次に図2・13Bのように線減弱係数の異なる2個のボクセルをX線が透過したとすると，下式が成り立つ．

$$I = I_0 e^{-(\mu_1 + \mu_2)d} \qquad (2\cdot3)$$

CTでは透過X線の減弱値から各ボクセルの線減弱係数値を求めており，図2・13Cのように4個のボクセルの線減弱係数値を求めるには，下に示すように4式が必要となり，そのために4方向からのスキャンを行う．

$$I_1 = I_0 e^{-(\mu_1 + \mu_2)d}$$
$$I_2 = I_0 e^{-(\mu_3 + \mu_4)d}$$
$$I_3 = I_0 e^{-(\mu_1 + \mu_3)d}$$
$$I_4 = I_0 e^{-(\mu_2 + \mu_4)d}$$

第一世代のEMIスキャン装置の場合，80×80＝6400個のボクセルとなり，これら各ボクセルの線減弱係数値を得るために，さらに多方向からのX線透過データを必要とする．

ここで2・2式の両辺を整理し，対数をとると下式が得られる．

$$-\ln(I/I_0) = (\mu_1 + \mu_2)d \qquad (2\cdot4)$$

すなわちX線の減弱率$(I/I_0)$を対数変換しマイナスを掛けることにより，X線束が被検者を透過してきた長さに沿った線減弱係数の積算値が得られ，これを投影データ（projection data）という．そして多方向からの投影データをもとに，被写体の線減弱係数を各マトリックス上で求める手法が画像再構成法である．

### 2・2・3　投影データの前処理
pre-processing of projection data

投影データを用いてコンピュータにて画像再構成を行う前に，コンピュータで処理しやすい形とするために，投影データの変換や補正が行われる．これを前処理という．

#### 1) X線出力変動に対する補正

X線管から発生するX線出力の変動は管電圧・管電流の変動がその主な原因である．X線出力が変化したとき，補正が行われていないと投影データに誤差が生じ，その結果，再構成画像にアーチファクトを発生させ，CT値誤差の原因ともなる．そこで被検者を透過しないX線束を測定できる位置に基準となる検出器を配置し，各サンプリング時に，各検出器とのデータの比をとることにより，X線出力変動に対する補正が行われている．

#### 2) アナログ－デジタル変換

検出器からの出力信号はアナログ信号である．これをコンピュータで計算処理し，画像再構成を行うためにアナログ－デジタル変換（analog digital conversion）が行われる．投影データのダイナミックレンジは非常に広いため，それを精度よく変換するために20ビット程度の変換器が用いられる．

### 3）X線束の線質硬化（ビームハードニング）に対する補正

X線管から発生したX線束は連続スペクトルを有するためビームハードニング（beam hardenning）を生じる．図2・14で曲線Aは被検者に入射するX線束のエネルギースペクトルで，$E_A$はその実効エネルギー（60keV）を示す．曲線Bは被検者を透過したX線束のエネルギースペクトルで，$E_B$はその実効エネルギー（70keV）を示す．曲線Cは単色光子エネルギーに対する軟部組織の線減弱係数を示す．画像再構成において，ビームハードニングを考慮しない場合は実効エネルギー$E_A$と$E_B$が等しいとして計算され，曲線C上の$C_A$の線減弱係数値（$\mu$）が計算の解とされるため，$\Delta\mu$の誤差を生じる．

ビームハードニング[1), 2)]の補正には多項式を用いて単色スペクトルのX線束がファントム中で減弱するように補正が行われる．しかし，この補正も完全ではなく，骨のようなX線吸収の大きいものをスキャンするとき，水（軟部組織）に対するビームハードニング補正を行っても十分に補正しきれない．そのことは軟部組織の補正条件にて頭部をスキャンしたとき，脳実質の外縁部のCT値が上昇する現象で観察できる．したがって頭部をスキャンするときは骨の吸収に対応したビームハードニング補正関数が用いられる．

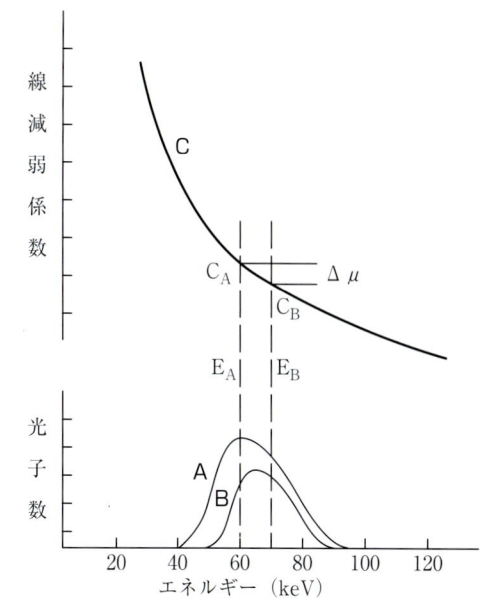

図2・14　線質硬化

### 4）検出器系誤差の補正

被検者を透過したX線束強度を計測する検出器系（検出器，増幅器，積分器，AD変換器）の安定性や精度が悪くなり，入力データに0.1%の変動や直線性誤差が生じると再構成画像にアーチファクトが生じる．この補正法として検出器に対してキャリブレーションが行われるほか，各スキャニング間で検出器系のドリフトに対する補正が行われる．

## 2・2・4　画像再構成法[3)～6)] image reconstruction

第1章「CT装置の変遷」において述べたように，オーストラリアの数学者Radonは1917年に画像再構成法について「二次元または三次元の物体は，いろいろな方向からの投影により画像として再現される」ことを数学的に証明している．この画像再構成法の原理は，現在のCT装置の画像再構成に使用されているが，初期のCT装置には，計算が簡単で少ないメモリで再構成可能な逐次近似法が用いられた．その後の装置ではフィルタ補正逆投影法が主に用いられている．

### 1）逐次近似法

逐次近似法（iterative approximation）は線束上の吸収係数の合計である実測値と仮定値とを比較し，そのつど補正を行い，各線束上の実測値と仮定値とが受け入れられる誤差範囲以内になるまで，補正を繰り返す方法である．

いま，図2・15Aに示されるように4つのマトリックス上の数値の再構成を行おうとする．図2・15BにX軸方向からの合計値を右欄外に示す．そしてX軸方向の合計値に対しマトリックス数の2で除し，その値を仮定値として各マトリックスに代入する（図2・15C）．次に図2・15CにおいてY軸方向の合計した仮定値（11）と，図2・15BでY軸方向から実測した合計値（10, 12）と比較し，(10−11)/2 = −0.5，(12−11)/2 = +0.5の値を図2・15Cの仮定値に加算すると図2・15Dのマトリックス上の値が得られる．次に斜め方向からスキャンした合計値に対し図2・15Bの実測値と比較し，(8−11)/2 = −1.5，(14−11)/2 = +1.5をそれぞれの方向のマトリックスに対して加算すると図2・15Eと

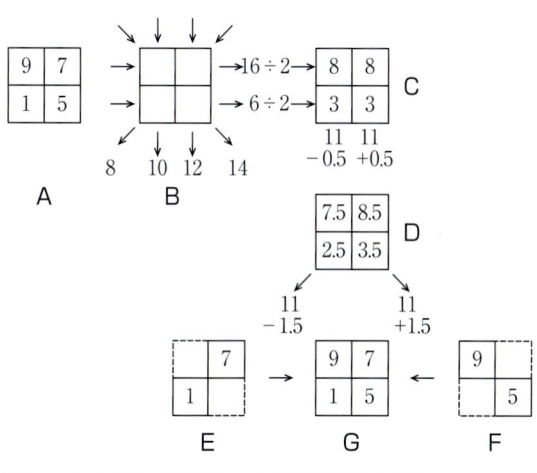

図2・15　逐次近似法による画像再構成法

図2・15Fの値が得られ，図2・15Gのように再構成されたことになる．
　この方法は第一世代のEMIスキャン装置に用いられた計算方法で，80×80マトリックスでこの手法による計算を繰り返して画像再構成を行っていた．
　近年，画像ノイズの低減やアーチファクトの軽減などの目的で逐次近似を応用した画像再構成法が利用されている（参照4・4・④）．

### 2）逆投影法

　逆投影法（back projection）は，画質の問題で実際には用いられないが，投影そのものの理解に重要である．いま，ある円柱状の物体の中心に，X線の吸収値の異なる高原子番号の物体が挿入されているファントムを投影すると，図2・16Aに示されるような線量強度分布が得られる．これを逆に多方向（この場合8方向）から投影すると，ファントムの中心部に吸収値の異なる物体が再構成される（図2・16B）．これが逆投影法である．
　逆投影法による画像再構成を計算で行うために，図2・17Aに示されるように3×3マトリックス，ファントムの中心部にCT値1000の物体があり，その周囲はCT値が0の物体で囲まれているファントムを考える．このファントムを斜め45°方向（2）と90°方向（3）から投影した投影データを図2・17Bに示す．次に図2・18Aは45°方向（2）と90°方向（3）の投影データから逆投影を行った結果で，45°方向（2）からは各ブロックにおいて上段の数値を，90°方向（3）からは下段の数値で示す．そしてこれら8方向からの逆投影を行った各ブロックでの加算した結果を図2・18Bに示す．そしてこれら各ブロックの総計値を全体の投影数（8）で除すると，ブロックの中心部にCT値1000が再現される（図2・18C）．しかし，これは図2・17Aの数値が忠実に再現されたものではなく，周辺のマトリックスの数値が250と高くなっている．これは，図2・16Bで中心に存在する円柱状の物体の周辺に星状のぼけ像が描出されている現象とほぼ同じである．

### 3）フィルタ補正逆投影法

　フィルタ補正逆投影法（filtered back projection）は，逆投影法の図2・16Bで示されたような中心部周辺に現れるぼけ像を補正するために，投影データにフィルタを掛けて逆投影を行う方法である．
　図2・19Aは投影データにフィルタを掛け合わせたもので，この投影データを下に8方向から逆投影した結果を図2・19Bに示す．この手法を計算式により求める方法を図2・20に示す．この図でAとBは投影データとフィルタ関数を示す．フィルタ関数の中心を投影データの位置であるⅠ～Ⅴの位置に換えて，これを投影データと掛け合わせる演算（重畳積分演算，コンボリューション演算）を行った結果を図2・20Cに示す．フィルタを掛けた結果の投影データは図2・20Dのようになり，中央の値を1000としてノーマライズした結果を図2・20Eに示した．周辺のブロックのCT値は上昇しておらず，逆投影によるぼけが補正されシャープな画像となる．これがフィルタ補正逆投影法の概要である．
　図2・21は，腹部の模擬ファントムの再構成過程を，フィルタ補正なし（A）と，フィルタ補正あり（B）について示したものである．フィルタ補正によって，輪郭が鮮明な元の形状や周囲の均一性が再現されている．再構成途中の投影データをみると，エッジを極端に強調したような変化がみられる．この一見極端な補正により，CTの逆投影におけるぼけが相殺される．このほかの画像再構成法にフーリエ変換法な

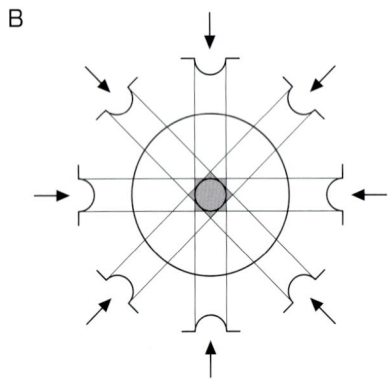

図2・16　逆投影法による画像再構成法

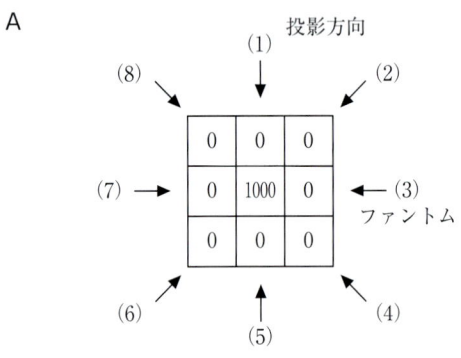

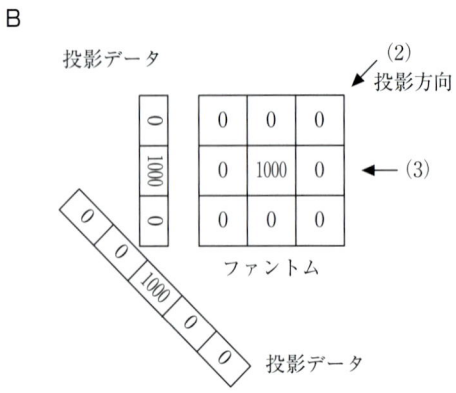

図2・17　ピクセルデータと投影値

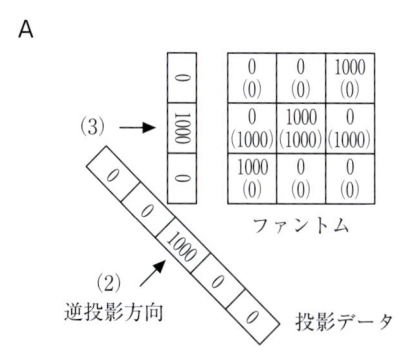

## 図2・18 計算による逆投影

A
ファントム / 投影データ / 逆投影方向

B

| 0+0+0<br>+1000+0+0<br>+0+0+1000<br>(2000) | 1000+0+0<br>+0+1000+0<br>+0+0+1000<br>(2000) | 0+1000+0<br>+0+0+1000<br>+0+0<br>(2000) |
|---|---|---|
| 0+0+1000<br>+0+0+0<br>+1000+0<br>(2000) | 1000+1000<br>+1000+1000<br>+1000+1000<br>+1000+1000<br>(8000) | 0+0+1000<br>+1000+0+0<br>+1000+0<br>(2000) |
| 0+1000+0<br>+0+0+1000<br>+0+0<br>(2000) | 1000+0+0<br>+0+1000+0<br>+0+0<br>(2000) | 0+0+0<br>+1000+0+0<br>+0+0+1000<br>(2000) |

C

| 250 | 250 | 250 |
|---|---|---|
| 250 | 1000 | 250 |
| 250 | 250 | 250 |

図2・18 計算による逆投影

A：投影データ

| 0 | 0 | 1000 | 0 | 0 |

B：フィルタ関数

| 0 | −0.125 | 0.25 | −0.125 | 0 |

C：AとBの投影データとフィルタ関数の計算結果

|   | 0 | 0 | 1000 | 0 | 0 |
|---|---|---|---|---|---|
| Ⅰ | 0.25 | −0.125 | 0 | 0 | 0 |
| Ⅱ | −0.125 | 0.25 | −0.125 | 0 | 0 |
| Ⅲ | 0 | −0.125 | 0.25 | −0.125 | 0 |
| Ⅳ | 0 | 0 | −0.125 | 0.25 | −0.125 |
| Ⅴ | 0 | 0 | 0 | −0.125 | 0.25 |

D：投影データ

| 0 | −125 | 250 | −125 | 0 |

E：ノーマライズした結果

| 0 | −125 | 0 |
|---|---|---|
| −125 | 1000 | −125 |
| 0 | −125 | 0 |

図2・20 フィルタ補正逆投影の計算例

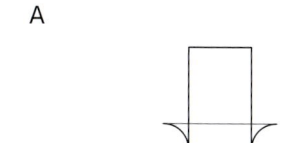

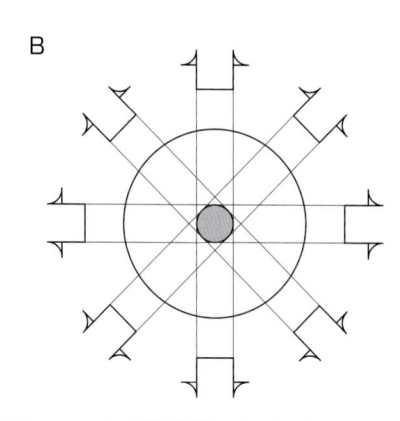

図2・19 フィルタ補正逆投影の概略

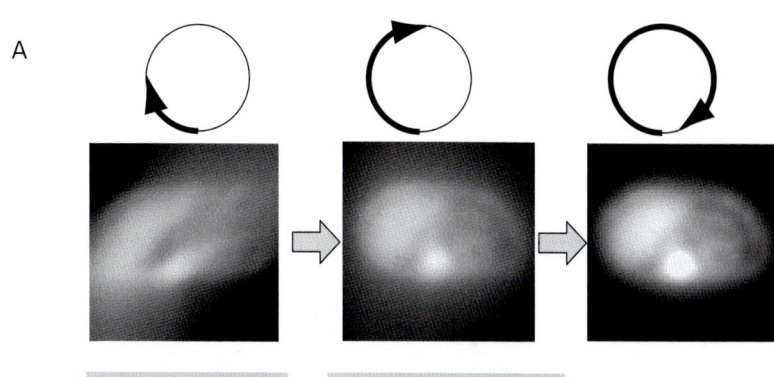

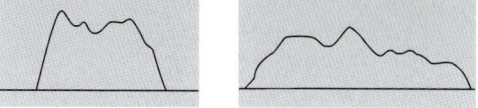

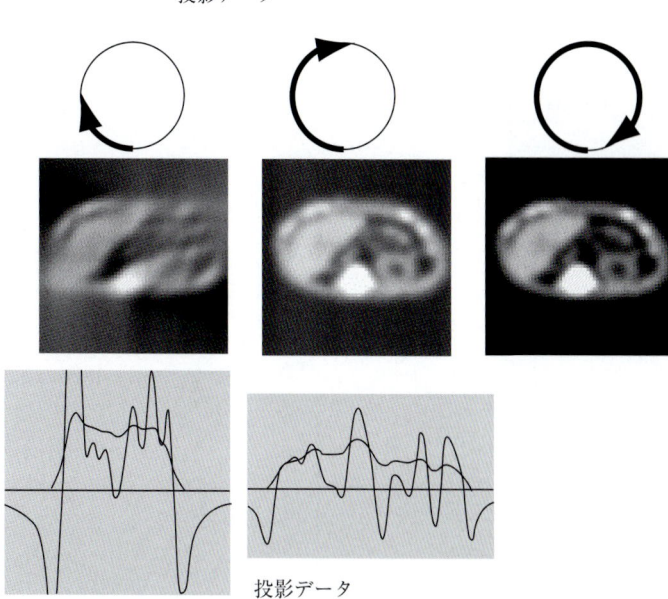

図2・21 腹部模擬ファントムのフィルタ補正なしとありの再構成過程の比較（CT画像再構成シミュレーションプログラムによる）

第2章 CT装置とCT画像 19

## 2・3 CT画像 characteristic of CT image

### 2・3・1 CT値 CT value

CT画像は開発当初からデジタル画像であり，画素（ピクセル：pixel）から構成されている（図2・12参照）．この各ピクセルにはスキャンにより得られたCT値が格納される．線減弱係数値からCT値への計算は下式により行う．

$$CT = K \cdot (\mu_m - \mu_w) / \mu_w \qquad (2 \cdot 5)$$

CT ：ある生体組織のCT値
$\mu_m$：生体組織の線減弱係数
$\mu_w$：水の線減弱係数
K ：係数

いま2・5式において生体組織に空気を考えた場合，空気の線減弱係数は水の線減弱係数と比べて非常に小さく，そのために空気のCT値は2・5式より−Kとなり，K値を1000と定め，空気のCT値を−1000としている．一方，骨の線減弱係数は水の線減弱係数の2倍以上あり，このことから仮に骨の線減弱係数を水の線減弱係数の2倍とすると，2・5式より骨のCT値は＋Kとなり，前述したようにK値は1000と定めたので骨のCT値を＋1000としている．

このようにCT画像では空気から骨（水の2倍の吸収の物体）までのCT値の範囲を±1000とし，この値をハンスフィールド値（Hounsfield unit：HU）と呼んでいる．

このCT値は絶対値ではなく，装置によりやや変化し，また同じ装置でもスキャン部位によっても多少変動する．これは線減弱係数がX線束のエネルギーにより変化し，X線束エネルギーが管電圧やフィルタ厚により変化するためである．またX線束は連続スペクトルのために被写体を透過することにより実効エネルギーが変化し，特に吸収の大きい骨を透過したとき実効エネルギーが大きく変化する．

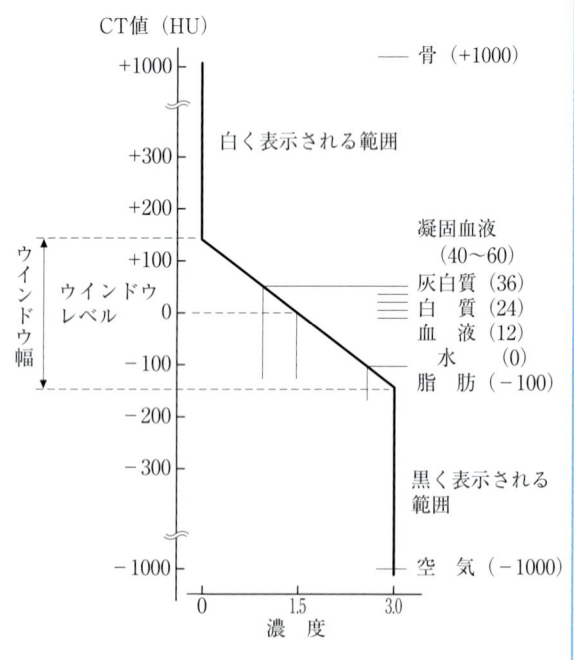

### 2・3・2 ウインドウ幅とウインドウレベル window width and window level

図2・22に示すように，CT値は−1000〜＋1000までの階調性を持っていて，これをすべてディスプレイ上に白黒の濃度差として表示すると十分なコントラストが得られない．よって目的の領域をコントラストよく表示するためにウインドウ機能を用いて表示する．

ウインドウ幅（window width）は白黒の中間値で示されるCT値の範囲を示し，ウインドウレベル（window level）はウインドウ幅の中央値を示すものである．ディスプレイ上に表示する階調数は一般に256階調で十分であるため，CT装置においてもウインドウ幅内を通常256階調に区分し表示する．例えばウインドウ幅を300HU，ウインドウレベルを0HUに設定したとき，＋150HUが最高濃度値（白）で−150HUが最低濃度値（黒）となり，この間を灰白質，白質，血液，水，脂肪などのX線吸収差の少ない組織が，そのCT値に対応した輝度差として画像に表示されることになる．

---

**CT値**
CT値は，X線のエネルギーが70keVである単一エネルギーのX線の線減弱係数に比例する値である．よって，連続X線を用いる実際のCT装置から求められるCT値はあくまでも近似値である．したがって，被写体の状況や線質依存性により，ある範囲の誤差内でCT値が得られることを理解しているべきである．

**＋1000のCT値**
−1000は空気であることが明確であるが，＋1000が水の2倍の線減弱係数の物質のCT値であることは，2・5式から明らかであるものの意外に知られていない．骨は，ちょうどそれに近い吸収の物質である．

図2・22 ウインドウ幅とウインドウレベル

ウインドウ幅を小さく設定すると，組織のわずかなX線吸収差（線減弱係数の相違）が白黒の濃淡となってディスプレイ（フィルム）上に描出されることになる．したがって肝臓内の腫瘍をコントラストよく描出する場合，ウインドウ幅を小さくし，肝臓と腫瘍の間の小さいX線吸収差をコントラストよく描出できるようにする．

　このようにX線吸収差の小さい軟部組織に対しウインドウ幅を小さくし，軟部組織のわずかなX線吸収差を輝度差（コントラスト）として，画像情報として得られることがCT画像の最大の特徴である．また，ウインドレベルが小さくなるほど表示されるCT値も小さくなり，肺のようなX線吸収（線減弱係数）の小さい組織が表示されることになる．このように臨床上役立つ情報が最大限得られるように，診断目的とする臓器や組織が十分に含まれるウインドウ幅やウインドウレベルを設定し，目的臓器がコントラストよく描出されているCT値画像を作らねばならない．

### 2・3・3　ノイズ image noise[1]

　水のような均一な物質をスキャンしたとき，CT画像における各ピクセルのCT値は同一であることが理想とされるが，しかし，実際はノイズ[1]のために各ピクセルのCT値にばらつきが生じる．このノイズはX線吸収の差が小さい2つの物体（低コントラスト物体）を識別するためには障害となる因子で，このことからノイズはCT装置の性能においても重要な因子となる．ノイズは規定の直径の水ファントムをスキャンしたときのCT値の標準偏差で評価される．1000に対するCT値の標準偏差の割合を%で表し，一般に0.5～1.0%程度である．以下に，ノイズの諸因子について述べる．

#### 1）X線量子数

　X線管から放出される単位面積あたりのX線量子数（X-ray photon number）は均一ではなく，ポアソン分布的に変動している．さらにX線束は被写体内で吸収・散乱され，検出器に到達するときにはさらにX線量子数のばらつきは大きくなる．そして検出器からの投影データも大きい変動を生じるため，均一物体をスキャンした再構成画像において均一な濃度とならず粒状（ノイズ）を生じる．このように，CT画像のノイズはX線管から放出されるX線量に大きく依存し，これは他の因子と相互関係のないランダムノイズ（random noise）といわれている．また，ノイズは被写体の密度や被写体の大きさに大きく依存する．

#### 2）散乱線

　被写体に入射したX線束によって，被写体内でコンプトン散乱が生じ，このとき散乱線（scatter radiation）が発生する．この散乱線は入射光子に対し±10°以下の角度に曲げられて被写体から放射され，一次線束が到達する周辺の検出器に入射する．その結果，相対的に検出器に一次線として入射し被写体コントラストを低下させ，結果的にS/N比（信号雑音比；signal to noise ratio）を低下させる．散乱線除去のためには，検出器の前のコリメータの配置が有効である．また，検出器の構造により散乱線の軽減を行う工夫もされている．

### 2・3・4　空間分解能 spatial resolution

　CT画像の空間分解能[2]は，画像上互いに接近した2つの高コントラス

---

**ウインドウ機能の臨床利用**
臨床的には，ウインドウ幅やウインドウレベルは撮影部位によって決まった値を用いることが多い．CTでは，ある誤差を含みつつも，物質のCT値を一定の値で示す能力がある．それを利用して組織の状態を判断する場合が少なくない．ウインドウ条件を一定にすることによって，ピクセルの輝度から容易にCT値の変化を判断可能である．

**X線量子数の統計的変動**
ポアソン分布による光子の揺らぎは，その平方根となる．よって，少ない数の光子の揺らぎはその光子数に対する割合が大きく，ノイズ成分が多くなる．
したがってこの平方根分の変動という性質から，線量を多くしていくと，ある程度ノイズが減少するものの，高線量領域では線量増加に伴ったノイズ低減が得られない．この性質は被ばく低減の観点から重要である．

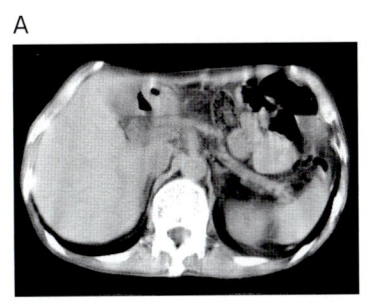

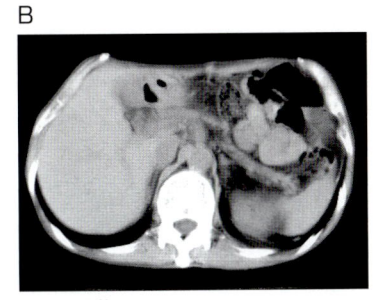

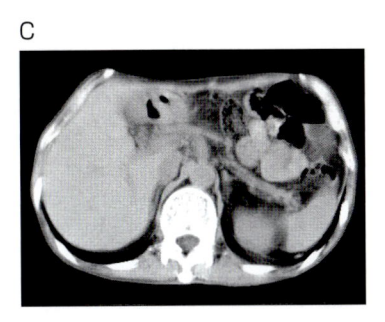

**図3・4 補間再構成法による螺旋スキャン画像**
A：補間なし　B：360°補間　C：180°補間（ビーム幅：10mm，寝台移動距離/1回転：10mm）

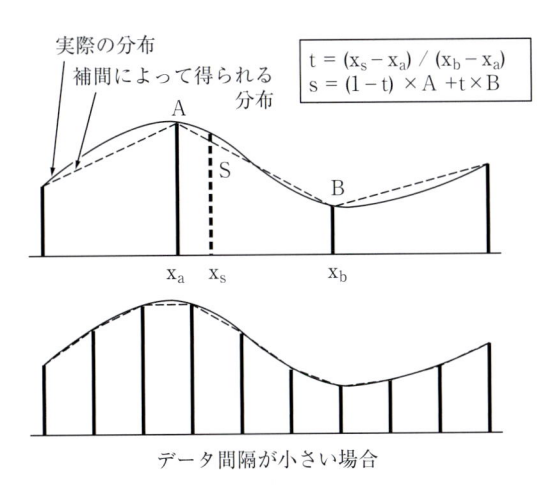

**図3・5 直線補間計算**
直線補間計算データの間隔が小さい場合には，実際の分布と直線補間によって得られる分布は，ほぼ一致する．

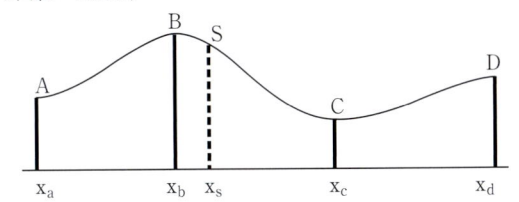

**図3・6 高次補間法（キュービックスプライン補間法）**
キュービックスプライン補間法は，4点（位置$x_a$, $x_b$, $x_c$, $x_d$）の値を用いて各点間を三次関数で補間する．直線補間法より精度の高い補間が可能となる．

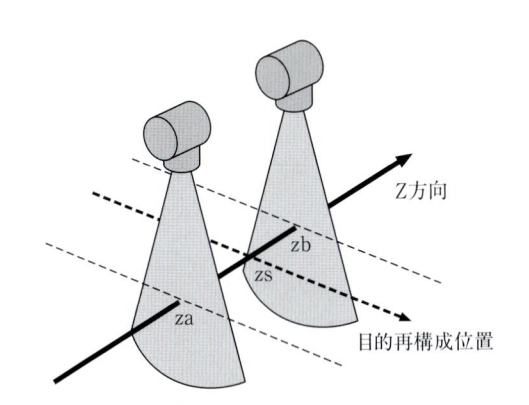

## 3・2・1　補間計算の基礎 basics of interpolation

### 1）補間計算

図3・5に，補間計算の概略を示す．位置$x_a$, $x_b$それぞれの値をA，Bとする．この間を直線補間して，位置$x_s$における値Sを求める．$x_a$と$x_b$に対する目的補間位置の割合を$t = x_s / (x_b - x_a)$とすると，補間の重み付け係数は$1-t$と$t$となり，Sの計算は，$S = (1-t) \times A + t \times B$となる．このように直線補間における計算は，単純な乗算と加算のみでよく，計算が単純で高速性に優れる反面，補間精度には若干問題がある．しかしサンプリング点の間隔が小さい場合は補間精度が向上する．螺旋スキャンにおける補間再構成では，寝台位置と投影データの関係を利用して，各角度の投影データについて前述のような計算を行い，目的位置の投影データを得て画像を再構成する．

### 2）高次補間計算

図3・6に高次補間法の概略を示す．高次補間法のなかではスプライン補間（spline interpolation）が代表的である．スプライン補間は雲形定規による曲線描画のたとえであるが，与えられた値を必ず通る連続した曲線を計算によって求める方法である．スプライン補間のなかで三次関数にて補間を行う方法はキュービックスプライン補間（cubic spline interpolation）といわれ，与えられた4点を通る三次関数を計算して，その関数にて補間値を算出する．高次補間計算は，補間の精度は高くなるが計算に用いる点が多く，計算が複雑である．

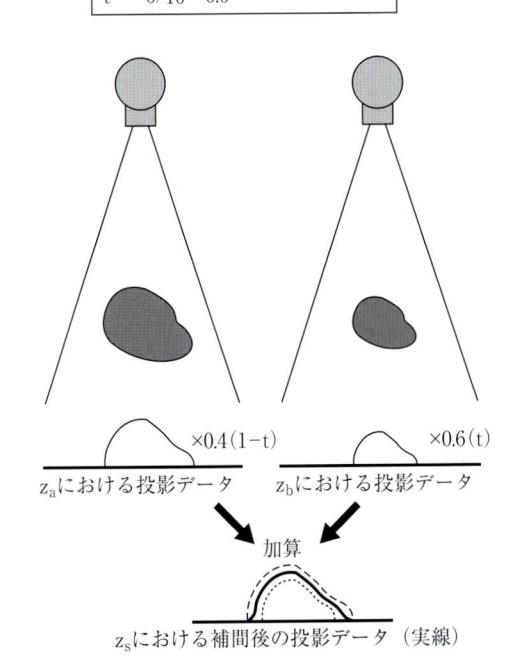

**図3・7　360°補間再構成法における重み付け計算の例**

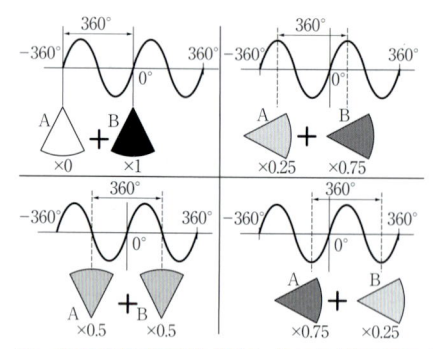

**図3・8　360°補間再構成法における補間重み付け係数の変化**

360°離れた同じ投影角度同士の投影データの重み付け係数が投影角度に応じて変化する．

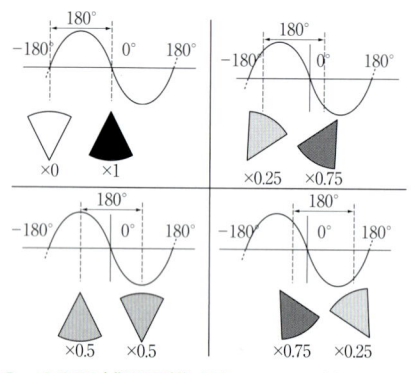

**図3・9　180°補間再構成法における補間重み付け係数の変化**

**図3・10　高次補間法**

キュービックスプライン補間を用いる高次補間法では，180°ずつ離れた位置の4点の投影データから補間計算を行う．図では−45°の投影データを求める場合を示している．

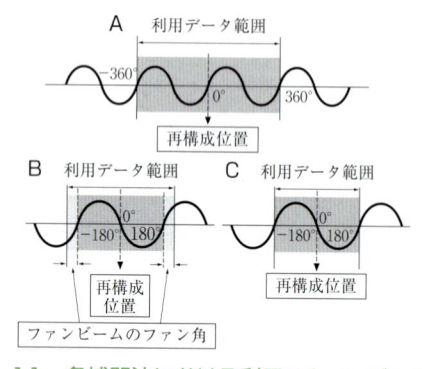

**図3・11　各補間法における利用スキャンデータ範囲**
A：360°補間法　B：180°補間法（内挿法）　C：180°補間法（内挿外挿法）

## 3・2・2　360°補間再構成法（360°補間法）
### 360° linear interpolation

図3・7に，投影データの補間の例を示す．図3・5の位置$x_a$，$x_b$に対応する体軸方向の位置$z_a$，$z_b$は同じ投影角度の投影データである．再構成目的位置$z_s$が与えられれば，位置の割合tが求められ，2つの投影データに乗ずる係数が決定される．図では，tが0.6となるため位置$z_a$の投影データには係数0.4が，位置$z_b$の投影データには係数0.6が乗じられる．補間に用いる1対の投影データは，1回転あたりの寝台移動距離だけ離れた位置同士となり，この組み合わせの計算を，1回転中の投影データの数だけ行うことにより，目的位置の全投影データが完成する．

図3・8に各投影角度における重み付け係数の変化を示す．まず0°の投影データを考えると，目的位置はB側の投影データの位置なので，B側の投影データの係数が1となり，補間結果の投影データはBの投影データそのものとなる．次に90°の場合を考えると，目的位置はAとBの間で点Aから1/4の位置にある．よってA側の係数は0.25，B側の係数は0.75となる．180°の場合は，目的位置がちょうど中間点に位置するので，A側の係数，B側の係数ともに0.5となる．このように360°補間法では目的位置に応じた補間係数を用い，1回転離れた位置同士の投影データを計算し再構成を行う．

## 3・2・3　180°対向ビーム補間再構成法（180°補間法）
### 180° linear interpolation

360°補間法では1回転分離れた位置同士の補間計算を行うが，180°対向ビーム補間法では，180°分すなわち半回転分離れた位置同士の計算を行う．180°離れた位置の投影データは逆向きのビームとなるので，焦点による半影などの影響を無視すれば，360°補間法と同様に投影データの位置関係を利用して補間計算が可能である（図3・9）．ただし，現在のCT装置はほとんどがファンビームを用いているため，180°補間法では補間におけるデータ対の関係が，1つのviewのなかで変化し，360°補間法に比べて複雑な計算処理を必要とする．

## 3・2・4　高次補間法 high order interpolation

キュービックスプライン補間による高次補間法[4]は，4点のデータからの計算となるため投影データの補間にも4セットの投影データが必要となる．4点のデータに360°補間法のように1回転ずつ離れた投影データを用いると，利用するデータの体軸方向の範囲が広くなりすぎる．このため対向ビームを組み合わせて，180°ずつ離れた4点の投影データから補間計算を行う（図3・10）．実際の螺旋スキャン装置で，臨床用に高次補間法を備えた装置は存在しない．これは，高次補間法が計算時間を要することと，それに見合った画質改善が期待できないことが理由と考えられる．

## 3・2・5　スキャン範囲と再構成可能範囲
### scan range and reconstruction range

螺旋スキャン装置においては，スキャン範囲と再構成可能範囲が異なる．各補間法において1画像に必要とされるスキャン範囲を図3・11に示す．360°補間法は2回転分のデータから1画像が作成される．よっ

て目的スキャン範囲に加え前後1回転分のデータが必要となる．180°補間法には大別して内挿法と内挿外挿法がある．内挿法では，データの補間をすべて内挿処理で行うために，1回転分に加えて前後にファンビームのファン角の角度分のデータを必要とする．内挿外挿法では内挿法を主に使用し，一部外挿処理を行うことにより1回転分だけで再構成が可能である．よって目的スキャン範囲に加えて前後約半回転ずつのデータが必要となる．具体例を図3・12に示す．1回転1秒ファン角50°のCT装置で，0cmの基準点から4cmまでの範囲の画像が必要であるとする．360°補間法では，−1〜5cmまでスキャンが必要である．180°補間法で内挿法を用いる場合，ファン角50°分の寝台移動距離は約0.14cmであるため，前後に半回転分の移動距離0.5cmと合わせて0.64cm必要となり，−0.64〜4.64cmがスキャン範囲となる．内挿外挿法では−0.5〜4.5cmとなる．

### 3・2・6　画像再構成間隔 reconstruction interval

従来型スキャン（ノンヘリカルスキャン）の場合，スキャン位置と再構成位置は同じであり，画像再構成間隔は寝台移動間隔と同じとなる．しかし，螺旋スキャンは寝台の連続移動によりボリューム的な被写体データ収集を行っているため，スキャン範囲内で任意の位置の再構成が可能である．このことは，螺旋スキャンの特徴である短時間の広範囲スキャンと並ぶ大きな特徴である．では，螺旋スキャンではどのぐらいの間隔の任意位置再構成が可能であろうか．1回転1秒で800投影するCT装置を考える．この装置で寝台移動距離を10mmとした場合，投影と投影の間の時間は1/800秒であるため，その間の寝台移動距離は10/800＝0.0125mmとなる．再構成計算に利用する投影データの開始点を1投影ずつずらしていけば，理論上は0.0125mm間隔で画像再構成が可能である．このように，螺旋スキャンでは微細な間隔で再構成位置を選択できる．

ノンヘリカルスキャンで，10mmスライス厚，10mm寝台移動にてスキャンを行う場合，画像は10mm間隔しか存在せず，被写体が小さい場合必ずしも中心でスキャンした画像は得られなかった．しかし，螺旋スキャンではこの利点を利用して，被写体を中心にとらえる画像を再スキャンなしで抽出可能とした（図3・13）．

## 3・3　再構成画像の画質　quality of reconstructed image

螺旋スキャン装置における画質は，寝台の連続移動と補間再構成法に起因して，実効スライス厚に影響する体軸方向の特性においてノンヘリカルスキャン方式と異なる．螺旋スキャンのスキャンパラメータ（表3・1）には，ノンヘリカルスキャンの管電圧，管電流，スライス厚のパラメータに対し，1回転あたりの寝台移動距離（以下，寝台移動距離とする）と補間再構成法が加わる．この追加されたパラメータによって，体軸方向の特性（スライス厚）が大きく変化する．螺旋スキャンはスキャン中に寝台が連続移動するため，再構成画像においてノンヘリカルスキャンよりも体軸方向に広い範囲の情報を含んでいる．このことから，実効スライス厚の増加を招き，体軸方向分解能の低下をきたす．図3・14は，直径10mmの3連球体をスキャンした画像を用いて作成した冠状断面のMPR画像（5・1・1項参照）である．図中の螺旋スキャン

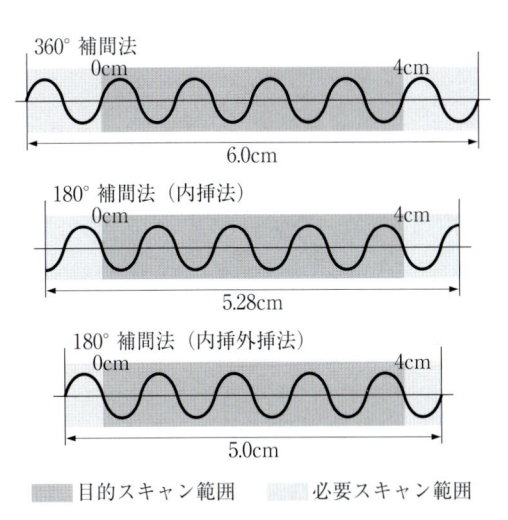

図3・12　各補間法における利用スキャンデータ範囲の具体例

ファンビームのファン角が50°で，0cmから4cmまでの範囲が必要な場合

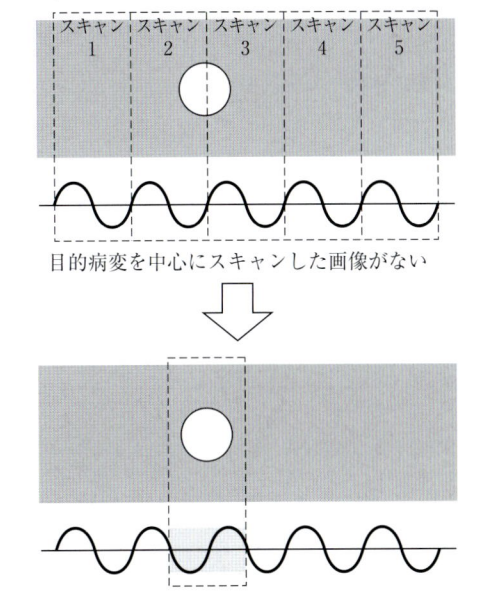

図3・13　螺旋スキャンにおける任意位置再構成

表3・1　ノンヘリカルスキャンと螺旋スキャンの撮像パラメータ

| ノンヘリカルスキャン | 螺旋スキャン |
|---|---|
| ・管電圧 | ・管電圧 |
| ・管電流 | ・管電流 |
| ・スキャン時間<br>　1スライスのスキャン時間 | ・スキャン時間<br>　データ収集時間 |
| ・スライス厚<br>　X線束コリメーションの幅<br>　実効スライス厚に密接に関係 | ・スライス厚（ビーム幅）<br>　X線束コリメーションの幅<br>　実効スライス厚に間接的に関係 |
| ・寝台移動距離<br>　スライス間の寝台移動距離 | ・寝台移動距離<br>　1回転中の寝台移動距離<br>　実効スライス厚に間接的に関係 |
| | ・補間再構成法 |

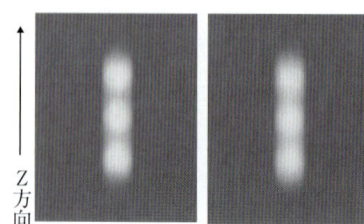

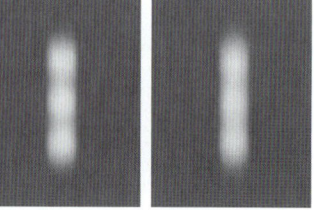

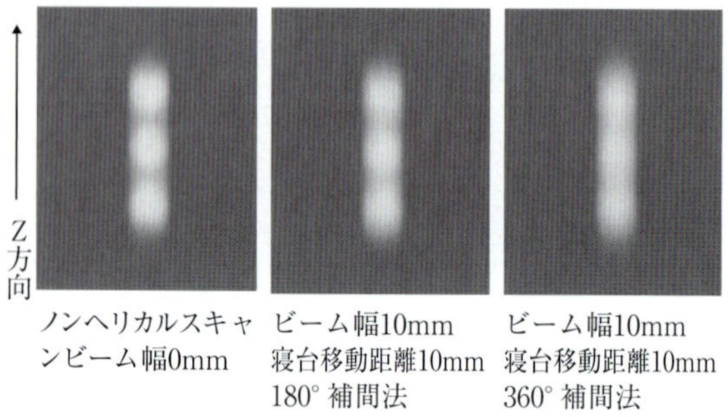

の画像は，ノンヘリカルスキャンに比較して体軸方向に間延びしたような画像を呈している．これらの特性の詳細を以下に述べる．

### 3・3・1 断面感度分布 section sensitivity profile：SSP

　画像に反映される体軸方向の感度分布は断面感度分布（SSP）[4), 5)]と呼ばれ，体軸方向の特性を表すうえで重要な特性である（2・5・9項参照）．断面感度分布の値の高い領域は，その情報が強く画像に反映され，その値の低い領域は画像に弱く反映される．ノンヘリカルスキャンにおけるスライス厚は，X線束のコリメーション幅のことを表していた．X線束のコリメーションは，図3・15のように焦点位置，焦点サイズ，X線管側のコリメーション，検出器側のコリメーション（省略された装置もある）によってほぼ決定され，ノンヘリカルスキャンは，この感度分布がほぼ矩形の形状を示すことから，単純にその半値幅をスライス厚として体軸方向の分解能の指標に用いていた．しかし，螺旋スキャン装置では，補間再構成法を用いるため体軸方向のある範囲の投影データが重み付けされており，単純な矩形形状ではなく山形の形状を呈する．矩形のSSPは，スライス厚の範囲はほぼ一定の感度であり，そのなかの情報は均等に反映されるため，ノンヘリカルスキャンにおけるパーシャルボリューム効果（partial volume effect）は感覚的にわかりやすい．これに対して，螺旋スキャンのSSPは，図3・16のごとく山形の形状を示し，その形状はスキャン条件により変化する．したがって，パーシャルボリューム効果は，SSP形状とSSP内の占める割合によって変わる．

### 3・3・2　ビーム幅およびピッチファクタ　beam width and pitch factor

　ノンヘリカルCTでは，X線束のコリメーション幅のことを一般的にスライス厚と称していた．しかし，螺旋スキャンでは寝台移動距離や補間再構成法により，スライス厚の指標となるSSPが大きく変化するため，X線束のコリメーションの幅は，スライス厚に関係する独立したパラメータとして扱われ，これをビーム幅（beam width）として区別する．また螺旋スキャンになってピッチファクタ（pitch factor）がパラメータとして加わり，これは，設定ビーム幅に対する1回転あたりの寝台移動距離の割合を表わし，次式の関係で表わされる（図3・17）．

$$\text{ピッチファクタ} = \text{寝台移動距離} / \text{ビーム幅} \quad (3・1)$$

　後述するように，螺旋スキャンのSSPはビーム幅と寝台移動距離の関係で変化し，この傾向はすべてのビーム幅においてほぼ同様であるので，ピッチファクタを定義することにより表現を簡潔にできる．例えば，ビーム幅が異なっていてもピッチファクタを指定することでスライス厚の変化の割合を決定できたり，スキャン時間の短縮割合を容易に算出可能となる．

　ピッチファクタを増加させることは，1画像内に広い範囲のデータを含むことになり体軸方向の分解能を低下させる．しかし，ピッチファクタの増加に比例して確実にスキャン範囲が広くなる．後述するが，ピッチファクタの増加による体軸方向の分解能低下の度合は小さく，ピッチファクタを積極的に利用して，スキャン範囲の調節が可能である．

図3・14　3連球体ファントムの冠状断面再構成画像

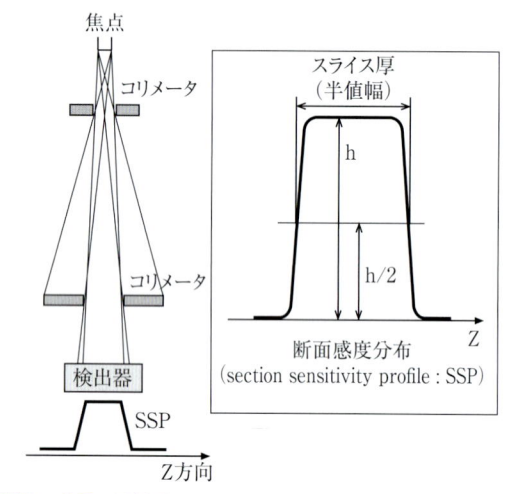

図3・15　X線束のコリメーションと断面感度分布

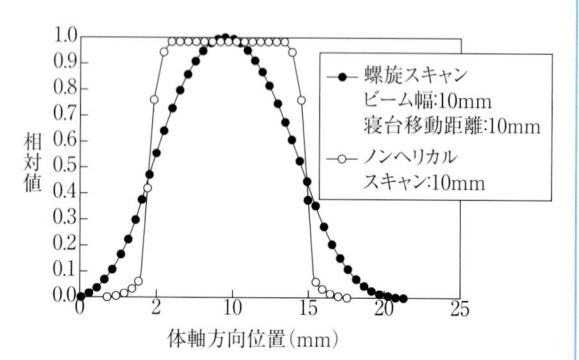

図3・16　螺旋スキャンの断面感度分布

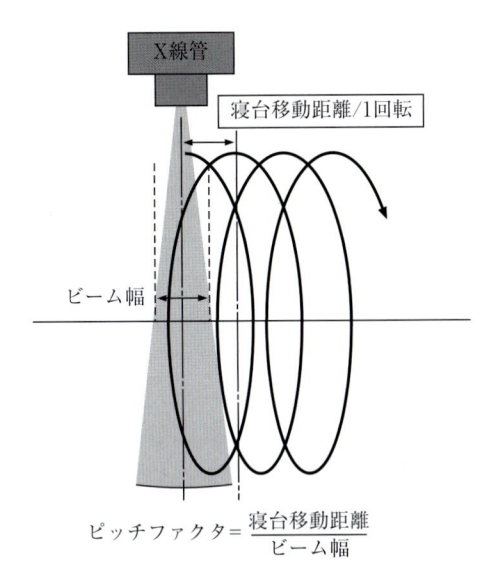

図3・17 螺旋スキャン装置におけるピッチファクタの定義

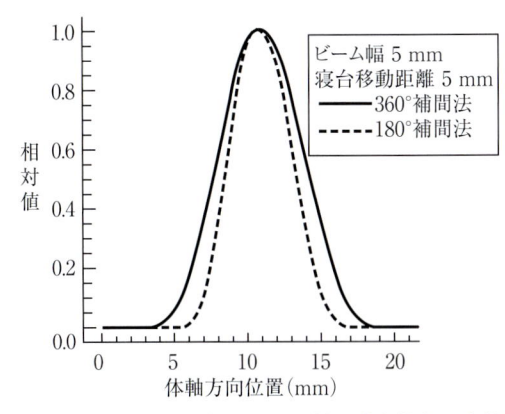

図3・18 補間法の違いによる断面感度分布の変化

## 3・3・3 螺旋スキャンにおける体軸方向の特性
### longitudinal property in helical CT

前述のように，SSPは体軸方向の特性を表し，スライス厚と密接に関係する特性である．本項では螺旋スキャンにおける体軸方向の特性について，SSPを中心に，ビーム幅，寝台移動距離，補間再構成法の影響やSSPの評価法について述べる．

一般に，寝台移動距離はビーム幅に近い値（ピッチファクタ1付近）に設定することが多く，この場合のSSPは山形の形状を示す．図3・18にビーム幅5mmにおける補間法の違いによるSSPの比較を示す．図のように，SSPの幅は360°補間法のほうが広く，180°補間法では360°補間法の約7割程度となる．この違いは再構成に使用する投影データの範囲の違いに起因する．360°補間法では2回転分，180°補間法では約1回転分の投影データを利用する．この利用範囲と補間計算における重み付け係数が関係して，SSPの形状が決定される．同じ補間法でビーム幅を固定して寝台移動距離を増やしていくと，SSPは拡がっていく（図3・19）．これは，寝台移動距離が増加すると1回転あたりのスキャン範囲が拡がり，体軸方向の長い距離にわたる情報が加わるためである．

### 1) SSPの形状

ノンヘリカルスキャンにおけるSSPは，X線束のコリメーションに依存し，その形状はほぼ矩形になる．それに対して螺旋スキャンのSSPは山形の形状を示す．しかし，これらは以下に述べる関係で密接に関わっている．螺旋スキャンでは補間再構成法を用いて再構成を行う．補間再構成は，その補間法によって定められた計算によって投影データに重み付けを行う．それぞれの投影データにはX線束のコリメーションに従った感度分布，すなわちノンヘリカルスキャンの断面感度に等しい矩形の分布があるため，螺旋スキャンのSSPはノンヘリカルスキャンのSSPと密接に関係していることになる．

図3・20にこの概要を示す．補間計算に関わる重み付け係数の分布（3・2・2項および3・2・3項参照）は，寝台移動距離を底辺とした三角形の形状となる．この重み付け係数の分布は寝台移動関数と呼ばれる．補間再構成計算は，寝台移動関数に従った係数を投影データの感度分布に掛け加算することと同じ効果を示す．すなわち，寝台移動関数とX線束のコリメーションの感度分布との重畳積分計算によって螺旋スキ

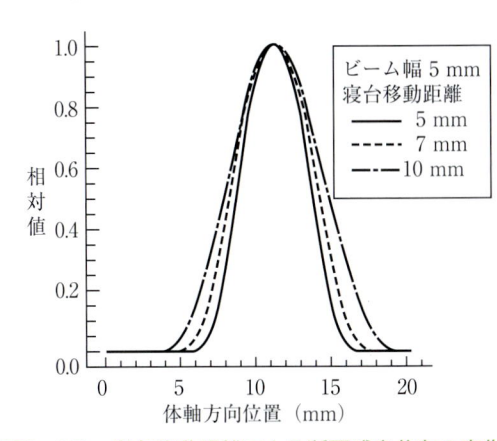

図3・19 寝台移動距離による断面感度分布の変化

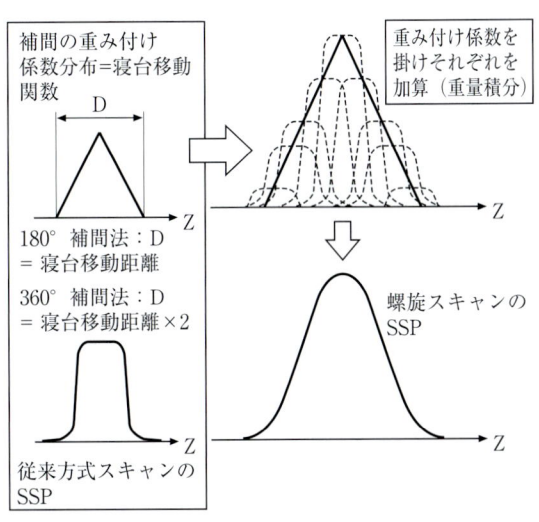

図3・20 ノンヘリカルスキャンと螺旋スキャンの断面感度分布の関係図

キャンのSSPが形成される[4]．図3・20のように，寝台移動関数のそれぞれの位置の高さに合わせてノンヘリカルスキャンのSSPを並べ加算すると螺旋スキャンのSSPが得られる．この関係を把握すると，寝台移動距離やビーム幅がSSPに与える影響が理解できる．寝台移動が大きくなると寝台移動関数の幅が拡がり，それに従った範囲で加算されるので螺旋スキャンのSSPの幅が拡がる．ビーム幅が拡がると一つひとつの感度分布が拡がり，同様に加算後のSSPの幅が増加する．

### 2）寝台移動とビーム幅の影響

寝台移動とビーム幅は，SSPの形状や幅にどのように影響するのであろうか．図3・21に5mmビーム幅を固定して寝台移動を変化させた場合のSSPと，寝台移動距離を5mmに固定してビーム幅を変化させたときのSSPの変化を示す．この図から，寝台移動距離を変化させた場合にはSSPの変化が少なく，ビーム幅を変化させた場合はSSPの幅の変化が大きいことがわかる．よってSSPの形状に対してはビーム幅の影響のが大きく[6]，ビーム幅が体軸方向分解能に与える影響が大きいことを示している．図3・22および図3・23は，10mm直径の3連球の冠状断面MPR画像である．SSPの違いに応じて，球の分離や形状の再現能力が変化することがわかる．

### 3）ピッチと補間によるアーチファクト

ピッチファクタ（寝台移動距離/ビーム幅）を変化させるとSSPが変化し，体軸方向分解能が変化することは先に述べた．そこで，ピッチファクタが体軸方向分解能以外の画質に与える影響はどうであろうか．3・2・1項で述べたごとく，補間計算における補間の精度はデータ間隔に依存する．ピッチファクタが大きくなると補間に用いる投影データ対の間隔が拡がり，補間の精度が低下することが考えられる．補間の精度が低下すると再構成計算中に矛盾を生じ，アーチファクトが発生する．図3・24に，180°補間法においての補間データ同士の位置関係を示す．図では投影角度90°と，その対向の270°の関係を示している．ピッチファクタ1ではビーム幅の1/2だけ重なりがあり，補間する投影データ間に50%の関連がある．ピッチファクタ1.5では，1/4が重なり関連性が低くなっている．ピッチファクタ2では投影データ同士の重なりがなく，補間による誤差が増加すると考えられる．図3・25は，ピッチファクタを変化させて撮像した骨ファントムのスキャン画像である．ピッチファクタ1.5を超えるとアーチファクトの程度が多くなり，その影響が無視できなくなっている．

### 4）SSPと体軸方向MTF (modulation transfer function)

ノンヘリカルスキャンでは，SSPが矩形に近い形状をしており，その矩形の幅がそのまま空間分解能の指標になる．しかし，螺旋スキャンでは，ビーム幅と寝台移動の組み合わせによりSSPの形状が変化して，形状の比較では空間分解能の優劣の比較が正確にできない場合がある．よってなんらかの客観的指標を用いて，優劣の違いの判断や，差の定量化を行うことが必要である．そこで，SSPをフーリエ変換して体軸方向のMTF[7]を求めて比較することにより，形状比較だけではわからなかった体軸方向分解能の差を表現可能となる．

MTFのグラフでは横軸が空間周波数（cycles/mm），縦軸がレスポンスを表す．レスポンスはその周波数に対する応答のよさを表すものであり，被写体コントラストと密接な関係がある．グラフの右へいくほど高い周波数の領域となり，細かい体軸方向の分布，すなわち小さな

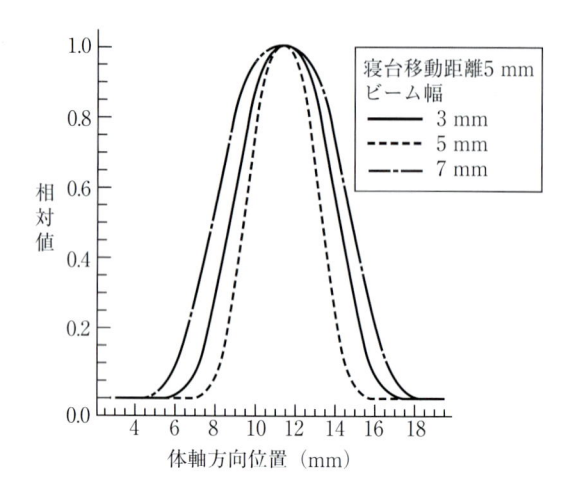

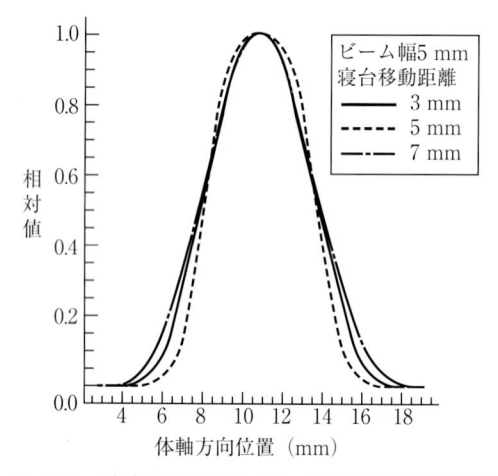

3・21 寝台移動距離とビーム幅による断面感度分布の変化

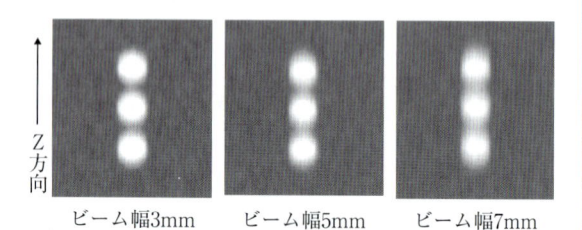

図3・22 ビーム幅による冠状断面再構成画像の変化（寝台移動距離：5mm，180°補間法）

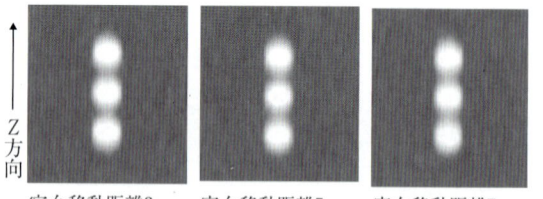

図3・23 寝台移動距離による冠状断面再構成画像の変化（ビーム幅：5mm，180°補間法）

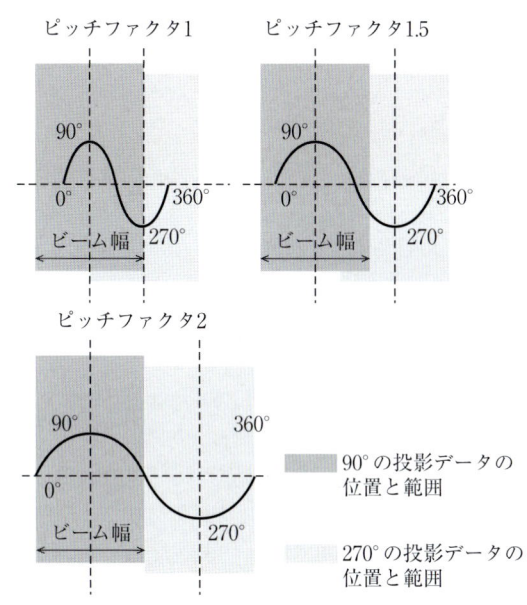

図3・24 補間に用いる対向する投影データの位置関係（投影角度が90°と270°の場合）

図3・25 ピッチファクタによるアーチファクトの変化
ピッチファクタ1（ビーム幅10mm, 寝台移動距離10mm）
ピッチファクタ1.4（ビーム幅10mm, 寝台移動距離14mm）
ピッチファクタ1.6（ビーム幅10mm, 寝台移動距離16mm）
ピッチファクタ2（ビーム幅10mm, 寝台移動距離20mm）

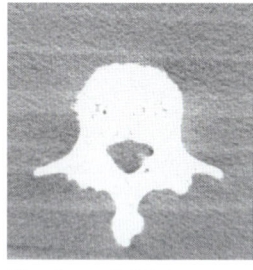

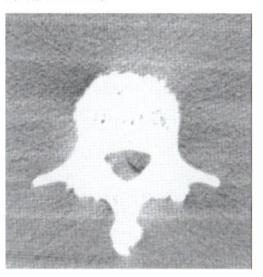

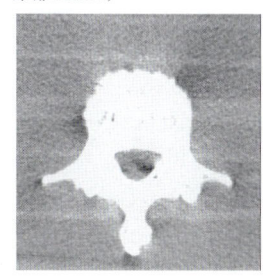

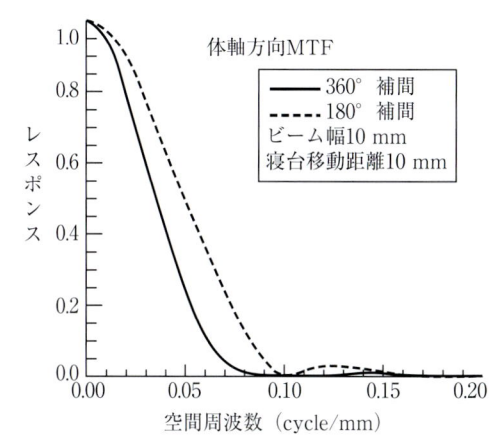

図3・26 360°と180°補間法による体軸方向MTF

ものに対するレスポンスを表わす．図3・26は360°補間法と180°補間法のMTFの比較である．0.05cycle/mm（2.5mm幅の繰り返し成分）では，360°補間法のレスポンスは180°補間の約半分の値を示している．SSPにおける比較では30%程度の幅の違いとして表されていたが，体軸方向の分解能においてどれだけ差があるかはわかりづらい．しかし，MTFで比較することにより，被検者の大きさに対するレスポンスを定量的に得ることができ，比較のための有効な判断基準となる．

## 3・3・4 画像ノイズ image noise

螺旋スキャンでは，投影データに対して重み付け計算を行うので，ノンヘリカルスキャンと比較して投影データの利用率が異なる．画像ノイズはX線量と投影データ利用率によってほぼ決定される．360°補間法では2回転分のデータを用いるが，補間計算の重み付け計算により利用率は75%となる．よって，2×0.75＝1.5となり，ノンヘリカルスキャンの1.5倍の線量比に相当し，ノイズの指標であるCT値の標準偏差値は約20%低下し画像ノイズが減少する[4]．しかし，360°補間法ではノンヘリカルスキャンに比較して実効スライス厚が厚く，小さい被写体の場合のコントラストが低下するため，画像ノイズの改善の効果はそのまま反映されない．よって360°補間法は比較的大きな被写体をノイズ量を減らして明瞭に描出する目的に対して利用可能である．180°補間法では，約1回転分の投影データを使用するが，これに補間計算を考慮するとノンヘリカルスキャンと比較して投影データの利用率は75%となり，線量比も約75%となる．このためCT値の標準偏差値は15%増加し画像ノイズが増加する．180°補間法では，ピッチファクタ1付近でノンヘリカルスキャンと比較して体軸方向分解能の低下はわずかであり，15%のノイズの増加分を補うだけの電流値増加をすればノンヘリカルスキャンと同程度の描出能を持つことになる．しかし，電流値によりノイズ増加を補わなくても，螺旋スキャンの短時間広範囲スキャンや，ボリューム的なデータ収集による自由な再構成間隔など，ノイズ増加を差し引いても余りある効果が得られるため，ノイズ増加の程度を認識したうえで螺旋スキャンを利用すればよい．

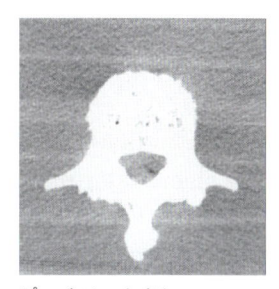

## 第3章 参考文献

1) Bresler Y, Skrabacz CJ. Optimal interpolation in helical scan computed tomography. PICAS Signal Processing. 1989; 3: 1472-1475.
2) Carl R, Crawford and Kevin F. Computed tomography scanning with simultaneous patient translation. Med. Phys. 1990; 17(6): 967-982.
3) Kalender WA. Spiral volumetric CT with single-breath-hold technique, continuous transport, and continuous scanner rotation. Radiology. 1990; 176: 181-183.
4) Polacin A, Kalender WA. Evaluation of section sensitivity profiles and image noise in spiral CT. Radiology.1992; 185: 29-35.
5) Polacin A, Kalender WA. Measurement of slice sensitivity profiles in spiral CT. Med. Phys. 1994; 21(1): 130-140.
6) 市川勝弘. ヘリカルスキャンの物理的特性について 3空間分解能. INNERVISION. 1998；13(12): 20-22.
7) Wang G. Longitudinal resolution in volumetric x-ray computerized tomography—Analytical comparison between conventional and helical computerized tomograpy. Med. Phys. 1994; 21(3): 429-433.

# 第4章
## マルチスライスCT装置
## multi-slice CT・multi-detector row CT

4・1　検出器 detector
4・2　CT装置 CT scanner
4・3　画像再構成 image reconstruction
4・4　マルチスライスCT装置の特徴
　　　feature of MDCT

# 第4章　マルチスライスCT装置 multi-slice CT・multi-detector row CT

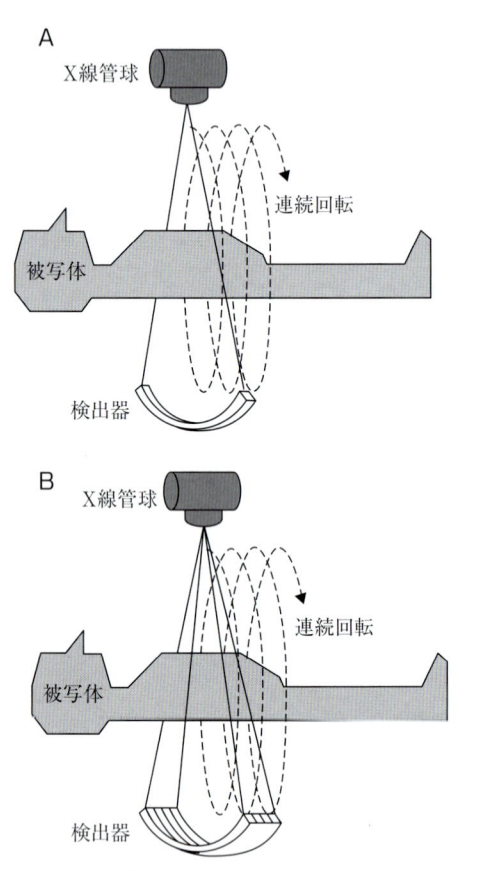

図4・1　シングルスライスCTとマルチスライスCT

### マルチスライスCTの検出器幅

CT装置でよい画像を得るためには，細く（薄く）絞ったX線束を用いて散乱線の影響を減らし，単一エネルギーのX線に近似可能なデータ収集が必要である．マルチスライスCTでは検出器幅が広くなり（32〜40mm），散乱線の影響を無視しうる限界を超えようとしており，有効な散乱線補正技術の開発が必要となってきている．

　螺旋スキャン装置までの検出器は，スキャン方向に対して700〜900個，体軸（スライス厚）方向に対し1列が配列されている（図4・1A）．そのため，螺旋スキャンを行わない通常のスキャンでは1スキャンに対して1スライスが撮像される．また，螺旋スキャンをする場合でも，1mm厚などの薄層スキャンは1列だけの検出器であるために，撮像範囲が限られていた．これに対して，マルチスライスCT装置はスキャン方向に対して700〜900個の検出器が，体軸方向に対して2〜320列配列され，同時に2〜320スライスのデータ収集が可能であり，このデータ収集機構で螺旋スキャンを行うことにより，スキャン速度が飛躍的に高速化された（図4・1B）．高速化の割合は，同時収集可能なスライス数（DAS数）にほぼ比例し，320DASの装置では，0.5〜1mmのスライス厚でほぼ全身を5秒以下でスキャン可能となった．また，マルチスライスCT装置の開発とともに回転速度の高速化もなされ，1回転あたり約0.25秒までに至っており，心臓の同期スキャンの精度が大幅に向上した．本章では，マルチスライスCT装置の検出器や画像再構成などについて述べる[1〜7]．なお，マルチスライスCTの再構成法や画質の理解には，第3章「螺旋スキャン装置」で述べた原理や画質が非常に重要である．本章に読み進む前に第3章を読解されることを望む．

## 4・1　検出器 detector

　スライス方向に多数列となるため，検出器は二次元的な配列となる．主にセラミック素材のシンチレータが用いられ，シンチレーション光信号の検出用のフォトダイオードとの組み合わせが一般的となっている．近年ではシンチレータの素材として，よりX線反応速度が優れた人工ガーネットを用いたものが開発されている．検出器の形状は各社によってそれぞれの特徴を出すために異なっている．DAS数4の場合の例では，体軸方向に1.25mmの大きさの検出器が均一に配列された均等型，中心部に0.5mmの大きさの検出器が4個，その左右には1mmの大きさの検出器が15個ずつ配列されたハイブリット型，1〜5mmの大きさの検出器が左右対称に配列された不均等型など多様である（図4・2）．ただし，16列以上のDAS数の装置では，必然的に均等配列に近くなり，最小の検出器サイズの違いが主な相違となる．64DASの装置では，体軸方向最小検出器サイズは0.5〜0.625mmとなり，均等配列となっている．マルチスライスCT装置では，複数の検出器列を電子スイッチで切り換えてDASに接続してデータ収集を行う．このときに，1つのDASについて一列が対応するだけではなく，複数列を束ねる接続も可能である．この機能によって，さまざまなスライス厚にてスキャンが可能であり，検出器を有効利用できる．図4・3に検出器の切り換えの例を示した．

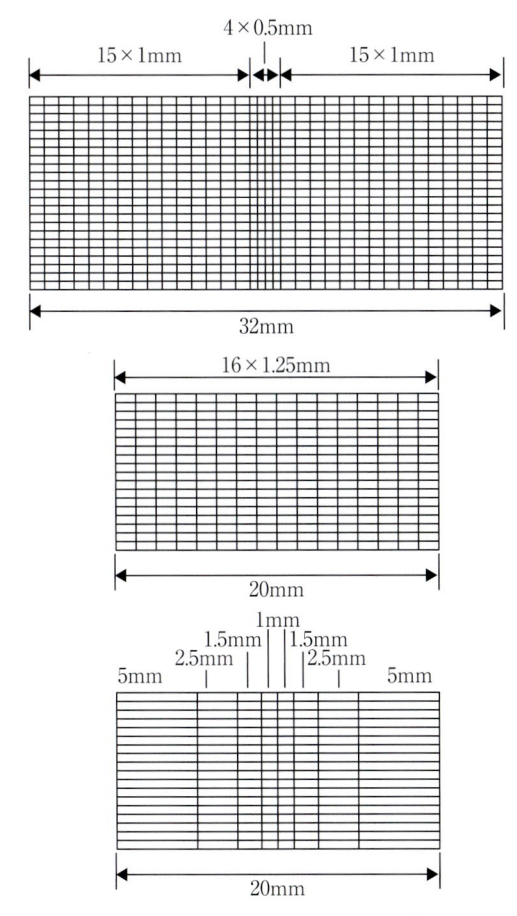

図4・2　マルチスライスCTにおける検出器の形状

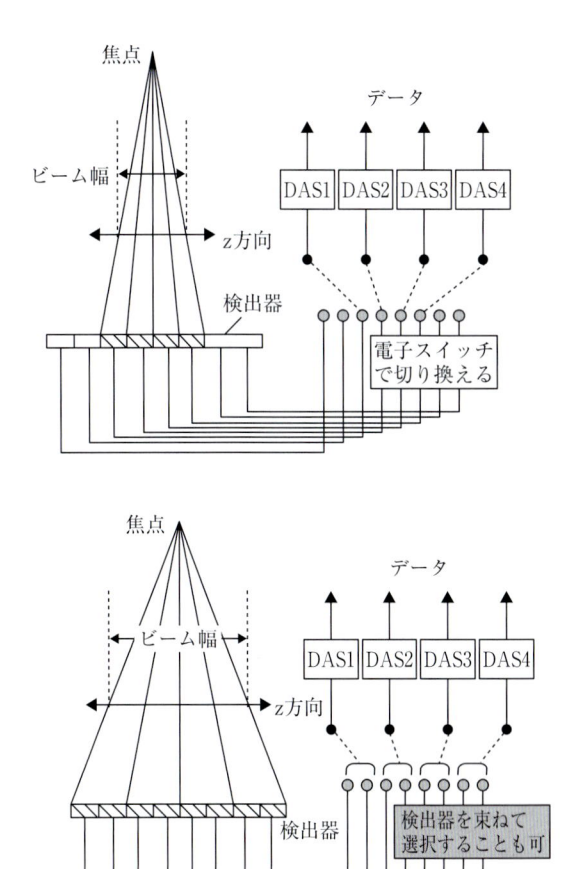

図4・3　電子スイッチによる検出器の切り換えの例

## 4・2　CT装置 CT scanner

　マルチスライスCT装置では体軸方向に2～320列の検出器が装着されているため，最大20～160mmの大きさまでX線束を拡げ，複数スライスを同時収集することによりX線束の利用率が飛躍的に向上した．そのために検査に必要なX線照射時間が短くなり，その結果X線管への負荷が少なくなり，X線管冷却のための待ち時間がほとんどなくなった．

　本装置は螺旋スキャン装置（第3章参照）の検出器とデータ収集機構を改良した形で発展しており，駆動機構などはそれに準じている．螺旋スキャン装置に比べて，高速回転化されたため，X線管は遠心力に対する耐性が強化された．最も大きな変更は，二次元検出器を有効に使用するためのDASの構成，高速なデータ転送機構，高速な再構成演算装置である（2・1・1～2・1・4項参照）．

## 4・3　画像再構成 image reconstruction

### 4・3・1　マルチスライスCTのピッチファクタ pitch factor of MDCT

　マルチスライスCTにおいては複数列のうち1列分の幅（コリメーション幅ともいう）と1回転あたりの寝台移動距離の比をとってヘリカルピッチとする方法と，同時収集する合計の列幅（ビーム幅）に対して寝台移動距離の比をとる方法がある（図4・4）．後者はピッチファクタとし

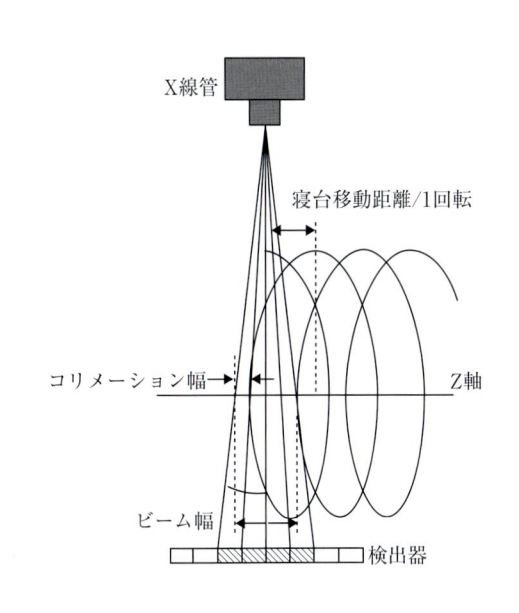

$$\text{ヘリカルピッチ} = \frac{\text{寝台移動距離}}{\text{コリメーション幅}}$$

$$\text{ピッチファクタ}_{\text{（ビームピッチ）}} = \frac{\text{寝台移動距離}}{\text{ビーム幅}}$$

図4・4　マルチスライスCTにおけるピッチファクタ

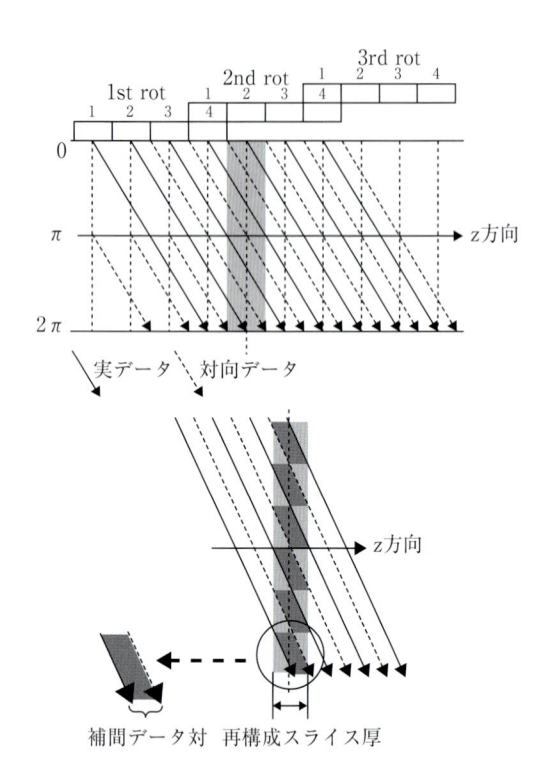

図4・5 マルチスライスCTにおける180°補間再構成法

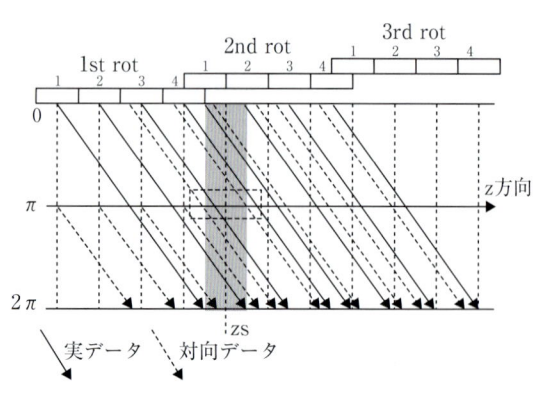

図4・6 4DASマルチスライスCTの展開図（ピッチファクタ0.875）

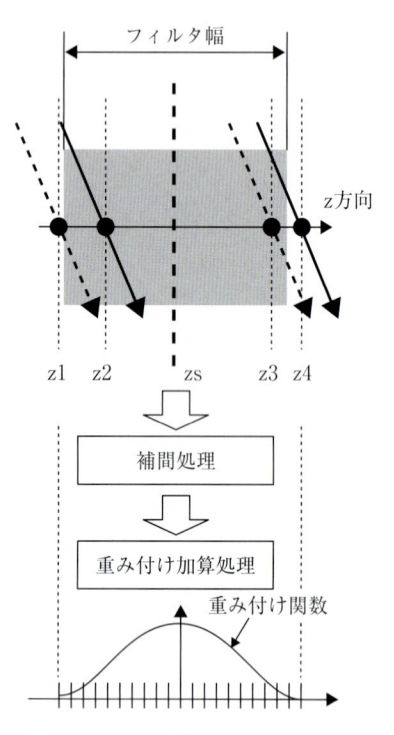

図4・7 図4・6の点線枠内におけるフィルタ補間処理の概要

て区別されることが多い．マルチスライスCTのピッチファクタは，1列の検出器の螺旋スキャン装置とやや異なる関係でスキャン速度と画質に大きく影響する．詳細は後述する．

### 4・3・2 180°補間法 180° linear interpolation

4列までのマルチスライスCT装置は螺旋スキャン装置の180°補間法（3・2・3参照）を基本とした再構成法が用いられた．この方法は，複数列スキャンデータ中の目的スライス近傍のデータを補間して，目的位置の投影データを近似的に作成することにより再構成する．この再構成法の概要を図4・5に示した．この図は展開図と呼ばれ，横方向に寝台位置を，縦方向に投影角度をとり，各列中央の検出器の軌跡を直線で示したものである．実線は通常の投影方向の軌跡，点線は対向データの軌跡である．図はピッチファクタ3の場合であり，すべての投影角度において，通常データと対向データに規則正しく補間対があるため，螺旋スキャンの180°補間法をそのまま応用して再構成が可能である．

### 4・3・3 フィルタ補間法[8] filter interpolation

図4・6は，ピッチファクタ3.5における展開図である．この場合の投影データの並びは等間隔な並びではないため，ピッチファクタ3で適用可能であった180°補間処理がそのままでは使用できない．マルチスライスCTでは，ピッチファクタを変化させて使用することが多いため，このようなデータに対しての補間法としてフィルタ補間処理が代表的である．この補間処理は，隣り合う不等間隔なデータの補間と，補間後の等間隔データからのフィルタ幅による重み付け加算処理よりなる．

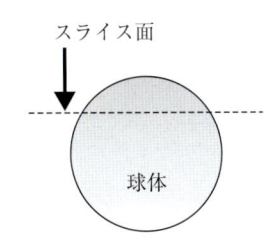

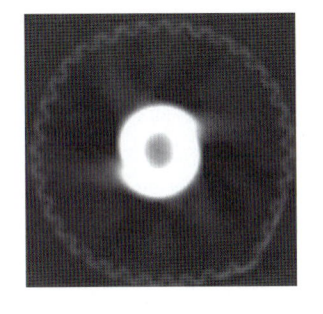

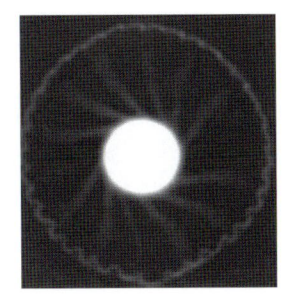

図4・8　風車状アーチファクトの例

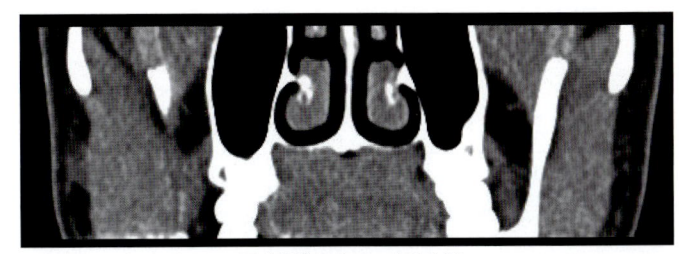

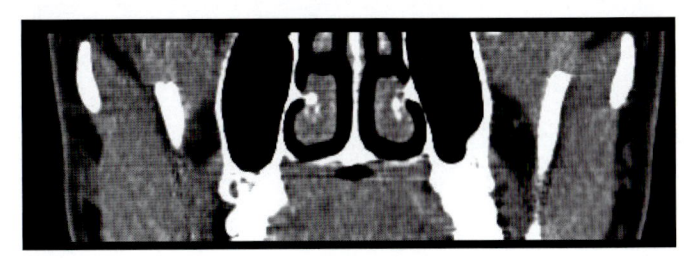

図4・9　ピッチの違いによる副鼻腔MPR画像の比較

図4・7は，図4・6の点線枠内の投影データの位置関係とフィルタ処理の概要を示している．この重み付け係数（関数）は，単純な矩形などさまざまな形状が設定され，再構成画像のスライス感度プロファイル（2・5・9項参照）は，それらによって調節される．

### 4・3・4　風車状アーチファクト windmill artifact

図4・8は，球体やドーム状物体の端をスキャンしたときに現れる，風車状アーチファクトの例である．このアーチファクトは，図4・5と図4・6に示すように，再構成において複数列の検出器のデータが巧みに組み合わされることよって引き起こされる．マルチスライスCTの再構成では，360°全周において，常に同じ検出器のデータが用いられず，検出器間のデータを角度に応じて補間することから，検出器の各列のデータを乗り換えるような状態となる．この乗り換えの境界が複数存在するために風車状の画像を呈する．

### 4・3・5　ピッチファクタと画質
### relation between pitch factor and image quality

マルチスライスCTにおけるピッチファクタと画質の関係は，螺旋スキャン装置のようにピッチファクタの増加につれて徐々にアーチファクトが増え画質が低下する特性とは若干異なる．前述の展開図で示したように，マルチスライスCTでは複数列の検出器のデータを巧みに組み合わせて再構成を行う．そしてこの展開図上で，データの並びが密でしかも等間隔であるときに，アーチファクトが少なく画質が向上する．図4・9は，副鼻腔の冠状断MPR画像のピッチによる比較であるが，ピッチファクタ0.66の画像は，アーチファクトがほとんどなく高画質であるのに対して，ピッチファクタ1.25の画像は，補間誤差によるエラーなどによるヘリカルアーチファクト（helical artifact）が顕著に現れている．図4・10は，ピッチファクタ0.63，0.66，0.69における展開図を

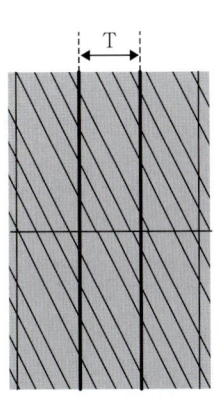

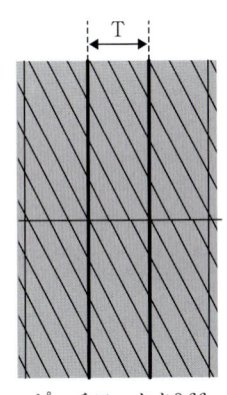

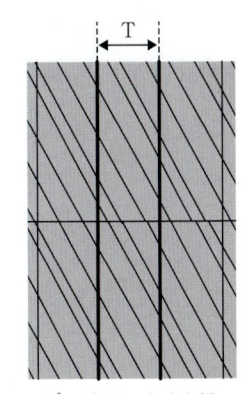

図4・10　各ピッチによる展開図の比較（斜線はデータの軌跡）

ピッチのわずかな違いによりデータの粗密が変化する．

第4章　マルチスライスCT装置　55

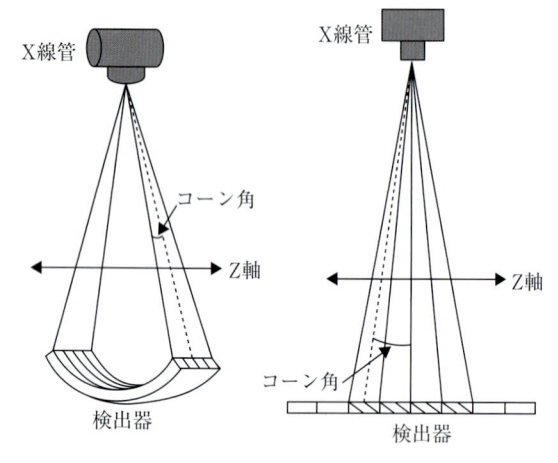

図4・11　マルチスライスCTにおけるコーン角

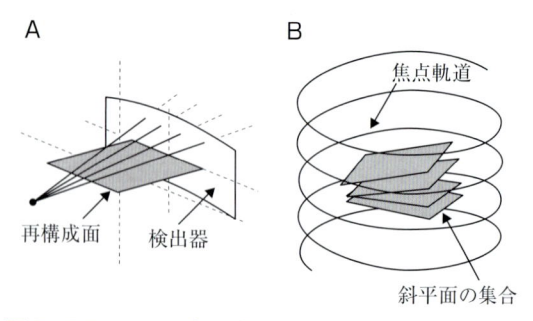

図4・12　コーン角を考慮した再構成法

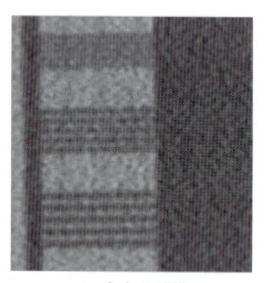

ヘリカルCT
（ピッチファクタ＝1）

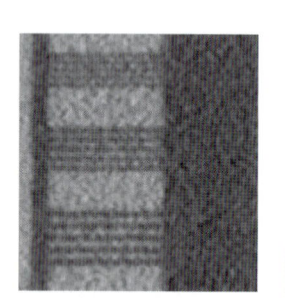

4DASマルチ
（ピッチファクタ＝1.25）

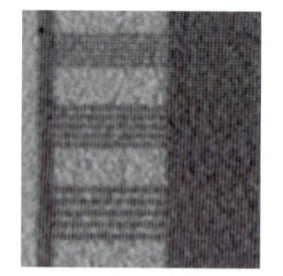

16DASマルチ
（ピッチファクタ＝1）

図4・13　被ばくをほぼ同一にした場合のノイズ
　　　　　レベルの比較

1mmスライス厚の画像からの矢状断MPR画像．

比較したものであるが，わずかなピッチファクタの違いでデータの粗密が大きく変化しているのがわかる．このようにピッチファクタと画質の関係はやや複雑であるが，ピッチファクタが高くなるにつれて，アーチファクトが増加し画質が低下する傾向にあるのは，螺旋スキャン装置と同等である．

### 4・3・6　コーン角の補正による再構成法
### cone angle correction

マルチスライスCT装置では，X線束の体軸方向の幅が拡がったため，X線束と垂直スライス面に対して持つ角度（コーン角，図4・11）が無視できない大きさとなる．このコーン角は，X線管が対向した位置の投影において異なった角度となるためにこれがアーチファクトの原因となる．このコーン角によるアーチファクトは，DAS数4までは無視可能であったが，それ以上の列数ではアーチファクトが顕著となる．

DAS数が8以上になると，コーン角を考慮した再構成法の適用が必要となる．この方法として，Feldkampらの方法を代表とする近似的な三次元再構成法（図4・12A）や，斜平面の合成による二次元的再構成（図4・12B）などが適用されている．Feldkampらの方法では，コーンビームを傾斜したファンビームの集合として考え，目的再構成面の投影位置に対応した検出器のデータを用いて近似的な三次元再構成を行う．また，斜平面による方法では，焦点の軌道に沿った斜平面の集合を再構成し，そのデータを重み付け関数により加算して，さまざまなスライス厚の画像を作成する．これらの再構成技術は発展段階にあり，例としてあげた方法を改良したものや，新しい方法が考案され実用化されつつある．

## 4・4　マルチスライスCT装置の特徴
## feature of MDCT

マルチスライスCT装置の特徴として次のものがあげられる．
①撮像時間の短縮
　a）これまでの装置では広範囲にわたる撮像領域に対して，複数回の呼吸停止が必要であった．本装置では1回の呼吸停止で螺旋スキャン装置よりさらに広範囲の撮影が可能となる．
　b）動脈系の造影撮影において，造影剤の血中濃度を保つ時間が短く済み，その結果造影剤の使用量が少なくなる．
②広範囲を1mm以下の薄いスライス厚での撮像が可能
　a）パーシャルボリューム・アーチファクトが減少する．
　b）より精細なCT画像が得られ，診断能が向上する．特に三次元CT画像の体軸方向の空間分解能が向上する．
　c）1回のスキャンにより，各検出器で得られたスキャンデータを組み合わせることにより，異なったスライス厚の画像を得ることができる．このことから1回の撮影で，スライス厚が厚い全体的なルーチン検査用のCT画像から，薄いスライス厚の精査用のCT画像が得られる．
　d）スライスの再構成という概念から抜け出し，三次元的なボリュームデータの収集装置の位置付けとなり，任意方向の断面を自由に観察することが可能となる．
③マルチスライスCTの線量特性

マルチスライスCT装置は，従来とほぼ同じ管電圧，管電流を用いて，広範囲を高速にスキャン可能である．このことは，一見被ばくを大幅に減らしていると解釈されそうである．しかし，マルチスライスCT装置の高速化と優れた雑音特性（S/N比）の両立は，X線の利用効率の追求により達成されているのであって，画質を考慮した場合には，従来から大幅な被ばく低減がされているわけではない．図4・13は，被ばくをほぼ同一にした場合の各世代のCT装置の画像比較である．1列のヘリカルCTと16DASのマルチスライスCT装置では，ほぼ同じ被ばくでは，顕著なノイズ低下は認められていない．2・4・5項でも述べたように，マルチスライスCT装置の線量測定の報告においても，さまざまなスキャンモードにより被ばく線量が大幅に変化する．しかし，通常使用の条件下では，大きな被ばく低減となっていないことが報告結果から読み取れる．

④マルチスライスCTの被ばく低減効果について

　CT画像の再構成法の主流はフィルタ補正逆投影法（filtered back projection：FBP法）であるが，近年，逐次近似再構成法（iterative reconstruction：IR），または逐次近似応用再構成法が臨床応用されてきている[9),10),11)]．これらを用いることで画像ノイズの低減効果，ストリークアーチファクトの軽減効果，また画像ノイズ低減に起因する放射線被ばく低減を期待さている[9)]（図4・14）．図4・14-aは，FBP再構成されたもので，b～eにかけ逐次近似再構成のブレンド率を変化させたものである．ブレンド率を増加させることで，ノイズが低減していることがわかる．

　一般的に画像再構成法における逐次近似法の歴史は長く，CTにおいても計算時間の比較的短いフィルタ補正逆投影法に代表されるような解析的再構成法が開発される前は，一般に用いられてきたが情報処理量が多くなったためその計算速度が問題視されていた．近年のコンピュータの発展により膨大な計算時間の大幅な短縮により，再び逐次近似再構成法が注目されるようになった[10)]．

　CTの逐次近似再構成の流れは，一般に順投影データを取得し，これを逆投影し初期画像を作成する．得られた初期画像をシュミレーション上で順投影する．シュミレーション上で順投影されたデータと実際に取得したデータを比較し差分データが作成される．この差分データを逆投影し差分画像を作成し，初期画像をこの差分画像を基に補正し逆投影画像を更新する．この更新された画像は，先と同様に順投影・投影データの比較・差分投影データの逆投影・画像更新の過程を繰り返したのち最終画像が出力されるが，この途中統計学的な処理が加わりノイズ低減が行われ完成となる[9)]．一方，逐次近似応用再構成はメーカーにより異なる部分も多くさまざまであると考えられるが，一般的にはFBP法で行われていた生データ側の前処理と，画像化後の後処理の中に統計的処理や画像のエッジ抽出・平滑化などの画像処理が加え補正作業が繰り返し処理が行われている．また多くの逐次近似応用再構成はその強度の設定が可能であるが，これらの繰り返し処理回数や画像処理の強さ等が調整されている[11),12),13)]．

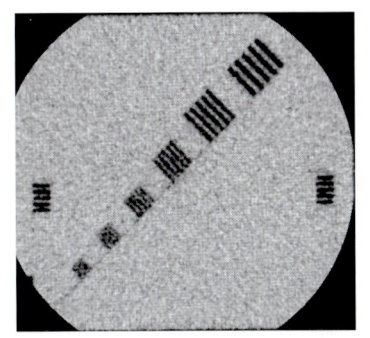

a (original)

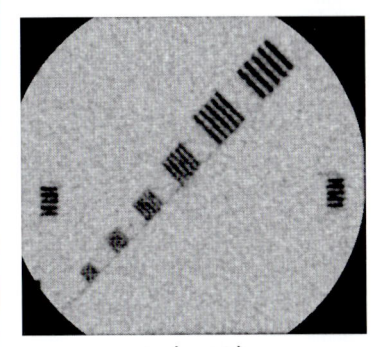

b (weak)

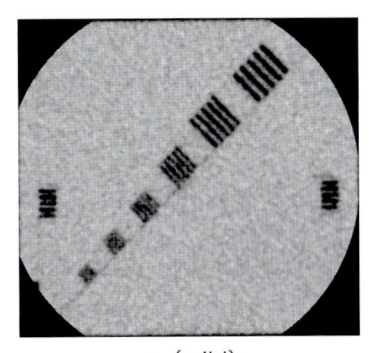

c (mild)

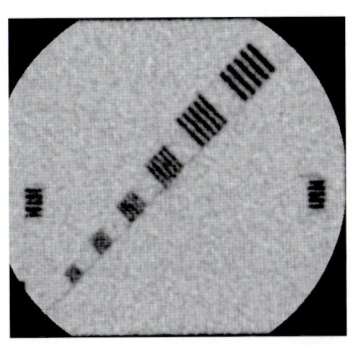

d (standard)

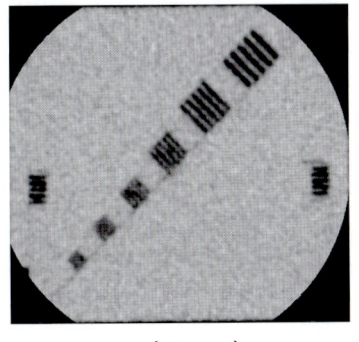

e (strong)

図4・14　逐次近似再構成におけるブレンド率の変化

## 第4章 参考文献

1) 田中克行, 斎藤泰男. マルチスライスCT (Multi-slice CT). 日本放射線技術学会雑誌. 1999；55：155-164.
2) 斎藤泰男. マルチスライスX線CTスキャナ. メデイカルレビュー. 1998；71：12-20.
3) Hu H. Multi-slice helical CT. scan and reconstruction. Med. Phys. 1999; 26: 5-18.
4) 工藤正幸. CT HiSpeed Advantage QX/iの技術解説. INNERVISION. 1999；14(4): 2-5.
5) 大澤勇一. SOMATOM PLUS4 Volume Zoomの技術解説. INNERVISION. 1999；14(4): 6-9.
6) 村木宏一. Dream CTの技術解説. INNERVISION. 1999；14(4): 10-14.
7) Fox SH. GEボリュームCTスキャナーシステムの開発と展望 (GEMulti-Slice CT). 映像情報. 1998；30：1377-1383.
8) Taguchi K, Arabata H. Algorithm for image reconstruction in multi-slice helical CT. Med. Phys. 1998; 25: 550-561.
9) 萩原芳広. CT画像再構成の現状を理解しよう. INNERVISION. 2013；28(11)：28-32.
10) 工藤博幸. 逐次近似法を用いたCT画像再構成法の考え方と驚異. MEDICAL IMAGING TECHNOLOGY. 2005；Vol.23 No1 January. 23-29.
11) http://www.innervision.co.jp/suite/siemens/supplement/1111/s401.
12) http://gecommunity.on.arena.ne.jp/ct750hd/modules/page/index.php?content_id=16.
13) 石原敏裕, 松本真之介他. AIDR. INNERVISION. 2011；26(10)：34-37.

# 第5章
# 三次元画像処理
# 3D image processing

5・1 三次元画像処理の各種処理方法
reconstruction methods for 3D image

5・2 三次元画素表示法
3D image processing

5・3 三次元CT画像におけるスキャンパラメータ
scan parameter for 3D-CT

5・4 三次元CT画像におけるアーチファクト
artifact in 3D-CT image

5・5 ray summation

5・6 仮想内視鏡 virtual endoscopy

5・7 gradient MIP

# 第5章　三次元画像処理 3D image processing

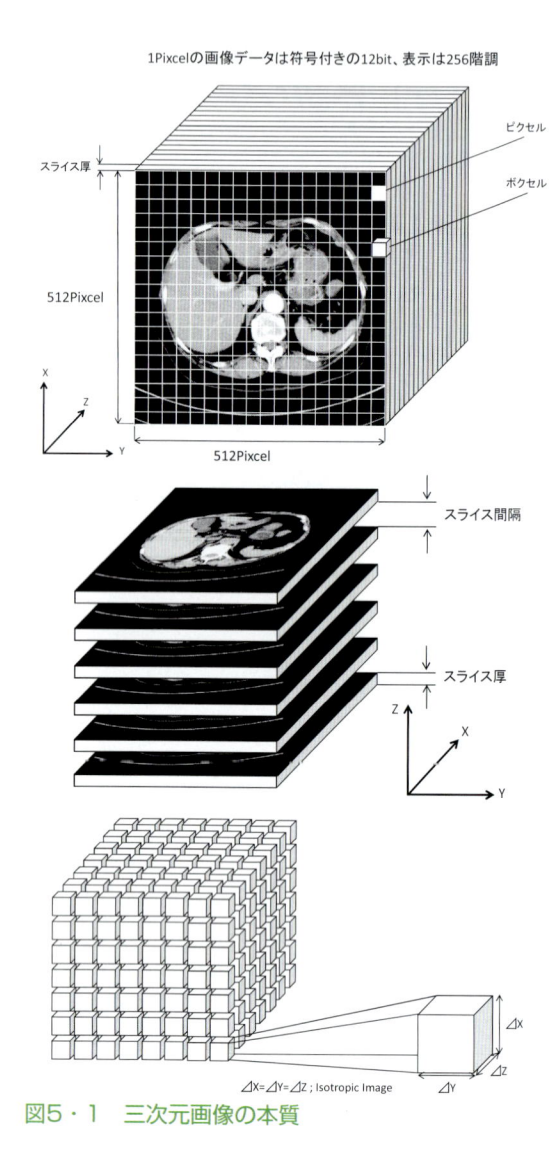

1Pixelの画像データは符号付きの12bit、表示は256階調

スライス厚
512Pixel
ピクセル
ボクセル
512Pixel
X Y Z

スライス間隔
スライス厚
X Y Z

△X=△Y=△Z ; Isotropic Image
△X △Y △Z

図5・1　三次元画像の本質

　マルチスライスCT装置の普及により，詳細なボリュームデータの収集が可能となり，ノンヘリカルスキャンと比較して画像データが飛躍的に増加した．これにより，従来の1画像ずつ観察する診断方法だけでなく，ボリュームデータを画像再構成することによって得られる三次元画像を用いた診断のニーズが高まった．

　三次元画像処理にはさまざまな画像表示法が用いられており，最近では装置付属のワークステーションや，装置とネットワークで繋がれた専用のワークステーションにより，高度な三次元画像処理を行う形態が一般化してきた．本章では，三次元画像処理の各種手法や画質に影響する因子について述べる．

## 5・1　三次元画像処理の各種処理方法
### reconstruction methods for 3D image

　三次元画像の本質は，二次元画像の積み重ねから得られる[1,2]（図5・1）．これらの一つ一つはボクセルという最小単位で構成されており，ボクセルは1ピクセルあたりのスライス厚で構成される．スライス面内（X，Y方向）における最小単位はピクセルと呼ばれ，一般的にCTでの画像表示は512×512マトリックスで表示される．そのため，再構成FOVによってピクセルサイズは決定され，FOVが大きければピクセルサイズは大きくなり，面内の分解能は低下する．一方，FOVが小さくなれば，ピクセルサイズが小さくなり，分解能は向上する．

　ボクセルは，ピクセルサイズに加え，再構成間隔よって決定される．従来のシングルヘリカルCTでは，コリメーションが厚く，体軸方向の空間分解能の劣化を認め，最近では0.5mm程度の薄いコリメーションでボリュームデータが得られるため，等方性ボクセルの所得が可能となり，Z軸方向における空間分解能が飛躍的に向上した．

　三次元画像再構成法の代表的な手法には，多断面再構成法（MPR），最大値投影法（MIP），ボリュームレンダリング法（VR）などが挙げられる[3]．その他にも，ソフトウェアによってさまざまな表示法が可能となってきた．以下に三次元画像処理の代表的な手法について述べる．

### 5・1・1　多断面再構成法
### multiplaner reconstruction（MPR）

　多断面再構成法は，比較的初期の頃から用いられていた画像再構成である．得られたボリュームデータから，コロナル（coronal）画像，サジタル（sagittal）画像，オブリーク（oblique）画像など，任意の断面を抽出し，表示する方法である．画質は再構成FOV，ボリュームデータ収集時のコリメーションおよび再構成関数で決定される．画像は通常のアキシャル（axial）画像と同様にCT値による濃淡表示すなわち，ウィンドウレベルとウィンドウ幅を調節し，観察する．立体的な表示法ではないため，MIPとともに広義の三次元画像として扱われている．

　主に体軸方向への病変の進展，腫瘍や臓器と血管の位置関係の把握，

観察目的とする臓器の体軸方向への連続性を把握するときに有効と考えられる．

また，高齢者で円背の患者および，救急患者で仰臥位が困難な患者など，通常のポジショニングが困難な場合においても，薄いコリメーションでヘリカルスキャンを行い，後に基準線をマニュアルで合わせたアキシャル画像を再構成するという手法にも用いられている．

### 5・1・2　最大値投影法 maximum intensity projection（MIP）

最大値投影法は，三次元的に構築されたデータに対し，任意の視点から平行投影された経路の最大値を表示する手法である．投影された画像はノイズの影響を受けず，少ないコントラストでも明瞭に描出される．しかし，最大値の表示という特性から，奥行きは判別不可能であるため，ローテーションさせて観察するなどして前後関係を認識させる方法がとられる[4]．血管の連続性や石灰化の分布を把握する上で有効であるため，主に血管系の造影CT画像に用いられる．図5・2に脳血管，心臓，下肢動脈のMIP画像を示す[5]．

### 5・1・3　最小値投影法 minimum intensity projection（MinIP）

MIPと同じ再構成原理で，任意の視点から平行投影された経路の最小値を表示する手法である．胸部等の含気情報を見る場合や，救急撮影時に表示スラブ内に存在するフリーエアの描出に適している．画像特性はMIP同様にノイズの影響を受けにくく，奥行きの識別は困難である．図5・3に腹部のMinIP画像を提示する．右横隔膜下のフリーエアが明瞭に描出されている．表示スラブ内に存在する遊離ガスを高い感度で描出可能であることから，救急撮像時などに有効と考えられる[5),6)]．

### 5・1・4　curved planer reformation（CPR）

通常のMPR画像では一部しか表示されない血管など，蛇行した構造物の中心線をトレースし，その線に沿った断面を表示する方法である．最近では，心臓CTの冠動脈，頸動脈，下肢動脈にも多く用いられている．

トレースされた血管を中心にして表示するため，解剖学的な全体像の把握は困難であるが，目的血管の連続性は認識可能である．図5・4に心臓，頸動脈，下肢動脈のCPR画像を提示する．

## 5・2　三次元画像表示法 3D image processing

前述の手法は，三次元的なデータを扱うのみで，物体の前後関係や，形状の凹凸を実際の視覚に近い状態で立体的に観察することはできない．そこで，視覚的に立体感のある画像を作成するため，コンピューターグラフィックスの技術を用いて，CT値による被写体の三次元情報を立体的に可視化する方法が開発された．一般的に，この方法による画像を三次元CT画像と呼ぶ．三次元CT画像は，表面の反射や透過を光源の位置関係から表現するため，視覚的立体感の高い画像が得られる．その処理方法には，表面表示法とボリュームレンダリング法が代

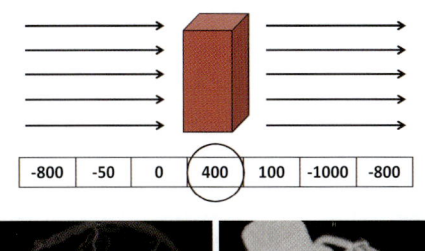

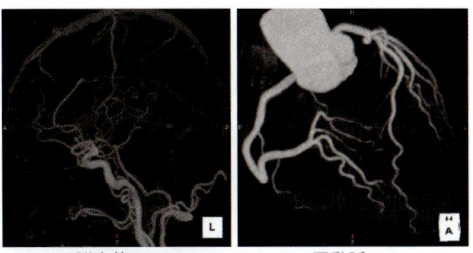

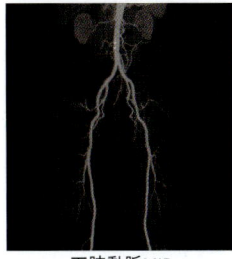

図5・2　maximum intensity projection

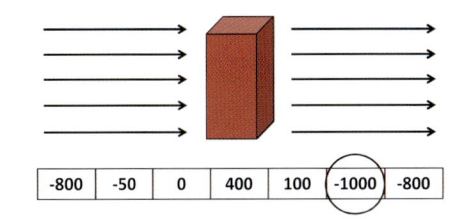

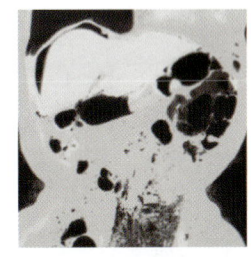

図5・3　minimum intensity projection

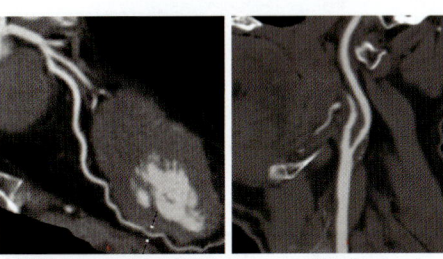

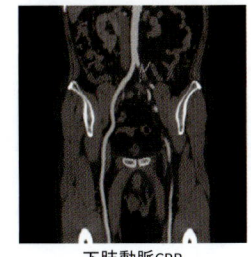

図5・4　curved planer reformation

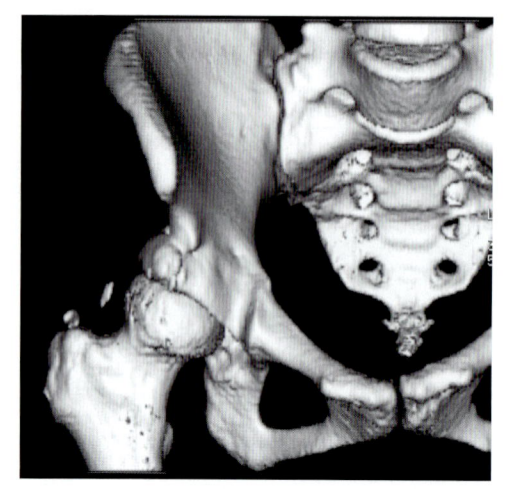

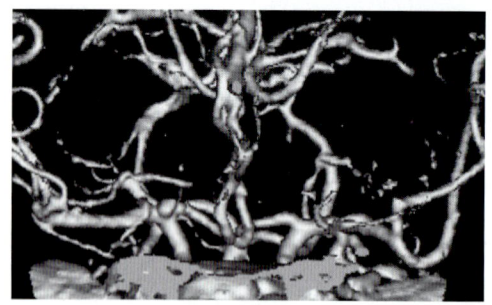

表的である.

### 5・2・1　表面表示法 shaded surface display（SSD）

SSD法は，しきい値で設定されたCT値部分のみを表面データとして抽出し，外部から光を当てた際の反射率を光源との距離や角度によって計算し，三次元表示する手法である．輪郭抽出，ボクセルデータの構築，投影変換，陰影処理，画像表示処理など，さまざまな行程を経て画像表示がなされる．表面のみのデータを取り扱うため，計算データ量が少なく，初期のワークステーションに使用されていた．境界明瞭となるが，ノイズの影響を受けやすい．

図5・5に表面表示法による三次元画像の臨床例を示す．この方式には，幾何モデル法やボクセル法などがある．幾何学的モデム法は，輪郭情報から多数の面を作成して三次元モデルを作成する方法である．一方，ボクセル法は，三次元画像の各ピクセル値の輝度を，ボクセル値から直接計算する方法で，螺旋スキャンCTにおいては一般的にボクセル法が用いられる[1),4)]．図5・6に表面表示法による三次元画像作成における処理手順を示す[5)]．

#### 1）輪郭抽出 contour extraction

図5・7は，腹部のアキシャル画像のしきい値を変化させ，二値化したものである．骨のように輪郭抽出の対象のコントラストが高ければ，しきい値により輪郭抽出が正確にできる（図5・7A）．しかし，図5・7Bのごとく，周囲と比較して低いコントラストしか得ることできない門脈を対象とする場合，画像ノイズや均一性の影響を受け，抽出は困難となる．抽出対象が比較的大きく，抽出後の分解能が期待できない場合は，元画像をソフトな関数で再構成し直すか，画像処理でスムージング（smoothing）することにより，輪郭抽出の正確性が増すこともある（図5・7C）．

輪郭抽出におけるしきい値の設定によって，三次元CT画像が大きく変化するため，適切なしきい値を選択する必要がある．図5・8に，しきい値の異なる脳血管造影CT画像を示す．しきい値の決定は，画像表示時のウィンドウ調節機能を用いて，元画像であるアキシャル画像から行うのが効率的である．抽出する血管や骨などを表示して，ウィンドウ幅を最低の0～2程度とし，ウィンドウレベルを変化させ，画像の変化を観察する．周囲の物体やノイズが表示されず，対象物の欠損のない状態にした場合，そのウィンドウレベルが適したしきい値となる．この観察を他のスライスでも実施し，平均をとることで全体にわたって適したしきい値が求められる．

#### 2）ボクセルデータの構築 construction of voxel data

CT画像を構成する最小単位をボクセルと呼ぶ．ボクセルサイズはピクセルサイズとコリメーションおよび再構成間隔に依存し，ピクセルサイズは再構成FOVとマトリックス数に依存する．一般に，ピクセルサイズと再構成間隔は一定でないことが多いため，isotropic image[6),7)]を得るために，補間処理が施される．

isotropic imageを使用して構築された画像とは，ボクセルあたりのX,Y,Z方向の長さが等しい等方性ボクセルのことを言う．例えば，FOV（field of view）が200mmにおいて，X-Y平面におけるピクセルサイズは200/512≒0.39mmとなる．よって，再構成間隔を0.39mmにすればよいが，体軸方向分解能の限界や，再構成枚数の増加による計算時間増

図5・5　表面表示法の画像
股関節（骨盤部）
脳血管造影

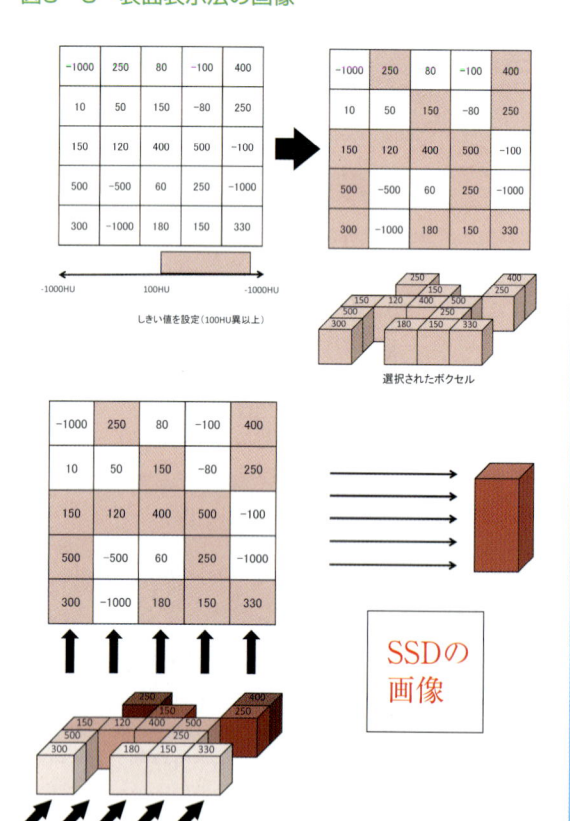

図5・6　surface rendering / shaded surface displayの画像処理方法

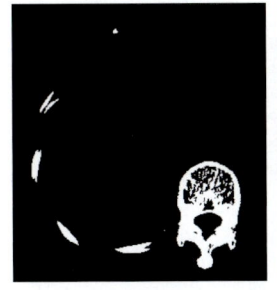

A：骨の抽出

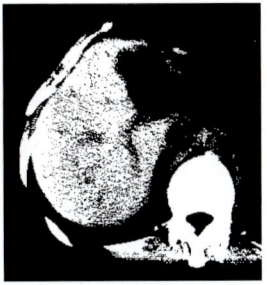

B：門脈と実質を区別

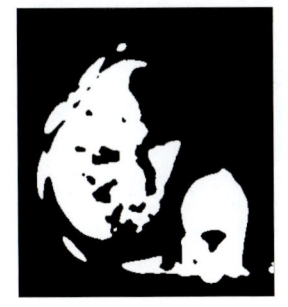

C：門脈と実質を区別
（スムージング処理後）

図5・7　輪郭抽出

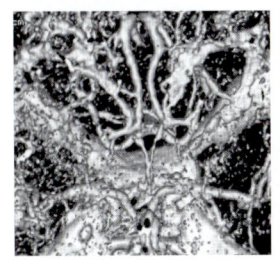

しきい値60

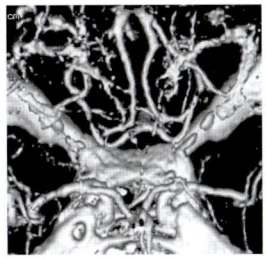

しきい値80

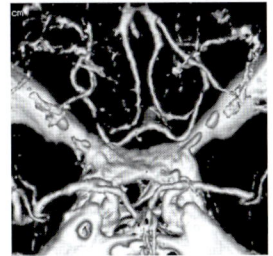

しきい値100

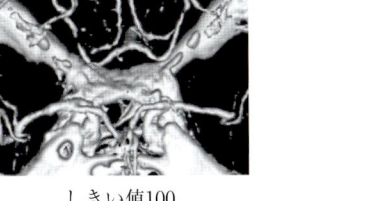

図5・8　しきい値による三次元CT画像の変化

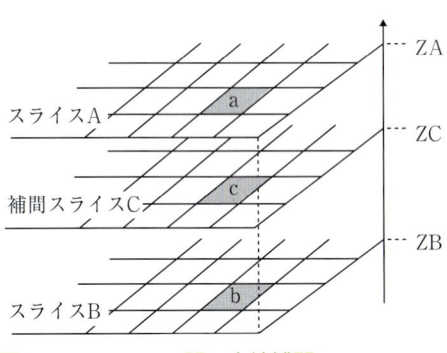

図5・9　スライス間の直線補間

スライス面同位置のピクセル値：a，b，c，スライス位置：ZA，ZB，ZCとする．
補間スライスのピクセル値　c＝a×（1－t）＋b×t
ただし　t＝（ZA－ZC）／（ZA－ZB）

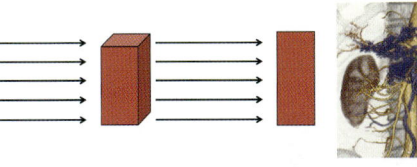

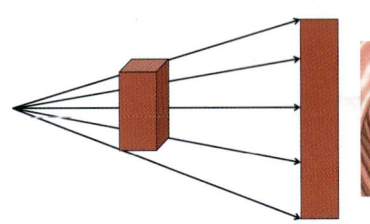

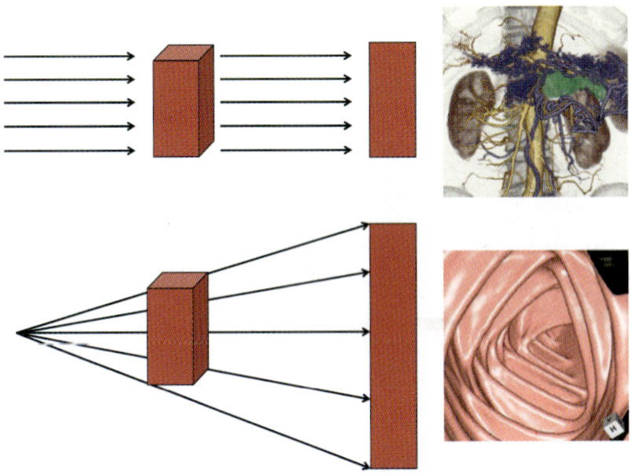

図5・10　平行投影と透視投影

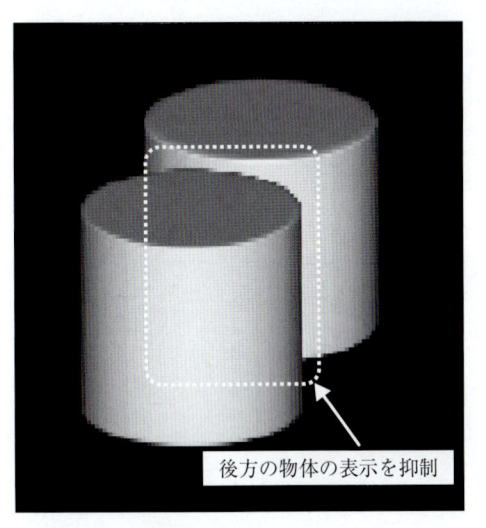

図5・11　陰面消去処理
2つの円柱の重なる部分で，後ろにある部分（破線内）の表示が抑制されている．

加により，現実的ではない．そこで，三次元処理プログラム内でスライス間の線形補間処理[1, 4]を行い，スライスとスライスの間のデータを作成し，isotropic imageを作成する．図5・9にスライス間の線形補間法について示す．

線形補間法は，X-Y平面における画素値に対し，Z軸方向に並ぶ各画素値の間を埋める値を前後の画素値から線形的に算出する手法である．計算が簡単で，処理速度に優れている．

3）投影変換 projection

モデリングされたデータを投影し，視点からみた形状や前後関係を計算する処理が投影変換である．投影には，平行投影と透視投影の2種類があるが（図5・10），VR画像の作成においては，多くの場合，計算速度の速い平行投影が用いられる．一方，擬似内視鏡画像などの場合は，透視投影によって視角の広がりを使った投影が行われている．両者の間でレンダリング方法に大きな違いはない．

また，投影変換時には視点から近い表面に対して，その裏にある面の消去する陰面消去処理を行う．陰面消去処理は，複数の物体が存在する場合に視点から一番近い面を表示し，その面と重なりかつ奥にある物体を表示しないという視覚特性を再現するため，計算によって作成された面の前後関係から，視点に一番近い面以外の描写を抑制する処理である（図5・11）．

陰面消去処理法としては，back to front法，ray casting法（ボクセル追跡法）などが用いられる．ray casting法は，画像表示面のピクセル位置それぞれから視線方向に，一定間隔にてボクセル値を計算し

第5章　三次元画像処理　63

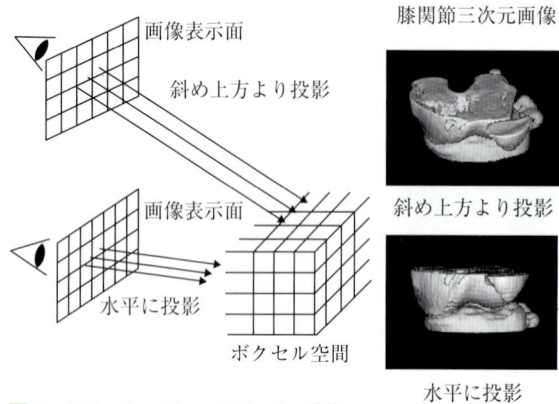

図5・12　レイキャスティング法

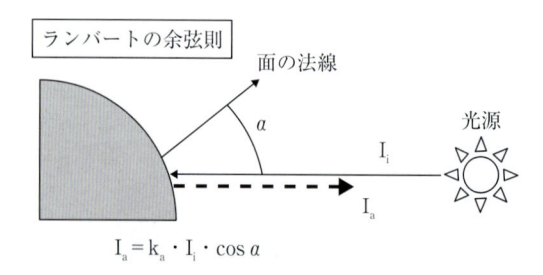

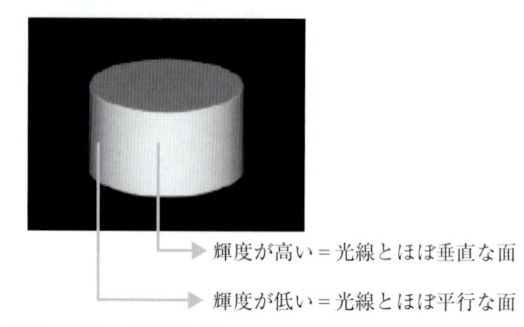

図5・13　陰影処理

図5・14　輝度の計算方法の違いによる画像の変化

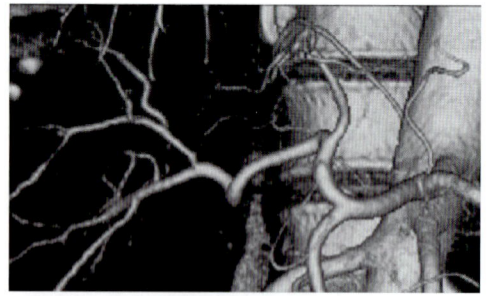

拡散反射輝度のみ

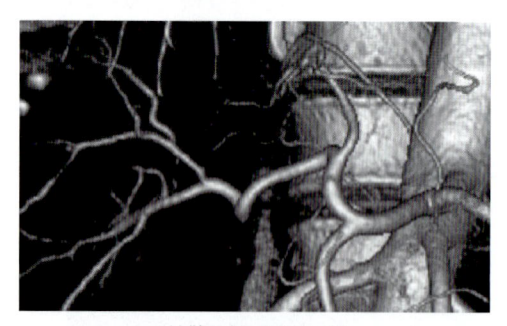

拡散反射+鏡面反射

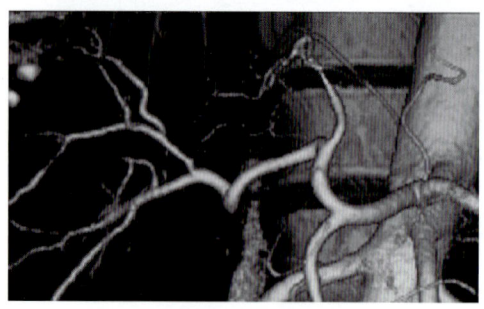

拡散反射+距離補正

ていく方法で，表示解像度に適した画像が得られることから，画質に優れる手法として多く用いられる（図5・12）[5]．

### 4）陰影処理 shading

陰影処理（シェーディング：shading）では，視点から物体表面を観察したときの表面の輝度を計算する．表面の輝度は，ある点の表面情報から求めた面の傾きと光源の方向との関係から求められる．物体表面のある点の明るさは，下式によって表される．

$$I = I_a + I_b + I_c \tag{5・1}$$

I：物体上のある点の輝度
$I_a$：拡散反射輝度
$I_b$：環境光
$I_c$：鏡面反射

環境光は，全体に一定の明るさを与えるものであり，鏡面反射は物体の表面の質によって変わる反射光である．CT検査の三次元画像では，拡散反射と環境光のみを考慮すれば十分である．拡散反射の輝度$I_a$と入射光の輝度$I_i$との関係は次式に示される．

$$I_a = k_a \cdot I_i \cdot \cos a \tag{5・2}$$

この関係はランバートの余弦則といわれ，$k_a$は拡散反射率，$a$は表面の法線ベクトルと光線方向のベクトルとのなす角である（図5・13）．たとえば，$a$が0°なら$\cos(a)=1$であり，$I_a$が最大の値をとり，最も明るくなる．一方，$a$が90°なら，$\cos(a)=0$となり，最も暗くなる．この輝度変化により，曲面での立体感が表現される．観察したい範囲の画像を設定し，そのピクセルから見た視線の先の$a$を測定し，そこからそれぞれの輝度を求めていけば3D画像ができあがる．したがって，最終的につくられる三次元画像は，CT値も若干関与しているものの，$a$の画像であり，そのリアリティには$a$の精度が重要であることがわかる．

ほかには，光源からの距離に反比例した係数を乗ずることにより，

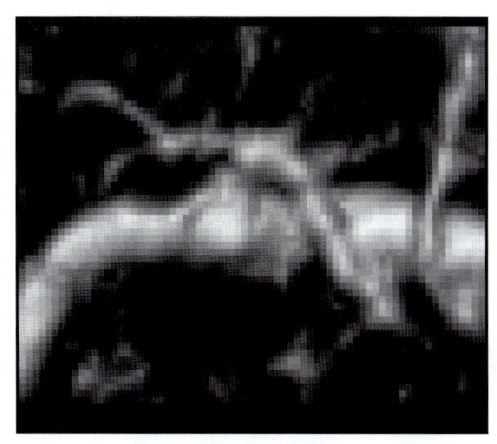

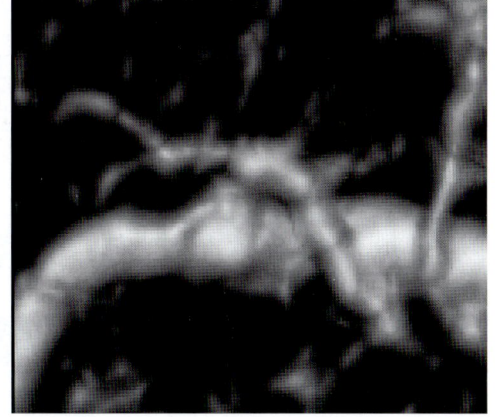

拡大なし　　　　　　　　　　　　　　　　2倍拡大

図5・15　拡大再構成
画像のピクセル数を変えずに，ボクセル空間の限られた範囲を再構成することにより，拡大再構成処理が可能となる．

遠近感を調節するなどの処理を行うことがある．陰影処理における輝度計算方法によって，画像の印象が変化する．図5・14は，輝度計算方法の違いによる画像の違いを示したものである．

### 5）画像表示処理 displaying image

三次元画像再構成は，ピクセル数をあらかじめ決定し，ピクセルごとの位置における三次元情報を計算する．CTのAxial画像のマトリックス数は512×512であるため，ボクセル空間において，スライス方向（X-Y方向）のボクセル数は512×512となるのが一般的である．

再構成画像のX軸方向のピクセル数を512として，ボクセル全体を含むとすれば，その三次元再構成における拡大率は1倍となる．また，ピクセル数はそのままで，ボクセルの限られた領域について計算することによって，拡大再構成が可能になる．拡大再構成は観察視野が狭くなるが，細部を観察するときにピクセルの目立ちを抑制でき，高精細な三次元画像情報が得られる（図5・15）．

拡大再構成処理において良好な画質を得るためには，ボクセル間の補間処理が必要となる．特に拡大率が大きい場合に有効で，ボクセルの中間点の値を周りのボクセル値を利用して，その値を用いて陰影処理などを行う．図5・16に，ボクセルの補間処理を行う場合と行わない場合の画像の違いを示す．

### 5・2・2　ボリュームレンダリング法 volume rendering（VR）

ボリュームレンダリングとは，一つひとつのボクセルの持つCT値の情報に，しきい値，不透明度，色，明るさの各要素を設定し，投影変換，陰影処理を行い，立体的に表示する手法である[5]（図5・17）．

VR法では，あるCT値の範囲で連続的に変化する不透明度を設定し，表面および内部情報を表示の対象としている．表面だけでなく，奥行きも表現可能である．しきい値設定した色のグラデーションにより，さまざまな表現が可能となる．

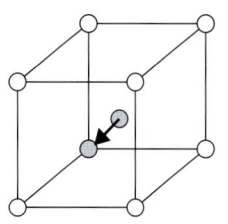

中間点のボクセル値を近隣のボクセル値で代用　　　中間点のボクセル値を補間計算して算出（リサンプリング）

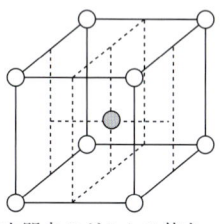

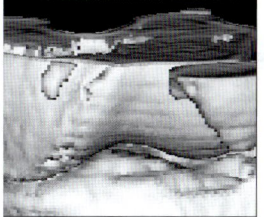

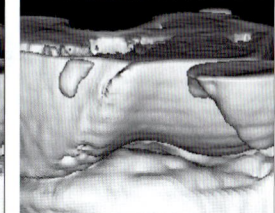

図5・16　ボクセルの補間処理の効果

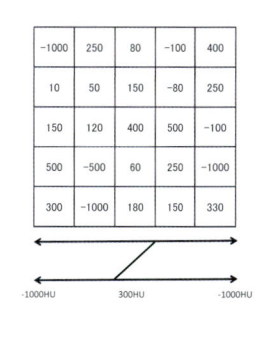

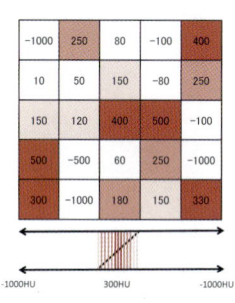

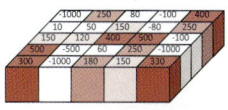

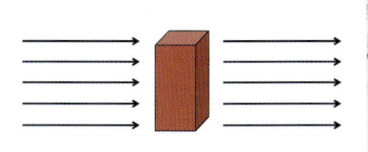

図5・17　Volume Renderingの画像処理方法

第5章　三次元画像処理　65

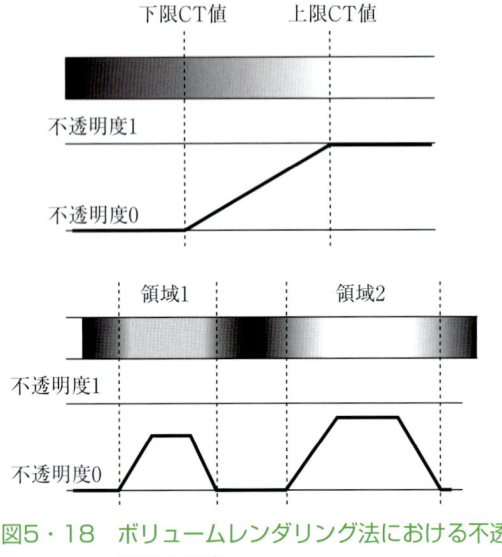

図5・18 ボリュームレンダリング法における不透明度の設定

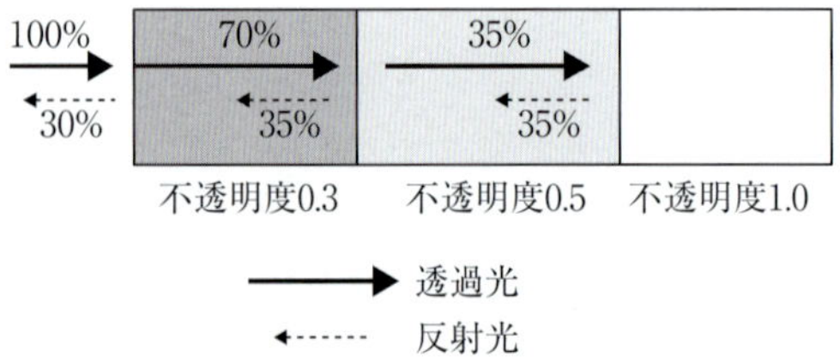

図5・19 不透明度設定による光線の透過と反射

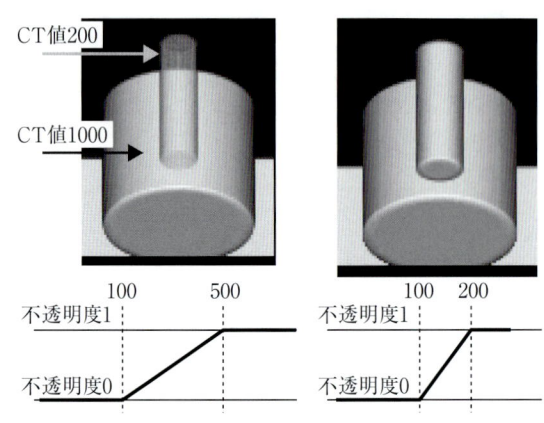

図5・20 ボリュームレンダリング法における半透明状態の描出

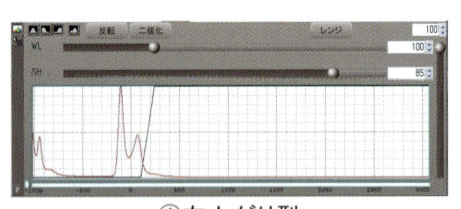

①右上がり型
血管や骨などCT値の高いものを表示

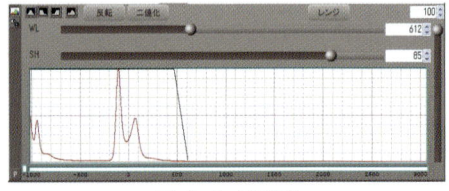

②左上がり型
大腸や肺などの含気臓器を表示

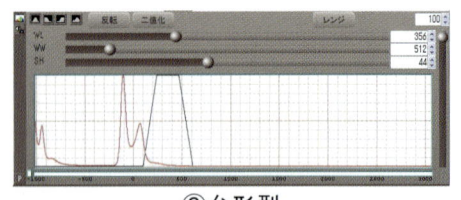

③台形型
臓器や皮膚を表示

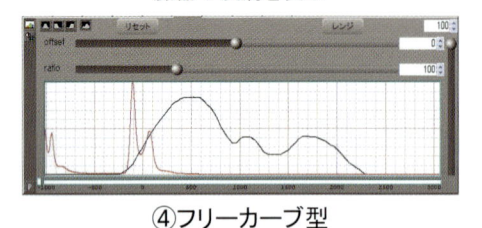

④フリーカーブ型
他の形で表示できないもの

図5・21 オパシティカーブの形状と適応

### 1）不透明度 opacity

ボリュームレンダリング法では，あるCT値範囲で連続的に変化する不透明度を設定し（図5・18），光の透過と反射を計算し，陰影づけをする．不透明度とは，光の透過のしにくさを表す値である．不透明度が低い場合は，その物体の情報は弱く反映され，光はその奥にまで到達し，先の物体の情報も反映される．不透明度が高い場合は，その物体の情報は強く反映されるが，その奥に光は到達せず，先の物体の情報は反映されない（図5・19）．表面表示法では，しきい値を用いるため，複数のCT値の物体を表現するには，低いCT値の物体にしきい値を合わせて表示する方法をとるが，ボリュームレンダリング法では，片側の不透明度を低く設定することにより半透明の状態を作り出すことができ，重なった部分の奥にある物体の状態をも描写可能である（図5・20）．

一般的に，ワークステーションではオパシティカーブを操作する．基本的にオパシティカーブの形状は4種類で，右上がり型，左上がり型，台形型，フリーカーブ型が挙げられ，目的に応じた使い分けがなされている（図5・21）．

### 2）表面表示法との比較 comparison with SSD

図5・22は，同じスキャン画像から作成したボリュームレンダリング法と表面表示法の三次元画像である．ボリュームレンダリング法ではCT値を反映した画像を作成できるため，表面表示法と比較して自然な画像表現が可能である．また，しきい値で2値化しないため，2値化による輪郭の不自然さを軽減することもできる．

ボリュームレンダリング法では，CT値と不透明度の関係を自由に選択できるため，それによって大きく画像が変化する．したがって，処理パラメータと画像との関係を把握しておく必要がある（図5・23）．広いCT値範囲に連続した不透明度を設定すると，多くの被写体情報を

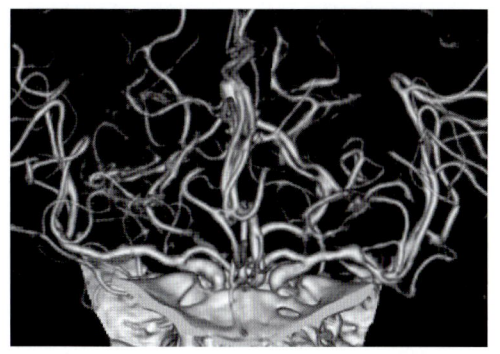

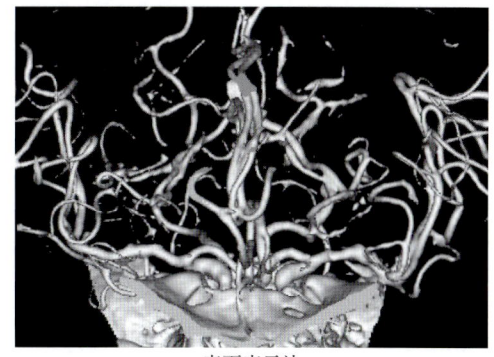

ボリュームレンダリング法　　　　　　　　　　　表面表示法
図5・22　ボリュームレンダリング法と表面表示法の比較

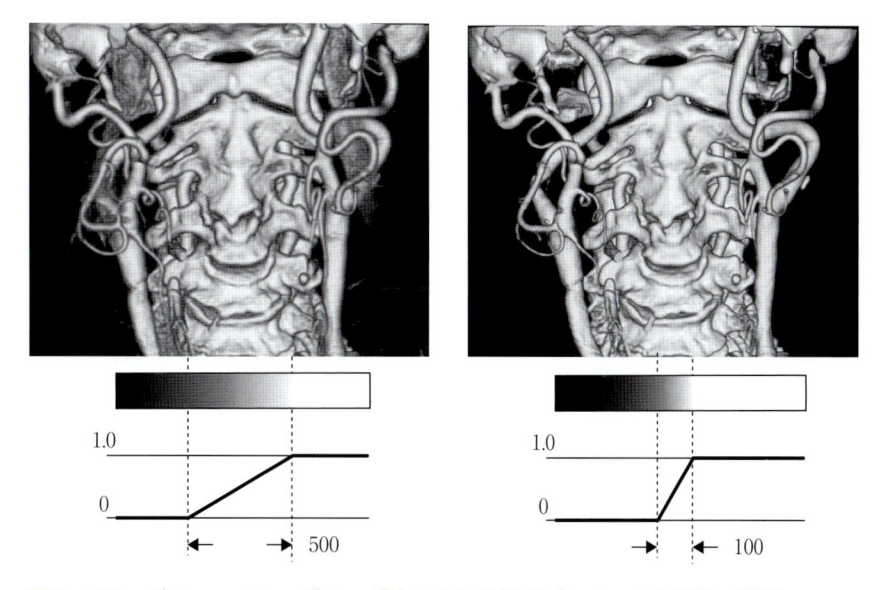

図5・23　ボリュームレンダリング法における処理パラメータと画像の関係

同時に観察できるが，全体のコントラストが低下する．不透明度の設定は複数の範囲に設定することも可能で，離れたCT値の対象を，コントラストを低下させずに同時に表示させることも可能である．

## 5・3　三次元CT画像におけるスキャンパラメータ
scan parameter for 3D-CT

　CT装置に付属または，専用のワークステーションの三次元画像再構成アプリケーションは，複数枚の画像を選択することで容易に三次元画像を作成できるようになった．しかし，三次元画像の画質については，さまざまな因子に左右され，元画像の画質という面ではピッチファクタ，スライス厚（コリメーション）が影響する．また，得られた画像を再構成する際の再構成FOV，再構成間隔および再構成関数が画質を左右する．したがって，目的を三次元CT画像の作成とする場合，画像再構成におけるパラメーターの選択が三次元CT画像の画質を大きく左右することになる．理想的には，できるかぎり高解像度再構成関数を用い，かつ薄層スライスで撮像すれば良好な画質が得られることになる．しかし，実際にはスライス厚の薄層化によりノイズが増加するなどの弊害が生じる．したがって，目的に合った再構成関数やスライス厚を用いて必要なS/N比を確保し，十分な再構成間隔で元画像を作成することで，効率よく高画質な三次元画像を作成することが可能になる．

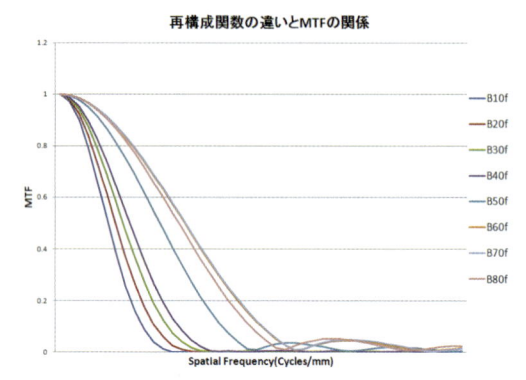

図5・24 画像再構成関数ごとのMTF

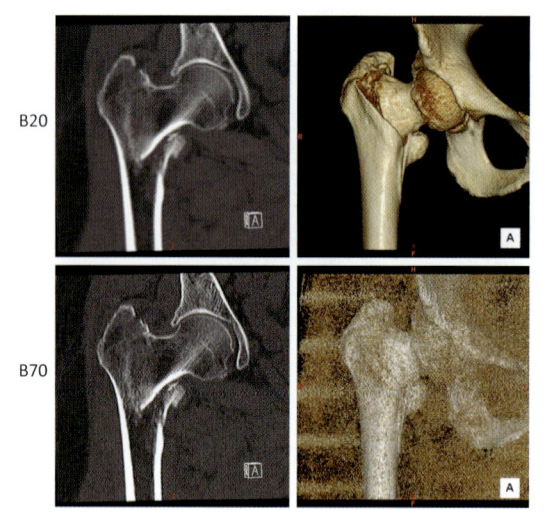

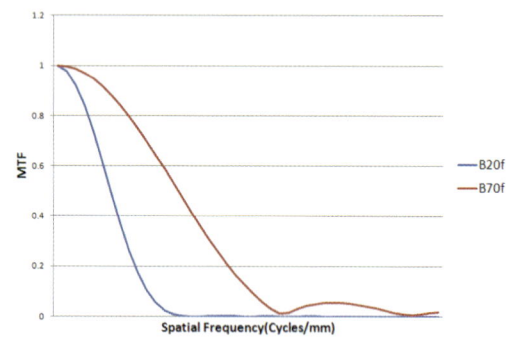

図5・25 画像再構成関数の違いにおける三次元画像とMTF

### 5・3・1 画像再構成関数 reconstruction factor

　三次元画像の画質は画像再構成関数に依存して大きく変化する．得られた元データを同じくして，画像再構成関数を変化させることでさまざまな画像を得ることができる．画像再構成関数の表示は装置ごとに表示は異なるが，高周波領域を強調したシャープな画像再構成関数から，低周波領域を強調したスムースな画像再構成関数までさまざまで，目的に応じて使い分ける．図5・24に，各画像再構成関数におけるMTFを示す．

　スライス厚が1mmの場合には，双方の分解能はほぼ等しくなるが，2mmや5mmの場合は，スライス面の分解能に対して体軸方向の分解能がかなり劣る．以上の結果から，立体的な形状をバランスよく表現するためには1mm以下のスライス厚が必要なことがわかる．

　高周波強調関数では解像度特性は向上するが，ノイズ成分も上昇するため，ワークステーションにて三次元画像を作成する上では不向きであるが，MPRで肺野，骨，血管内に留置されたステントなどの評価を行う上では非常に有用である（図5・25）．

　一方，低周波領域を強調したスムースな画像再構成関数では，シャープな画像再構成関数に比べてボケ成分が多くなるため解像度は劣るが，ノイズが低減されるため，三次元画像を作成する上で非常に有用である．一方，高周波強調関数ではノイズ成分が強調されすぎて三次元画像の画質を損なっていることがわかる．

### 5・3・2 再構成間隔 reconstruction interval

　螺旋スキャンでは，再構成間隔を任意に選択することができる．横断像の観察における再構成間隔は，一般にスライス間隔と等しくすることが多い．しかし，三次元画像作成を目的とする場合には，その画質を考慮した再構成間隔を選択する必要がある．三次元画像では，体軸方向の情報を余すことなく利用することによって画質を向上させることができる．

　図5・26は，スライス厚1mmで撮像された腹部血管造影CTのボリュームレンダリング画像である．再構成間隔1mmに比べて，0.5mmでは細かい血管が描出されている．これは，スライス厚1mmで得られる被写体情報の再現には，0.5mmの再構成間隔が必要であることを表している．ほとんどのスライス厚で，その1/2の再構成間隔を用いることで，ほぼ十分な再構成画像を作成可能である．

## 5・4　三次元CT画像におけるアーチファクト artifact in 3D-CT image

　三次元CT画像においては，スキャンパラメータや再構成方法によって影響を受ける階段状アーチファクト（stair step artifact）[8], [9]を生じる場合がある．これは体軸方向に対して傾斜した面を持つ被写体に生じる場合が多く，それぞれのスキャンパラメータを適切に選択することによって軽減可能である．階段状アーチファクトについては以下の2つが代表的である．

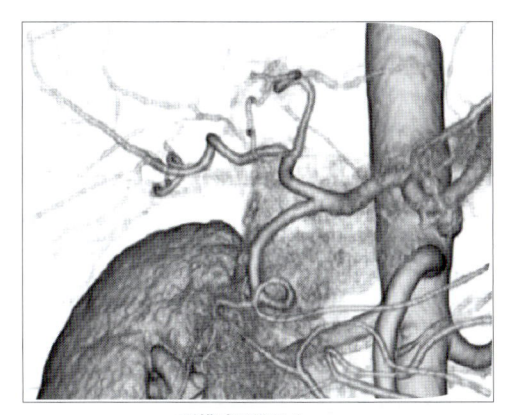

再構成間隔1.0mm

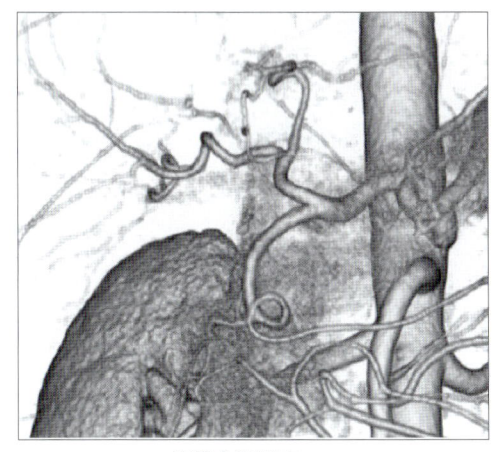

再構成間隔0.5mm

図5・26　再構成間隔の影響

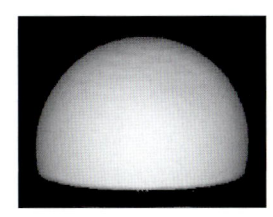

ビーム幅2mm，寝台移動距離2mm，再構成間隔1mm

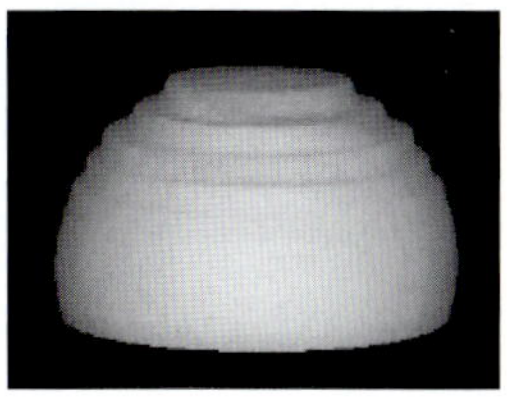

ビーム幅2mm，寝台移動距離2mm，再構成間隔3mm

図5・27　エリアジングエフェクトによる階段状アーチファクト

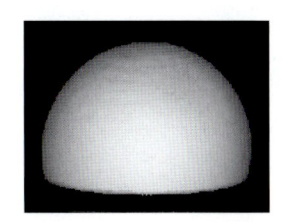

ビーム幅2mm，寝台移動距離2mm，再構成間隔1mm

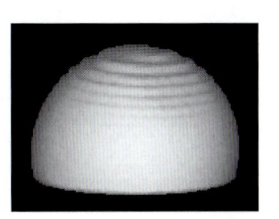

ビーム幅2mm，寝台移動距離5mm，再構成間隔1mm

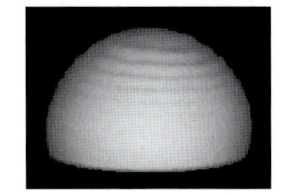

ビーム幅5mm，寝台移動距離5mm，再構成間隔1mm

図5・28　ローテーションエフェクトによる階段状アーチファクト

## 5・4・1　エリアジングエフェクト aliasing effect

　このアーチファクトは，実効スライス厚に対して再構成間隔が大きい場合に生じる．体軸方向分解能は実効スライス厚に依存するが，その分解能に応じた再構成間隔を設定することにより良好な画質の三次元画像が得られる．しかし，再構成間隔を大きく設定すると被写体情報を満足に表現することができなくなり，そのためのアーチファクトを発生する（図5・27）．エリアジングエフェクトによるアーチファクトは，スライス厚の半分以下の再構成間隔を選択することによってほとんどの場合解消される．

## 5・4・2　ローテーションエフェクト rotation effect

　このアーチファクトは螺旋スキャン装置において，補間再構成における補間誤差に起因して生じる．図5・28は球体の三次元画像であるが，ビーム幅2mmとビーム幅5mmの場合，双方に螺旋状のアーチファクトが観察される．これは寝台移動距離を5mmに設定したことが原因となっている．球体の表面が急な傾斜を持ち，5mmの寝台移動中に投影形状が大きく変化するためである．ローテーションエフェクトの階段の幅は寝台移動距離に比例するので，寝台移動を小さくすればアーチファクトは軽減される．マルチスライスCTの普及によりこのアーチファクトはほとんど観察されなくなった．

第5章　三次元画像処理

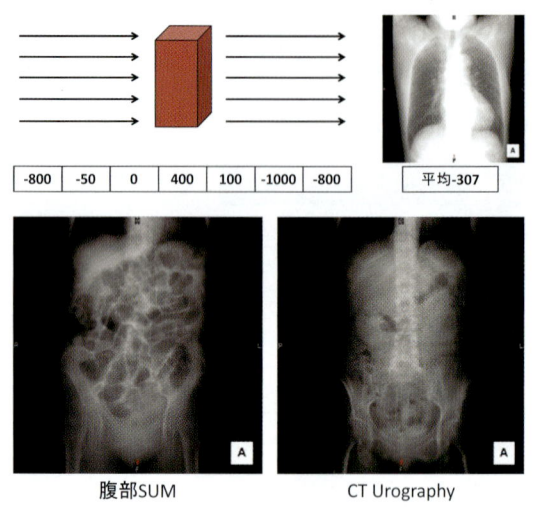

図5・29 ray summaration

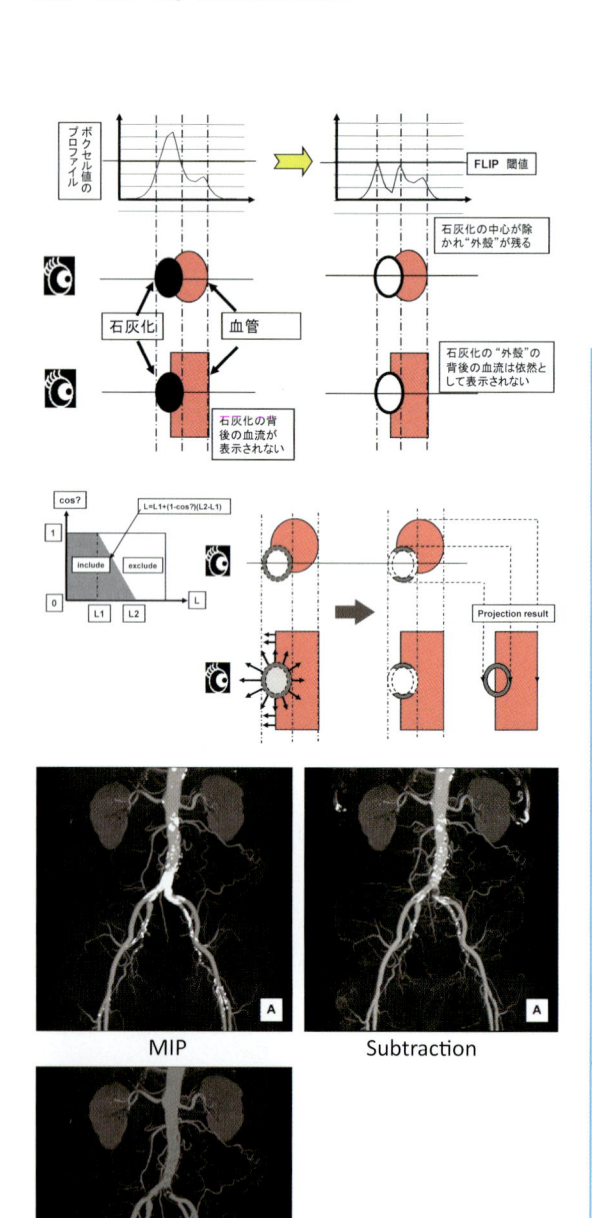

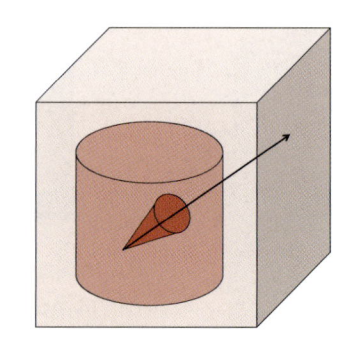

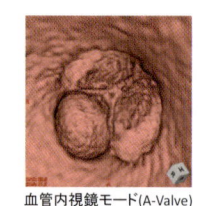

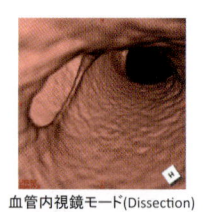

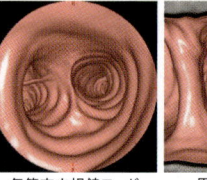

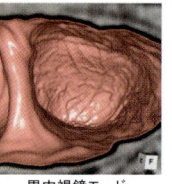

図5・30 virtual endoscopy

図5・31 gradient MIP

## 5・5 ray summation

Ray Sumは，投影されたCT値の積分値を投影面上で画素値として表示する方法で，単純X線写真と似た画像となる．CTウログラフィに応用できる[5),6)]（図5・29）．

## 5・6 仮想内視鏡 virtual endoscopy

透視投影法を利用した画像表示法で，仮想内視鏡モードともいう．VRは無限遠の視点から物体を観察しているため，拡大しても画像の形状は変化しないが，VEは視点が自由に移動でき，視点の近くを拡大して表示する[4)]．人間の目や内視鏡と類似した画像が得られ，CT coronographyやCT bronchography，TAVI術前の大動脈弁の形態観察等で用いられる[5)]（図5・30）．

## 5・7 gradient MIP

しきい値を境目にして，高いCT値を持つボクセル値を折り返す処理を行う画像処理法である．石灰化，STENT等の高いCT値を持つ障害陰影の中心部分の値を抑制し，MIP像に表示されないように処理を行う．石灰化やSTENTなどの高吸収物体と血管の輪郭を保ちつつ，正面部分をMIPから取り除く方法である（図5・31）．

70　最新・X線CTの実践

# 第5章 参考文献

1) 福西康修. 3D-CT画像作成の基礎. 日本放射線技術学会近畿部会雑誌. 2007；20-29.
2) 山口功. 市川勝弘. 辻岡勝美. 宮下宗治. CTの画像処理. CT撮影技術学. 株式会社 オーム社. 2011；102-119.
3) 周藤安造. 医学における三次元画像処理―基礎から応用まで―. コロナ社；1995.
4) 市川勝弘. CTにおける三次元画像再構成. 日本放射線技術学会. 2012；1669-1675.
5) 石風呂実. 3D-CT. 超実践マニュアルCT. 株式会社 医療科学社. 2007；37-64.
6) 富田博信. ワークステーションで使用する3D表示法概論. 埼玉放射線. 2011. 433(20)-438(25).
7) 塚越伸介. X線CT第2回：CT画像の基本と画像表示. MEDICAL IMAGING TECHNOLOGY Vol.27 No.4 September 2009.
8) Wang G, Michael W,et al. Stair-Step artifacts in Three-dimensional Helical CT. An Experimental Study. Radiology. 1994；191：79-83.
9) 三村文利, 楠本雅彦・他. スパイラルCTによる中枢気管支の3次元再構成画像―気管気管支病変の描出能に関する基礎的及び臨床的検討―. 日本医学放射線学会誌. 1996；56(59)：649-656.

# 第6章
# CT撮像法
# methodologies for CT examination

6・1 造影撮像の概念と機序
concept and mechanism of contrast enhancement

6・2 造影剤の基本的知識
basics of contrast medium

6・3 撮像法 methodologies for CT scanning

# 第6章　CT撮像法 methodologies for CT examination

　1990年頃，スリップリング方式のCT装置が開発され螺旋方式のスキャンができるようになってから，撮像方法は大きく変革した．短時間で広範囲のスキャンができることから，1回の息止めで広範囲がスキャンでき，従来あった呼吸によるスキャン位置のずれがなくなった．

　また，造影検査においてもボーラス注入により肝臓全体のダイナミック撮像も可能になった．しかし，肝臓全体を撮像するには20秒前後かかり，時間分解能は万全とはいえなかった．これを解消してくれたのが多列検出器CT（multi-detector row CT：MDCT）である．

　MDCTの出現によって，肝臓全体を5〜6秒で撮像ができるようになり，時間分解能は飛躍的に改善された．また同時に薄いスライス厚の横断画像（axial transverse view）も得られ，多断面再構成法（multi planer reconstruction：MPR），ボリュームレンダリング法（volume rendering：VR），最大値投影法（maximum intensity projection：MIP）などの三次元画像の作成が容易になり臨床診断に威力を発揮している．

　本章ではMDCTの撮像法を中心に各部位の撮像目的，撮像のポイント，撮像条件，造影条件などについて述べる．

## 6・1　造影撮像の概念と機序 concept and mechanism of contrast enhancement

　CT画像はX線吸収の差を画像として表示している．したがって，人体の臓器や組織さらに構造に違いがあってもX線吸収の差がなければ識別して画像表現はできない．しかし，ヨード造影剤を使用することで血流量や各臓器・組織への造影剤の取り込みなどの違いを利用して病巣と正常組織のX線吸収差によるコントラストをつけ画像描出することが可能である．これをコントラスト増強効果（contrast enhancement：CE）という．ヨード造影剤を血管内に注入すると，数十秒で血管外腔と血管内腔との造影剤濃度平衡が保たれる．

　造影剤の投与方法としては，CT導入当初は点滴法が主流であったが，CT撮像時間の高速化と造影剤注入装置の開発により，1秒間に数mLの急速注入法が普及してきた．これにより動脈相，毛細血管相，静脈相，平衡相などで造影剤の経時的変化を観察することが可能となった．これをダイナミックCT（dynamic CT：動態CT）といい，肝臓での門脈優位相も観察できる．このとき，観察主要血管の時相画像を利用して血管の三次元画像を作成することもできる．これをCTアンギオ（CT angiography）と呼び，動脈瘤や血管狭搾などの検索に利用される．

　しかし，MDCTの出現によってスキャン時間が短くなり，ヨード造影剤が主要血管に至る時相と撮像タイミングを合わせるのが非常に難しくなった．この対策法としては，Real Prep，Smart Prepといったcomputer assisted bolus tracking法，test bolus injection法，固定造影剤注入時間法を利用して最適造影タイミングでスキャンを行う必要がある．

## 6・1・1 computer assisted bolus tracking法（Real Prep, Smart Prep）

ある体位置で連続スキャンを行い，その画像の主血管に関心領域を設定し，投与されたヨード造影剤が造影効果を認めるレベルに達した時点（時相）で造影撮像を開始する方法である．

## 6・1・2 test bolus injection法

造影検査の術前に10～20mLの造影剤を造影検査と同じ注入法で投与し，ある体位置で連続スキャンを行い，主要血管におけるCT値の経時的変化を観察し，造影検査に際して適切なる時相での撮像が可能になるように役立てる方法である．

## 6・1・3 固定定量造影剤注入時間法 fixed-duration injection

体重比のヨード量を用いてヨード造影剤量を決定し，設定ヨード造影剤全量をすべての被検者に同一時間で注入し，観察する臓器，疾患により撮像開始時間を決めて造影検査をする方法である．

## 6・1・4 時間濃度曲線（TDC：time density curve）

造影CT検査における，造影剤投与は，身体に負担であり適正なヨード量で有益なデータを得なければならない．そのために検査部位に応じて目標のCT値を定め一定の造影効果，高い再現性を得ることが必要である．そのためには，ある部位における造影剤の時間軸における濃度の変化を知る必要がある．それをグラフ化したのが時間濃度曲線である（図6・1）．

再現性には被検者間の比較や経時的変化の観察がある．そこでTDCを理解し，検査においてTDCを揃えることが大切であり，撮像タイミング，注入時間，総ヨード量が重要である．

目的臓器，および病変によりTDC形状が変化する濃染強度パターンもあるため，これらを規定化することが必要になる．

図6・1 時間濃度曲線（TDC）

<用語の説明>
mg/kg：体重（kg）あたりのヨード量（mg）
mg/kg/sec：単位時間（sec）あたり体重（kg）あたりのヨード量（mg）
　⇒Fractinal Dose
mg/mL：容量1mLあたりのヨード量（mg）
EU（Enhanced Unit），⊿HU：造影前のCT値に対する造影後に上昇したCT値
PSIとkgf/cm²：圧力の単位
PSI：1平方インチあたりに1重量ポンドの力がかかるときの圧力
kgf/cm²：1平方センチあたりに1重量キログラムの力がかかるときの圧力

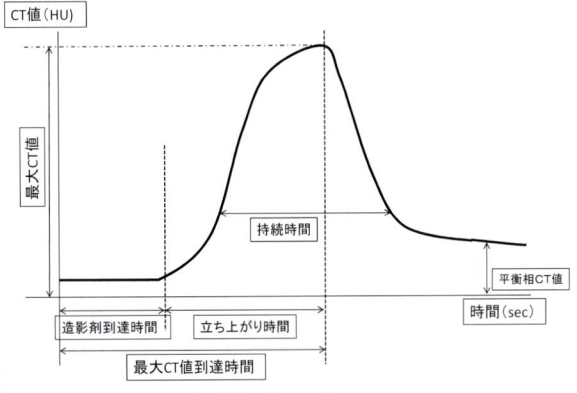

## 6・2 造影剤の基本的知識
## basics of contrast medium

### 1) 造影剤

造影剤とは診断したい器官あるいは部位を，周囲の組織と意図的に濃淡を明確にして，画像診断を容易にする薬剤をいう（表6・1）．造影剤という名称は，X線造影剤がX線を吸収し，影を造っていることから命名され英語ではContrast Mediumという．

表6・1　各画像診断と造影剤

| 診断法 | | 造影剤 | 利用される物質 |
|---|---|---|---|
| X線診断 | 単純X線撮影 | — | （空気） |
| | 造影X線撮影 | X線造影剤 | ヨード，バリウム，空気 |
| CT診断 | 単純CT | — | （空気） |
| | 造影CT | X線造影剤 | ヨード |

### 2) X線造影剤の条件

画像診断は，あくまでも検査であり，治療ではなく，健康な人も検査を受けるため画像診断に使われる造影剤は，できるかぎり副作用が少ないことが重要である．

X線造影剤の条件としては，

1．人体に無害である
　　副作用を起こさない
2．化学的に安定な化合物である
　　体内で化学反応を起こさない……副作用（化学毒性）を起こさない
3．X線を良く吸収する，あるいはほとんど吸収しない（表6・2）
　　吸収する　　：陽性造影剤………X線画像に白く写る
　　　　　　　　　　　　　　　　　（ヨード・バリウム）
　　吸収しない：陰性造影剤………X線画像に黒く写る
　　　　　　　　　　　　　　　　　（炭酸ガス・酸素・空気）

表6・2　各組織・物質のX線画像の陰影濃淡

| 画像の濃淡 | 黒い ←――――――――――――――――――→ 白い | | | | |
|---|---|---|---|---|---|
| 物体組織 | 肺　陰性造影剤（空気） | 脂肪 | 水・血液・筋肉・心臓・軟骨・実質臓器　コレステロール結石　尿酸結石 | 骨・歯　カルシウム塩 | 陽性造影剤（I, Ba） |

### 3) X線造影剤の分類

X線造影剤は，X線を吸収し画像を白くする「陽性造影剤」とX線を吸収せず画像を黒くする「陰性造影剤」の2つに分類される．陽性造影剤は，分子内にヨードもしくはバリウムを有している．物性や化学構造式などから非イオン性，イオン性やモノマー型，ダイマー型造影剤などと分類され，造影検査の目的にあわせて，選択される（表6・3）．

表6・3　X線造影剤の分類

| 分類 | | | 主な製剤（一般名） | 用途 |
|---|---|---|---|---|
| 陽性 | 注射剤 | 水溶性 非イオン性 モノマー型 | イオヘキソール，イオパミドール など | 尿路，血管，CT 脳槽・脊髄（イオヘキソール） |
| | | 水溶性 非イオン性 ダイマー型 | イオジキサノール | 血管，逆行性尿路，膵胆管 |
| | | | イオトロラン | 脳槽・脊髄，関節 |
| | | 水溶性 イオン性 モノマー型 | イオタラム酸メグルミン アミドトリゾ酸　など | 胆道，逆行性尿路，膵胆管，関節 |
| | | 水溶性 イオン性 ダイマー型 | イオトロクス酸 | 胆道 |
| | | | イオキサグル酸 | 血管，尿路，CT |
| | 油性 | | ヨード化ケシ油 | リンパ管，子宮卵管 |
| | 経口剤 | | アミドトリゾ酸 | 消化管 |
| | | | 硫酸バリウム | 消化管 |
| 陰性 | | | 空気，$O_2$，$CO_2$ | |

## 6・2・1　ヨード造影剤

現在市販されている水溶性ヨード造影剤（以下造影剤）は全て有機ヨード化合物である．その基本的な化学構造は，ベンゼン環の3か所にそれぞれヨード原子を結合させたトリヨード化合物で残りの3か所には水溶性にするための側鎖を導入している（図6・2）．

### 1) 水溶性ヨード造影剤の基本構造と分類

水溶性ヨード造影剤は，その性質からイオン性，非イオン性に分類され，また化学構造からモノマー型（単量体），ダイマー型（二量体）に分類される（図6・3）．

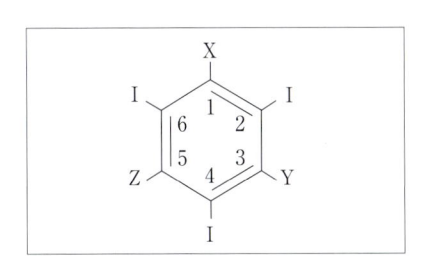

図6・2　X線ヨード造影剤の基本骨格

図6・3　水溶性ヨード造影剤構造式

(1) イオン性造影剤

①イオン性モノマー

イオン性モノマーは，1950年代から60年代にかけて開発され，非イオン性造影剤が登場するまでは，尿路や血管撮影，CTと広く用いられてきた（図6・4）．しかし，非イオン性モノマー型造影剤と比べ副作用の発現頻度が高いことから，2001年1月，血管系の効能・効果が削除された．

②イオン性ダイマー（ionic dimer）

イオン性ダイマー型造影剤には，1個のベンゼン環のみにカルボ

### 図6・4 イオン性造影剤の構造式

**イオタラム酸メグルミン（商品名：コンレイ）第一三共**
C₁₈H₂₆I₃N₃O₉ : 809.13

**アミドトリゾ酸（商品名：ウログラフイン）バイエル薬品**
C₁₁H₉I₃N₂O₄ : 613.91

キシル基をもつものと両方のベンゼン環にカルボキシル基をもつものがあり，前者を1酸2量体（monoacid dimer），後者を2酸2量体（diacid dimer）とよぶ．尿路・血管撮影，CTに用いられる（図6・5）．

### 図6・5 イオン性ダイマー型の構造式

**イオキサグル酸（商品名：ヘキサブリックス）ゲルベ・ジャパン／テルモ**
C₂₄H₂₁I₆N₅O₈ : 1268.88

(2) 非イオン性造影剤

非イオン性造影剤の基本構造は，ベンゼン環に水酸基（-OH）を多く含んだ側鎖（R），アミノアルコール類を結合させ，水素結合により水溶性としたものである．側鎖部分（R）が大きく，隣のヨードを覆うので，ヨードによる化学毒性も減少する．

① 非イオン性モノマー（nonionic monomer）

非イオン性モノマーは，1960年代後半から開発され，その安全性と造影能から，現在，尿路，血管撮影やCTなどのX線画像診断で最も汎用されている（図6・6）．

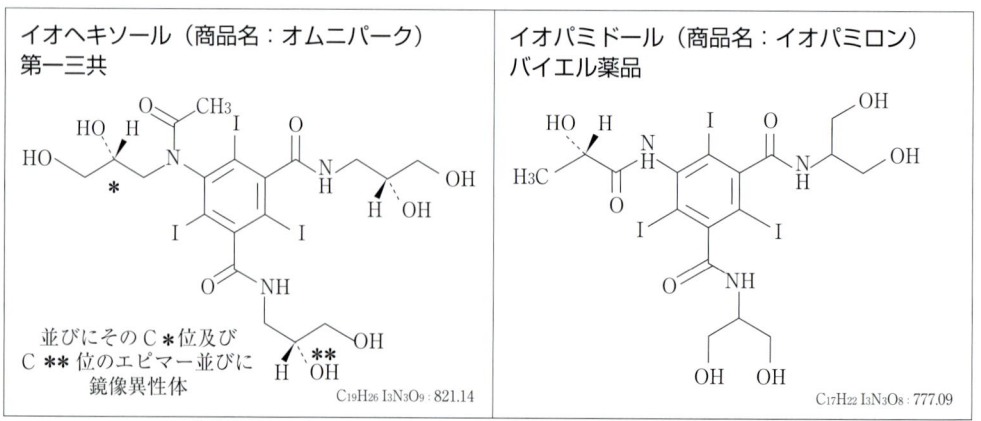

### 図6・6 非イオン性モノマー型の構造式

**イオヘキソール（商品名：オムニパーク）第一三共**
並びにそのC*位及びC**位のエピマー並びに鏡像異性体
C₁₉H₂₆I₃N₃O₉ : 821.14
（水酸基数：6）

**イオパミドール（商品名：イオパミロン）バイエル薬品**
C₁₇H₂₂I₃N₃O₈ : 777.09
（水酸基数：5）

② 非イオン性ダイマー (nonionic dimer)

　非イオン性ダイマーは非イオン性モノマー型造影剤を2個連結した構造をもち，等浸透圧造影剤として，浸透圧による副作用や熱感，疼痛の軽減に優位性はあるが，本邦ではその使用は限定されている（図6・7）．

| イオジキサノール（商品名：ビジパーク）<br>第一三共 | イオトラン（商品名：イソビスト）<br>バイエル薬品 |
|---|---|
| $C_{35}H_{44}I_6N_6O_{15}$ : 1550.19 | $C_{37}H_{48}I_6N_6O_{18}$ : 1626.23 |

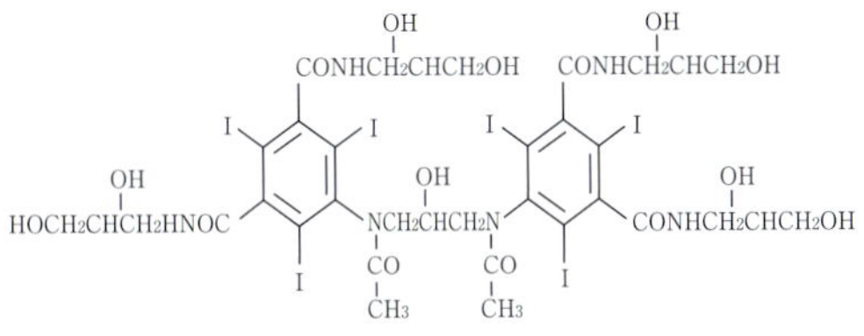

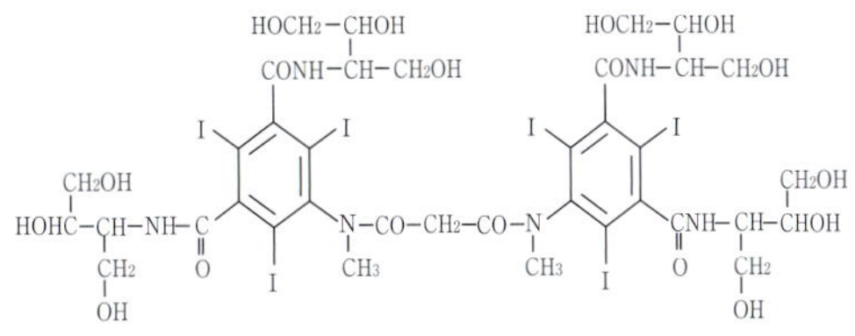

図6・7　非イオン性ダイマー型

## 2）X線造影剤の物理化学的性状

　造影剤は生体にとっては異物である．したがって造影剤はできるかぎり生体に対する作用が少なく，安全であることが望まれる．現在使用されている非イオン性X線造影剤の基本構造はほぼ同じであるが，浸透圧比や粘稠度といった物理化学的性状はそれぞれ異なる．造影剤の物理化学的性状が，臨床においてどのような意義を持っているか理解しておくことが重要である．

### A．イオン性／非イオン性

　イオン性と非イオン性の主な違いを表6・4に示す．

表6・4　イオン性と非イオン性造影剤の主な違い

|  | イオン性 | 非イオン性 |
|---|---|---|
| 構造式 | −COOH基をもっている． | 側鎖に−OH基を多くもっている． |
| 物理化学 | 水溶液に溶けると−COOHが−COO$^-$とH$^+$の2分子に分かれる．浸透圧が2倍になる． | −OH基に水分子が水素結合し，水に溶ける． |
| 浸透圧比<br>（対生理食塩水） | 6〜9 | 1〜4 |
| 生体への影響 | 浸透圧が高いため体内に注入するとき熱感・疼痛があり，また生体内の浸透圧のバランスを崩す．生体内のイオンバランスに影響をあたえ，循環器系に影響をあたえる（イオン毒性，化学毒性）． | イオン毒性がない<br>イオン性と比較し，低浸透圧であり，浸透圧に起因する副作用（熱感・疼痛や循環器系への影響）がイオン性に比べてはるかに少ない． |

### B．ヨード含有量

　造影検査で，血管や組織の良好な画像が得られ，診断目的が達成されるためには，十分な造影能が必要である．造影能はヨード濃度で決まるが，ヨード含有量の高いものは浸透圧，粘稠度も高くなり，副作用の面でも好ましくない．造影剤の効能・効果が，ヨード濃度により異なるのは，撮影方法に応じて，最適なヨード濃度の造影剤を選ぶ必要がある（表6・5）．

表6・5 イオヘキソール（オムニパーク）[尿路・血管用] の濃度別効能・効果

| 撮　影 \ ヨード濃度（mgI/mL） | 140 | 240 | 300 | 350 |
|---|---|---|---|---|
| 脳血管撮影 | | | ○ | |
| 血管心臓撮影（肺動脈撮影を含む） | | | | ○ |
| 大動脈撮影 | | | | ○ |
| 選択的血管撮影 | | | ○ | ○ |
| 四肢血管撮影 | | ○ | ○ | ○ |
| ディジタルX線撮影法による動脈性血管撮影 | ○ | | ○ | |
| ディジタルX線撮影法による静脈性血管撮影 | | | ○ | ○ |
| コンピューター断層撮影における造影 | ○ | ○ | ○ | ○ |
| 静脈性尿路撮影 | | | ○ | ○ |
| 小児血管心臓撮影（肺動脈撮影を含む） | | | | ○ |

## C．浸透圧

浸透圧とは半透膜（溶質は通さないが，溶媒（水）は通す膜）を隔てて濃度の異なる溶液が接した場合，低濃度溶液の溶媒が高濃度溶液のほうに拡散しようとする現象を浸透現象といい，その圧力を浸透圧という（図6・8）．浸透圧は単位体積あたりの溶液に含まれる分子（種類を問わない）の総数に比例する．Van't Hoffの式であらわされ，単位はmOsm/kgH$_2$O（ミリオスモル）である．浸透圧比とは，血液と同じ浸透圧をもつ生理食塩液に対する試料の浸透圧比をいう．

Van't Hoff の式

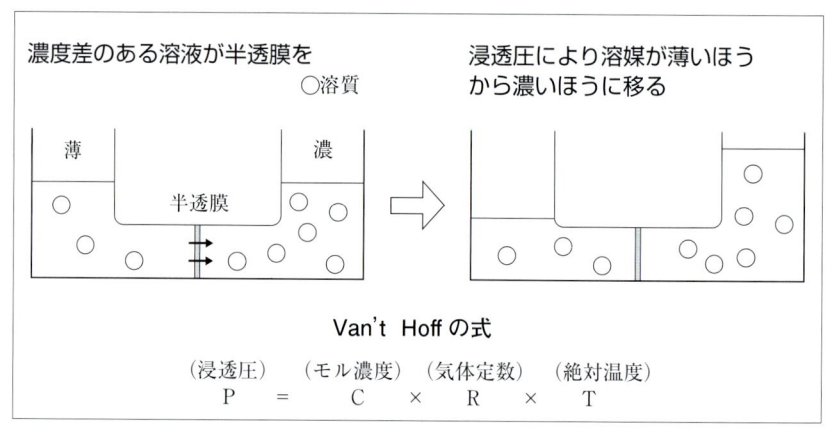

（浸透圧）　（モル濃度）　（気体定数）　（絶対温度）
$$P = C \times R \times T$$

図6・8　浸透圧

(1) 水溶性造影剤の浸透圧
　①イオン性／非イオン性
　　浸透圧は，溶液中に含まれる分子の数に比例する．分子の大きさは関係ないが，非イオン性造影剤は，水溶液中で解離しないため，1分子が水溶液にとけても，水溶液中には1分子のみである．一方，イオン性造影剤は，1分子を水溶液中に溶解すると，2分子に解離する（図6・9）．したがって，浸透圧は非イオン性造影剤の2倍となる．
　②モノマー／ダイマー
　　モノマーが1分子あたり3個のヨードをもっているのに対し，ダイマーは6個と，1分子あたりのヨード数が2倍になる（図6・10）．半分の分子数で，モノマーと同じヨード濃度が得られるため，同じヨード濃度であれば浸透圧も半分になる（表6・6）．

(2) 浸透圧の臨床的意義
　生体内における浸透圧は微妙に調整され，血管内と血管外の組織では，血管壁を通して浸透圧は同じに保たれている．しかし，血中に高

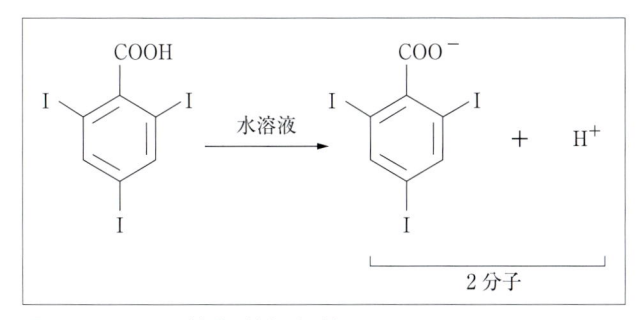

図6・9 イオン性造影剤の解離

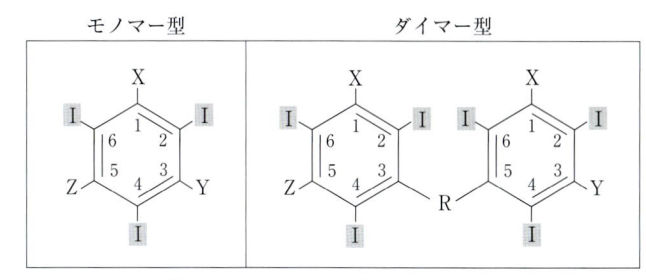

図6・10 1分子あたりのヨード数

表6・6 主なイオン性，非イオン性造影剤の浸透圧比

| | | 製品名 | 浸透圧比 |
|---|---|---|---|
| 非イオン性 | モノマー | オムニパーク300 | 約2 |
| | | オムニパーク350 | 約3 |
| | | オプチレイ320 | 約2 |
| | | オプチレイ350 | 約3 |
| | | イオパミロン300 | 約3 |
| | | イオパミロン370 | 約4 |
| | | イオメロン300 | 約2 |
| | | イオメロン350 | 約2 |
| | | プロスコープ300 | 約2～3 |
| | | プロスコープ370 | 約3～4 |
| | ダイマー | ビジパーク270，320 | 約1 |
| | | イソビスト240 | 約1 |
| イオン性 | モノマー | コンレイ | 約5 |
| | | ウログラフィン | 約6 |
| | ダイマー | ヘキサブリックス320 | 約2 |

浸透圧の注射剤が注入されると，血管内の浸透圧が上がるため，血管内の薬剤を薄め，同じ浸透圧になるよう，体の組織から血管内に水分が移動する．反対に注射剤の浸透圧が血液より低いと，血管内の浸透圧が下がるため，同じ浸透圧にするために，血管内から体内組織に水分が移動する．従って，造影剤のように短時間に大量に投与した場合，高浸透圧は生体に様々な影響を与える．

高浸透圧造影剤による生体への主な影響には熱感・疼痛，血管内皮細胞の損傷，徐脈，血液量の増加，血管拡張，利尿作用，血栓形成，赤血球の変形などがある．

## D．粘稠度

粘稠度とは，液体の粘性をあらわす．単位はmPa・s（ミリパスカルセコンド）が用いられ，値が大きいほど粘りが強く，蜂蜜のようにトロトロとし，値が小さいほどサラサラしている．粘稠度の単位として，以前はc.p.s（センチポイズセコンド）が使用されていたが，mPa・s＝c.p.sで，数値に変化はない．

粘稠度は，化合物の分子量や溶液中の濃度により決まり，分子量が大きく，また濃度が高いほど，値は大きくなる（表6・7）．また，同じ液体でも，温度により異なり，温度が高いほど，値は小さくなる．

(1) 臨床における粘稠度の問題

粘稠度が高いと，造影剤注入の際にシリンジを押すのに，より大きな力が必要になる．粘稠度は，手動により造影剤を注入する際に問題となるが，自動注入器による注入には，シリンジの耐圧の問題以外に大きな問題はない．造影剤を体温まで温めることにより，よりスムーズな注入が可能になり，また注入時の生体への刺激も減少する（表6・8，図6・11）．

表6・7 粘稠度に影響を与える要素

| 粘稠度 | 小（サラサラ） | 大（トロトロ） |
|---|---|---|
| 分子量 | 小さい | 大きい |
| 濃度 | 薄い | 濃い |
| 温度 | 高い | 低い |

表6・8 主な非イオン性造影剤の粘稠度（37℃）

| オムニパーク300 | 6.1 |
|---|---|
| オムニパーク350 | 10.6 |
| オプチレイ320 | 5.8 |
| オプチレイ350 | 8.2 |
| イオパミロン300 | 4.4 |
| イオパミロン370 | 9.1 |
| イオメロン300 | 4.3 |
| イオメロン350 | 7.0 |
| プロスコープ300 | 4.6 |
| プロスコープ370 | 9.5 |

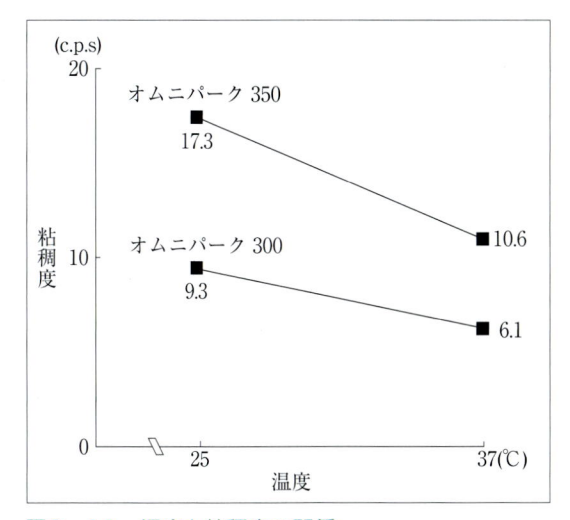

図6・11 温度と粘稠度の関係

表6・9 各種造影剤の分配係数*
(オクタール中の濃度／水中の濃度)

| 造影剤（一般名） | 分配係数 |
|---|---|
| イオヘキソール | 0.0008 |
| イオベンゾール | 0.0004 |
| イオパミドール | 0.0019 |
| イオメプロール | 0.0030 |
| イオプロミド | 0.0035 |

＊分配係数とは，造影剤水溶液と有機溶媒（オクタノール・ブタノールなど）を混和した場合に，有機溶媒側にどれくらい造影剤が移行したか（オクタール中の濃度／水中の濃度）を示す割合である．

### E．水溶性（親水性・疎水性）（表6・9）

造影剤は，疎水性のトリヨードベンゼンを基本構造とし，カルボキシル基や水酸基などの水に溶けやすい親水性側鎖をもつことにより，全体としての水溶性を高めている．

生体膜は脂質からできているため，疎水性（親油性）が高い造影剤は，血液中の蛋白結合性や細胞膜への刺激性を高める作用がある．逆に親水性は蛋白結合性や細胞表面の刺激性を弱め，細胞内への侵入を阻止する方向に働く．

したがって，親水性の高い造影剤ほど安全と考えられている（安全性は親水性のみならず，他の要素の影響を受ける）．

### 3）造影剤の生体への影響

造影剤は，体にとって異物であり，程度の差はあるが，生体に何らかの影響を及ぼす．

#### A．血液・凝固系

造影剤の浸透圧や化学毒性により，赤血球変形を起こすことがある．これは造影剤の高浸透性のために生じるもので，赤血球内部の水分が血漿中に移行する結果，変形が著しいと変形能が低下し，微細な血管を通過しにくくなり，塞栓して肺動脈圧上昇の原因となる．

凝固系ではイオン性造影剤は強い抗凝固作用をもつが，非イオン性造影剤には抗凝固作用はほとんどない．

#### B．血管拡張作用

造影剤を血管内投与した場合，造影剤濃度，注入部位，注入速度などによって程度の違いはあるが，熱感・血管痛がみられる．これは造影剤の浸透圧による血管刺激と血管拡張が原因である（図6・12）．

血液より浸透圧の高い造影剤が血管内に一度に大量に注入されると，血管外から血管内に水分の移動が起こり血漿量が増加するために血管が拡張する．血管拡張により熱感・血管痛が起こるほか，場合によっては，一過性の血圧低下や体液のバランスが変動しやすくなるなどの影響が生じる．

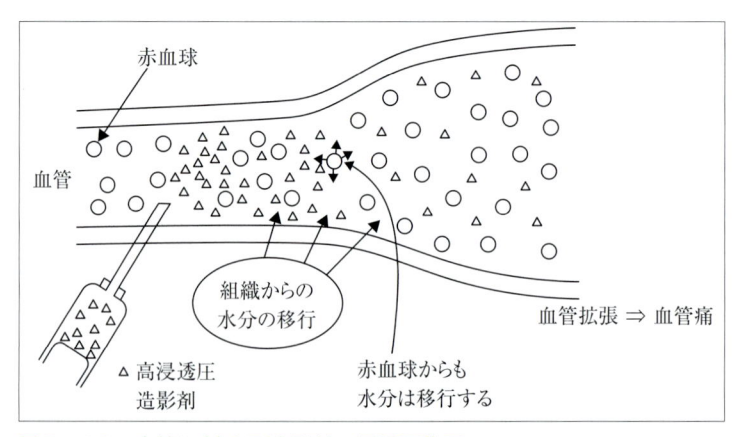

図6・12 血管に対する造影剤の浸透圧作用
(Fischer W. H. et al：Radiology 91, 66-73, 1968.)

#### C．血管内皮細胞の傷害

血管内に注入された造影剤が直接血管内皮と接することにより，その高浸透性および化学毒性のため，血管内皮細胞の傷害が起きることがある．この結果，血栓形成や静脈炎が生じることがある．

### D. 中枢神経系への影響

イオン性造影剤などの高浸透圧の造影剤を脳血管撮影に用いると，脳血液関門を損傷し，痙攣を誘発することが報告されていた．しかし，現在イオン性造影剤の血管内投与は禁忌となり，また非イオン性造影剤の登場により痙攣の報告は正常例ではほとんどない．

### E. 心・循環器系への影響

造影剤の心臓に対する直接的な影響には，主に高浸透圧性が原因とされる心筋収縮力低下があげられている．また化学毒性によって心電図異常，不整脈の発生など刺激伝導系が影響される．さらに末梢血管における血管拡張，循環血液量の増加，赤血球膜変形に起因するとされる肺動脈圧の上昇などが加わり，心・循環器系全体に対する影響が生じる．

### F. 肺への影響

重篤な副作用は肺水腫である．アナフィラキシー反応が原因とする考えがある一方，高浸透圧性や化学毒性に起因するとの報告もある．また，自律神経系を介して肺内の毛細管括約筋の収縮が生じた結果であるとする説もある．

他の肺への影響としては，肺動脈圧上昇や気管支痙攣などがあげられる．

### G. 腎臓への影響

血管内投与された造影剤の99％が尿中に排泄されることから，造影剤は腎臓に負担がかかる．一般に正常な腎機能を有していれば通常の造影検査による腎機能障害は起こしにくいとされているが，腎機能の低下している患者，高齢者では注意する必要がある．
造影剤による腎障害の発生原因には，尿細管細胞の障害，尿細管細胞内への尿酸塩結晶や各種蛋白の沈澱による尿細管の閉塞，腎虚血などがある．また，腎不全をきたしやすい危険因子には表6・10があげられる．

### 4) X線造影剤の投与方法

X線造影剤は血管内投与，経口投与もしくは造影部位に直接造影剤を注入する直接投与のいずれかで投与される．投与方法は検査方法，目的，部位，使用する造影剤により異なる（表6・11）．

〈参考〉造影剤と蛋白結合率

血管内投与された薬物は，血液中のアルブミンというタンパク質と結合する．この結合の割合を蛋白結合率という．

血中タンパク質と結合した薬物は分子サイズが結果的に大きくなり，腎臓からの排泄が悪くなる．そして代替排泄経路として，血中タンパク質と結合した薬物は肝臓を経由して胆道から排泄される割合が大きくなる．従って，血中タンパク質と結合しやすい造影剤は，胆道の造影に有効となる（図6・13）．

### 5) 血管内投与時の造影剤の体内動態

造影剤を静脈内投与すると，造影剤は血流とともに，全身に分布し，徐々に尿中に排泄される．体内動態は，造影剤の投与方法や患者側の因子によって影響をうける（表6・12）．

表6・10　腎不全をきたしやすい危険因子

| | |
|---|---|
| 腎機能低下 | 造影剤投与量（>150mL） |
| 糖尿病 | 高齢（≧70歳） |
| NSAIDsや抗菌薬などの腎障害を起こしやすい薬の服用 | |
| 脱水 | |

NSAIDs : Non-Steroidal Anti-Inflammatory Drugs（非ステロイド性抗炎症薬）とは，抗炎症作用，鎮痛作用，解熱作用を有する薬剤の総称．

表6・11　投与方法

| 撮　影 | 主な投与経路 |
|---|---|
| CT | 静脈 |
| 血管撮影 | 動脈，静脈 |
| 心臓血管撮影 | 動脈 |
| 尿路撮影 | 静脈，尿路 |
| 消化管撮影 | 経口 |
| 胆嚢・胆管撮影 | 静脈，経口 |
| 子宮・卵管撮影 | 子宮，卵管 |
| 脳槽・脊髄撮影 | 脳槽，脊髄 |
| リンパ管撮影 | リンパ管 |

蛋白結合率

| | |
|---|---|
| イオトロクス酸 | 70～80% |
| イオヘキソール | 1.3～1.5% |
| イオジキサノール | 1.4%以下 |

胆道系造影剤の排泄

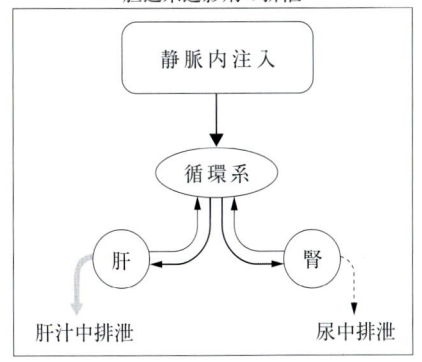

図6・13　胆道の造影

表6・12　造影剤の体内動態に影響を与えるファクター

| 造影剤投与方法 | 投与経路　注入速度　注入方法 |
|---|---|
| 患者側因子 | 体重　心拍出量　腎機能<br>肝硬変（あるいは門脈亢進症）の有無 |

## 6・2・2 X線造影剤の副作用

造影剤は診断薬でありながら体内に投与される薬剤である．特に，尿路・血管用造影剤は，血管内に直接，造影剤を投与する．造影検査によっては短時間で総量200mL以上の造影剤が注入される場合もあり，体内でなんら生理（薬理）作用を持たないことが求められる．

造影剤における危険因子には，造影剤による副作用の既往歴，アレルギー既往歴，脱水や腎不全，糖尿病，心疾患の既往歴，高齢者・若年者などがある．

### 1）副作用の種類と発現頻度

造影剤による副作用は，軽症から重症そして死亡にいたるまでいろいろな報告がある．表6・13～6・18，図6・14に日本で実施された35万人の大規模調査結果による，副作用の種類と発現頻度を紹介する．

### 2）即時性副作用と遅発性副作用

(1) 即時性副作用

造影剤を注入中あるいは注入直後に発生する副作用である．軽症では悪心，嘔吐，熱感，じんま疹，そう痒感などがあり，重症にはアナフィラキシーショック，けいれん，心肺停止などがある．

(2) 遅発性副作用

注入を開始してから1時間以上経過してから現れる副作用である．造影検査後1週間以上経過してから現れることもある．

ほとんどが皮膚症状であり，ときには腹部症状，呼吸器症状，発熱，倦怠感などが発症することがある．一般的には治療を必要とするものは少ないが，遅発性ショックともいうべき，重篤な副作用も起こりうることを認識しておくことが重要である．

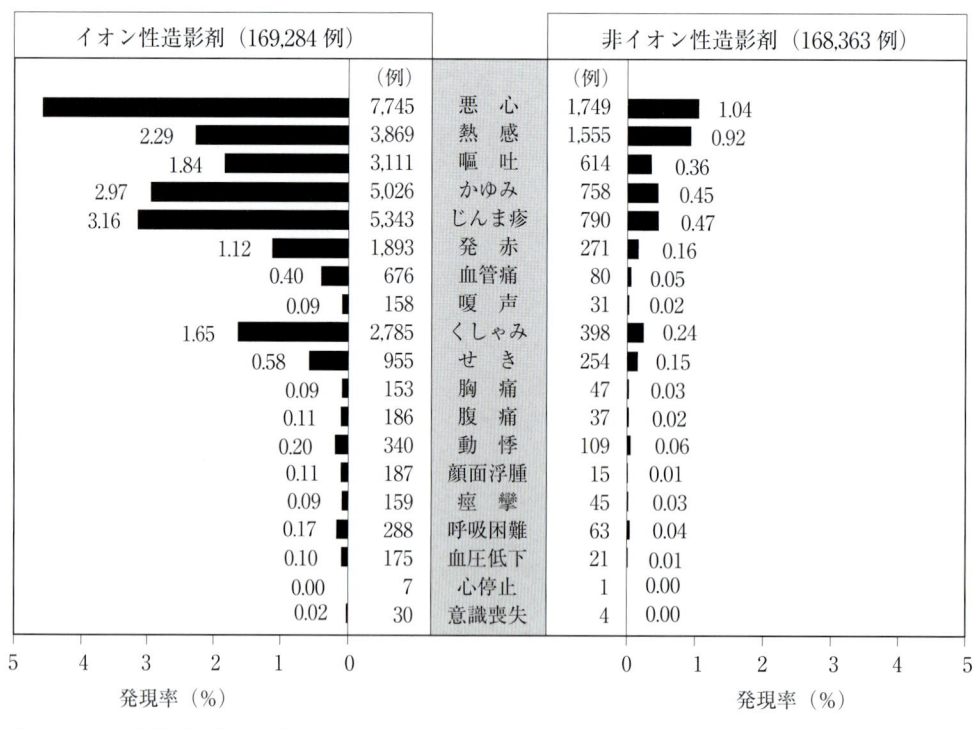

| イオン性造影剤（169,284 例） | | | 非イオン性造影剤（168,363 例） | |
|---|---|---|---|---|
| 発現率(%) | 例 | 症状 | 例 | 発現率(%) |
| 4.58 | 7,745 | 悪心 | 1,749 | 1.04 |
| 2.29 | 3,869 | 熱感 | 1,555 | 0.92 |
| 1.84 | 3,111 | 嘔吐 | 614 | 0.36 |
| 2.97 | 5,026 | かゆみ | 758 | 0.45 |
| 3.16 | 5,343 | じんま疹 | 790 | 0.47 |
| 1.12 | 1,893 | 発赤 | 271 | 0.16 |
| 0.40 | 676 | 血管痛 | 80 | 0.05 |
| 0.09 | 158 | 嗄声 | 31 | 0.02 |
| 1.65 | 2,785 | くしゃみ | 398 | 0.24 |
| 0.58 | 955 | せき | 254 | 0.15 |
| 0.09 | 153 | 胸痛 | 47 | 0.03 |
| 0.11 | 186 | 腹痛 | 37 | 0.02 |
| 0.20 | 340 | 動悸 | 109 | 0.06 |
| 0.11 | 187 | 顔面浮腫 | 15 | 0.01 |
| 0.09 | 159 | 痙攣 | 45 | 0.03 |
| 0.17 | 288 | 呼吸困難 | 63 | 0.04 |
| 0.10 | 175 | 血圧低下 | 21 | 0.01 |
| 0.00 | 7 | 心停止 | 1 | 0.00 |
| 0.02 | 30 | 意識喪失 | 4 | 0.00 |

図6・14　造影剤副作用の臨床症状*

注1）高浸透圧の造影剤注入時の熱感・疼痛は，ほぼ必発であり，一般的には，副作用として扱われていなかった．

注2）血管外漏出は血管内に正しく注射針やカテーテルが位置されていないときに生じる，人為的なものであるため，造影剤の副作用とは位置付けられない．

### 表6・13　調査概要※

| 調査施設 | 日本全国の大学病院の放射線科を中心とした198施設 |
|---|---|
| 調査症例数 | 352,817例 |
| 調査機関 | 1986年9月〜1988年6月 |
| 造影検査法 | 静脈性尿路造影，静注CT，静注DSA |
| 使用造影剤 | 非イオン性造影剤（イオヘキソール，イオパミドール），イオン性造影剤 |

注）2001年1月より，イオン性造影剤の血管系効能・効果は削除

### 表6・14　重症度別副作用発現率※

| 副作用の種類 | イオン性造影剤 (169,840例) 発現件数 | 発現率(%) | 非イオン性造影剤 (168,363例) 発現件数 | 発現率(%) |
|---|---|---|---|---|
| 総副作用 | 21,428 | 12.68 | 2,576 | 3.13 |
| 重篤 | 368 | 0.22 | 70 | 0.04 |
| 極めて重篤 | 63 | 0.04 | 6 | 0.004 |
| 死亡 | 1 | 0.00 | 1 | 0.00 |

### 表6・15　造影剤使用歴／副作用歴別副作用発現率※

| 造影剤使用歴 | 造影剤副作用歴 | 非イオン性造影剤 発現率(%) (症例数) | イオン性造影剤 発現率(%) (症例数) |
|---|---|---|---|
| 使用歴あり | 副作用歴あり | 11.24 (1,087／9,667) | 44.04 (2,548／5,785) |
| 使用歴あり | 副作用歴なし | 2.21 (1,588／71,921) | 9.02 (6,492／71,946) |
| 使用歴なし |  | 3.03 (2,175／71,773) | 13.71 (10,630／77,562) |

### 表6・16　アレルギー歴別副作用発現率※

| アレルギー歴 | 非イオン性造影剤 発現率(%) (症例数) | イオン性造影剤 発現率(%) (症例数) |
|---|---|---|
| アレルギー歴あり | 6.85 (1,031／15,058) | 23.35 (3,015／12,913) |
| アレルギー歴なし | 2.76 (3,887／140,986) | 11.72 (17,038／145,350) |

### 表6・17　アレルギー歴の種類別副作用発現率※

| アレルギー歴の種類 | 非イオン性造影剤 発現率(%) (症例数) | イオン性造影剤 発現率(%) (症例数) |
|---|---|---|
| アトピー | 7.22 (63／873) | 25.83 (211／817) |
| 喘息 | 7.75 (101／1,304) | 19.68 (220／1,118) |
| 花粉症 | 7.51 (115／1,532) | 25.90 (359／1,386) |
| 薬物 | 7.40 (525／7,099) | 23.92 (1,309／5,472) |
| 食物 | 5.75 (180／3,130) | 23.03 (670／2,909) |
| その他 | 6.92 (101／1,460) | 24.41 (352／1,442) |

### 表6・18　ロジスティック回帰分析による重篤副作用発現の危険因子検査結果※

| 背景因子 | 比較群／標準群（＝1） | オッズ比（95%信頼区間） |
|---|---|---|
| 造影剤の種類 | イオン性／非イオン性 | 5.61 (4.13〜7.63) |
| 造影剤副作用歴 | 副作用歴あり／副作用歴なし | 4.68 (3.16〜6.82) |
| アレルギー歴 | 喘息あり／アレルギー歴なし | 10.09 (6.36〜16.02) |
| 基礎疾患 | 心疾患あり／心疾患以外 | 3.02 (1.94〜4.69) |

オッズ比：相対危険度であり，ここではあるリスクファクターに曝露されなかった群と比べて，曝露群が何倍副作用が発現しやすいかを示す指標である。

※(Katayama H. et al：Radiology. 175(3), 621-628, 1990.)

■参考：オムニパークの遅発性副作用大規模調査（尿路・CT領域）

Hirotsugu Munechika, et al : European Radiology 13, 185-194, 2003.

イオヘキソールの静脈性尿路造影およびCT造影検査後の入院患者6,764例を対象に，有害事象および副作用の発症頻度とその要因について検討した．

有害事象（AE）と副作用（ADR）の区別は医師の報告に基づき，遅発性のAE, ADRは造影検査後1時間以降から7日までに発現したものとした（表6・19）．

・AE ・ADRの発現頻度（表6・19）
・AE ・ADRの症状（表6・20）
・AE ・ADRの発現時間（図6・15）
・ADRの発現要因［多変量解析（ロジスティック回帰分析）による］（表6・21）

以上の結果，即時性および遅発性の有害事象（AE）または副作用（ADR）の発現頻度は，即時性ではAE：2.2％，ADR：2.1％，遅発性ではAE：3.5％，ADR：2.8％であった．また，遅発性副作用は花粉症発生期（2〜4月）に多い傾向がみられた．遅発性副作用には高度なものもなく，頻繁には起こらないことが明らかになった．

表6・19 AE・ADRの発現頻度

| 解析対象症例数 6,764例 | AE 発現件数（件） | AE 発現例数（例） | AE 発現症例率（％）注1） | AE 信頼区間注2） | ADR 発現件数（件） | ADR 発現例数（例） | ADR 発現症例率（％）注1） | ADR 信頼区間注2） |
|---|---|---|---|---|---|---|---|---|
| 即時性 | 173 | 146注3） | 2.2 | 1.8〜2.5 | 172 | 145注4） | 2.1 | 1.8〜2.5 |
| 遅発性 | 318 | 240注3） | 3.5 | 3.1〜4.0 | 256 | 192注4） | 2.8 | 2.5〜3.3 |
| 即時性＋遅発性 |  | 6 |  |  |  | 5 |  |  |
| 不明 | 16 | 8 |  |  | 15 | 8 |  |  |
| 合計 | 507 | 388 | 5.7 | 5.2〜6.3 | 443 | 340 | 5.0 | 4.5〜5.6 |

注1）解析対象総例数（6,764例）に対する発現例数の割合
注2）95％信頼区間を2項分布に基づき算出
注3）即時性＋遅発性6例を含む
注4）即時性＋遅発性5例を含む

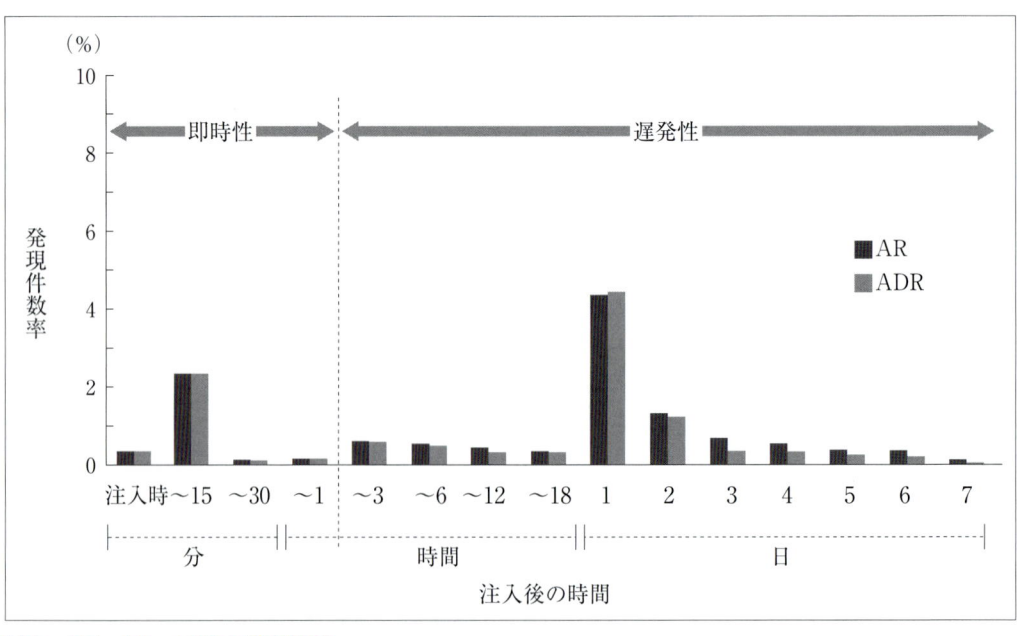

図6・15 AE・ADRの発現時間

表6・20 AE・ADRの症状

| 種類 | 症状 | 全AE (507件) 注1) 即時性 件数 | 全AE (507件) 注1) 遅発性 件数 | 全ADR (443件) 注2) 即時性 件数 | 全ADR (443件) 注2) 遅発性 件数 | 全ADR (443件) 注2) 遅発性 発現率(%) 注3) | その他 |
|---|---|---|---|---|---|---|---|
| | 計 | 173 | 318 | 172 | 256 | | |
| 皮膚・皮膚付属器障害 | 湿疹 | 0 | 3 | 0 | 3 | 0.04 | |
| | じん麻疹 | 13 | 19 | 13 | 19 | 0.28 | |
| | そう痒感 | 14 | 36 | 14 | 34 | 0.50 | |
| | 潮紅 | 1 | 10 | 1 | 10 | 0.15 | |
| | 発疹 | 12 | 39 | 12 | 39 | 0.58 | |
| | その他 | 0 | 0 | 0 | 0 | 0.00 | |
| | 計 | 40 | 107 | 40 | 105 | 1.55 | |
| 中枢・末梢神経系障害 | 昏迷 | 1 | 2 | 1 | 1 | 0.00 | 知覚減退 間代性けいれん 失神 |
| | しびれ感 | 0 | 3 | 0 | 3 | 0.04 | |
| | 頭痛 | 6 | 17 | 6 | 17 | 0.25 | |
| | めまい | 3 | 9 | 2 | 8 | 0.12 | |
| | その他 | 2 | 1 | 2 | 0 | 0.00 | |
| | 計 | 12 | 32 | 11 | 29 | 0.43 | |
| 消化管障害 | 悪心 | 32 | 35 | 32 | 27 | 0.40 | 口唇炎 しゃっくり 唾液分泌過多 便秘 |
| | 嘔吐 | 12 | 18 | 12 | 13 | 0.19 | |
| | 下痢 | 0 | 8 | 0 | 6 | 0.09 | |
| | 食欲不振 | 2 | 3 | 2 | 3 | 0.04 | |
| | 腹痛 | 2 | 7 | 2 | 5 | 0.07 | |
| | その他 | 1 | 6 | 1 | 3 | 0.04 | |
| | 計 | 49 | 77 | 49 | 57 | 0.84 | |
| 肝臓・胆管系障害 | 肝機能障害 | 0 | 3 | 0 | 3 | 0.04 | sGOT sGPT |
| | その他 | 0 | 2 | 0 | 1 | 0.00 | |
| | 計 | 0 | 5 | 0 | 4 | 0.06 | |
| 心・血管障害 | 高血圧 | 1 | 3 | 1 | 2 | 0.03 | 低血圧 |
| | その他 | 1 | 4 | 1 | 1 | 0.00 | |
| | 計 | 2 | 7 | 2 | 3 | 0.04 | |
| 呼吸器系障害 | 呼吸困難 | 1 | 1 | 1 | 2 | 0.03 | 音声障害（発声障害） |
| | 咳 | 5 | 3 | 5 | 4 | 0.06 | |
| | 鼻炎 | 6 | 4 | 6 | 1 | 0.00 | |
| | 鼻出血 | 0 | 3 | 0 | 1 | 0.00 | |
| | 咽喉頭症状 | 4 | 1 | 4 | 1 | 0.00 | |
| | その他 | 0 | 1 | 0 | 1 | 0.00 | |
| | 計 | 16 | 13 | 16 | 10 | 0.15 | |
| 血液・血球障害 | 白血球増多 | 0 | 10 | 0 | 2 | 0.03 | |
| | 血小板減少 | 0 | 3 | 0 | 0 | 0.00 | |
| | その他 | 0 | 3 | 0 | 0 | 0.00 | |
| | 計 | 0 | 16 | 0 | 2 | 0.03 | |
| 泌尿器系障害 | 血尿 | 0 | 2 | 0 | 0 | 0.00 | 乏尿 |
| | 腎機能異常 | 0 | 2 | 0 | 2 | 0.03 | |
| | その他 | 0 | 1 | 0 | 1 | 0.00 | |
| | 計 | 0 | 5 | 0 | 3 | 0.04 | |
| 一般的全身障害 | 胸痛 | 2 | 3 | 2 | 2 | 0.03 | 悪感 |
| | 疼痛 | 0 | 4 | 0 | 3 | 0.04 | |
| | 発汗 | 0 | 2 | 0 | 1 | 0.00 | |
| | 発熱 | 1 | 28 | 1 | 22 | 0.33 | |
| | 倦怠感 | 2 | 0 | 2 | 0 | 0.00 | |
| | 不快感 | 3 | 8 | 3 | 8 | 0.12 | |
| | 浮腫 | 1 | 2 | 1 | 2 | 0.03 | |
| | 潮紅(顔のほてり) | 4 | 1 | 4 | 1 | 0.00 | |
| | 温感異常 | 35 | 2 | 35 | 2 | 0.03 | |
| | その他 | 3 | 3 | 2 | 1 | 0.00 | |
| | 計 | 51 | 53 | 50 | 42 | 0.62 | |
| その他 | | 3 | 3 | 4 | 1 | 0.00 | |

注1) AEを特定できない16例を含む
注2) ADRを特定できない15例を含む
注3) 解析対象総例数（6,764例）に対する発現件数の割合

表6・21　ADRの発現要因 ―多変量解析（ロジスティック回帰分析）―

| 発現要因 | 全ADR 調整オッズ比 | 全ADR P値(注1) | 即時性ADR 調整オッズ比 | 即時性ADR P値(注1) | 遅発性ADR 調整オッズ比 | 遅発性ADR P値(注1) |
|---|---|---|---|---|---|---|
| 季節 | 1.23 | 0.1002 | 1.52 | 0.0290 | 0.55 | 0.0003 |
| アレルギー歴 | 1.89 | 0.0008 | 1.31 | 0.4049 | 2.14 | 0.0009 |
| アトピー | (3.80)(注2) | (0.013)(注2) | (3.38)(注2) | (0.088)(注2) | (2.77)(注2) | (0.118)(注2) |
| 花粉症 | (2.40)(注2) | (0.005)(注2) | (3.04)(注2) | (0.015)(注2) | (1.90)(注2) | (0.105)(注2) |
| 造影検査歴 | 1.34 | 0.0250 | 1.36 | 0.1203 | 1.31 | 0.1174 |
| 撮影方法（尿路vsCT） | 2.48 | 0.0001 | 0.38 | 0.0031 | 0.40 | 0.0012 |
| 年齢 | 0.98 | 0.0001 | 0.97 | 0.0001 | 0.99 | 0.0046 |
| 手術・その他の医学的検査 | 1.66 | 0.0001 | 1.54 | 0.0367 | 1.72 | 0.0013 |
| 併用薬 | 2.60 | 0.0001 | 1.15 | 0.5647 | 3.87 | 0.0001 |

注1）ロジスティック回帰分析による調整オッズ比のP値
注2）アレルギーの種類に対するロジスティック回帰分析値

表6・22　造影剤の副作用発生メカニズム

| 分類 | | 主な症状（Felderの分類による） |
|---|---|---|
| 物理的特性 | 薬物固有の反応で，造影剤の高浸透圧性と非親水性ならびにイオン負荷などが関係する．用量依存性の反応． | 血圧低下 血漿量増加 血管内皮損傷 赤血球変形 脱水症 （熱感・疼痛） |
| 化学毒性 | | 腎機能障害 神経症状 不整脈 血液凝固障害 汎血球損傷 |
| アナフィラキシー反応 | 化学伝達物質の遊離，抗原抗体反応，補体系，などの活性化作用といった非用量依存性のアレルギー反応．（Ⅰ型，Ⅳ型） | くしゃみ かゆみ じんま疹 浮腫 気管支けいれん |
| 心理的因子 | 患者さんの不安やストレスなど． | 昏睡 |

### 3）造影剤の副作用発生メカニズム

　造影剤の副作用発生メカニズムは物理的特性，化学毒性，アナフィラキシー反応，心理的因子の4つに大別されている（表6・22）．臨床においては，これらの要素が複合して発症していると考えられ，原因の特定は困難である．

## 6・2・3　副作用の予防および処置

### 1）必要な準備

・適切な造影剤の選択

　造影剤選択の間違いによる誤投与に注意

　造影剤選択を誤ったことによる重篤な合併症（時に死に至る）が報告されている．例えば，イオン性ヨード造影剤は絶対に脊髄腔内に投与してはならない．

　脊髄造影にあたって使用できる造影剤は，非イオン性・低および等浸透圧ヨード造影剤であり，神経毒性の低いもののみに限られている．現時点で日本国内において脊髄造影で承認されている薬剤は，iohexol（180，240，300）とiotorolan（240）のみである．

表6・23　救急措置に必要な医薬品・医療機器の確認

| 器具 | 薬剤 |
| --- | --- |
| ・パルスオキシメータ<br>・血圧計<br>・心電計<br>・除細動器（AED）<br>・酸素・酸素吸入器<br>・定量噴霧吸入器 | ・アドレナリン（エピペン®等）<br>・輸液（生理食塩液，リンゲル液）<br>・迷走神経遮断薬（アトロピン）<br>・昇圧薬（フェニレフリン，エフェドリン）<br>・ヒスタミン受容体拮抗薬（ジフェンヒドラミン，ラニチジン）<br>・グルカゴン<br>・ステロイド（メチルプレドニゾロン，プレドニゾロン）<br>・血管収縮薬（ドパミン等）<br>・$\beta_2$受容体作動薬（定量噴霧吸入器） |

造影剤血管内投与のリスクマネジメント2006より改変

表6・24　患者さんに関する確認事項

| 添付文書禁忌記載事項 |
| --- |
| ・ヨード又はヨード造影剤に過敏症の既往歴のある患者<br>・重篤な甲状腺疾患のある患者<br>・既往歴を含め，痙攣，てんかん及びその素質がある患者※<br>　　　　　　　　　　　※脳槽造影又は脊髄造影の場合 |
| 添付文書原則禁忌記載事項 |
| ・一般状態の極度に悪い患者<br>・気管支喘息のある患者<br>・重篤な心障害のある患者<br>・重篤な肝障害のある患者<br>・重篤な腎障害（無尿等）のある患者<br>・マクログロブリン血症の患者<br>・多発性骨髄腫の患者<br>・テタニーのある患者<br>・褐色細胞腫のある患者及びその疑いのある患者 |

禁忌とは
患者の症状，原疾患，合併症，既往歴，家族歴，体質，併用薬剤等からみて投与すべきでない患者

原則禁忌とは
本来，投与禁忌とすべきものであるが，診断あるいは治療上当該医薬品を特に必要とする場合

厚生省薬務局長通知 平成9年4月25日 薬発第607号

| その他，疾患・既往等 |
| --- |
| ・アレルギーの既往<br>　（アトピー性皮膚炎，アレルギー性鼻炎，花粉症，薬物，食べ物など）<br>・家族のアレルギーの既往<br>・甲状腺疾患の既往<br>・腎疾患の既往（血清クレアチニン値，eGFR）<br>・心臓病の既往<br>・高血圧の既往<br>・糖尿病の既往<br>・妊婦<br>・授乳 |
| 服用中の薬剤 |
| ・ビグアナイド系糖尿病用薬<br>・アミノグリコシド系薬<br>・非ステロイド性抗炎症薬（NSAIDs）<br>・インターロイキン-2製剤<br>・$\beta$受容体遮断薬 |

上記に加えて各社造影剤添付文書「使用上の注意」に記載されている諸疾患

日本医学放射線学会/ 日本放射線専門医会・医会
合同造影剤安全性委員会
「ヨード造影剤問診表」
http://www.radiology.jp/modules/news/article.php?storyid=871
ESUR guidelines on Contrast Media version 8.1

ヨード造影剤問診表（例）

**表6・25　主治医ならびに患者用の質問項目とその推奨度，ヨード造影剤添付文書の取り扱い**

| 主治医用の問診項目 | | 患者用問診表における質問項目の文章例 | | 推奨度 | ヨード造影剤添付文書 |
|---|---|---|---|---|---|
| 造影剤使用歴 副作用歴とその症状 | | これまでにヨード造影剤を使用して検査を受けたことはありますか． | なし，あり | A | 禁忌 |
| | | その時，帰宅後も含め何か異常はありましたか． | なし，あり（例：吐き気，嘔吐，かゆみ，湿疹，呼吸困難，意識消失，血圧低下，その他） | A | |
| 喘息を除く アレルギー歴 アレルギー体質 | | 今までに薬や食べ物などでアレルギーが出たことはありますか． | なし，あり（　　　　　　　） | B | 慎重投与 |
| | | アトピー性皮膚炎やアレルギー性鼻炎，花粉症などはありますか． | なし，あり（　　　　　　　） | | |
| 親族・家族の造影剤以外も含むアレルギー | | ご家族にアレルギーをお持ちの方はいますか． | なし，あり（　　　　　　　） | C | 慎重投与 |
| 喘息 （活動性/非活動性） | | 気管支喘息と診断されたことはありますか． | なし，あり（治療中，治療していない） | A | 原則禁忌 |
| 甲状腺疾患 （甲状腺機能亢進症，多結節性甲状腺腫） | | 甲状腺の病気と診断されたことはありますか． | なし，あり（病名をお書きください）（　　　　　　　） | B | 禁忌，慎重投与 |
| 腎障害 血清クレアチニン値 eGFR | | 腎臓の病気や機能が悪いといわれたことはありますか． | なし，あり（病名をお書きください）（　　　　　　　） | A | 原則禁忌，慎重投与 |
| 心疾患 | | 心臓病と診断されたことはありますか． | なし，あり（病名をお書きください）（　　　　　　　） | B | 原則禁忌 |
| 高血圧 | | 高血圧と診断されたことはありますか． | なし，あり（治療薬をお飲みの場合はお書きください）（　　　　　　　） | C | 慎重投与 |
| 糖尿病 | | 糖尿病と診断されたことはありますか．また，治療薬をお飲みですか． | なし，あり（薬の名前をお書きください）（　　　　　　　） | B | 慎重投与 |
| その他の疾患 | 褐色細胞腫 | | | C | 原則禁忌 |
| | 多発性骨髄腫 | | | C | 原則禁忌 |
| | マクログロブリン血症 | | | C | 原則禁忌 |
| | テタニー | | | C | 原則禁忌 |
| 妊娠 | | 現在妊娠している，またはその可能性がありますか． | なし，あり | B* | 妊婦，産婦，授乳婦等への投与 |
| 授乳 | | 現在授乳していますか． | している，していない | C | |
| 服用薬 | ビグアナイド系糖尿病薬 | （糖尿病の項目を参照） | | B | 併用注意 |
| | インターロイキン2 | | | C | |
| | 非ステロイド系抗炎症薬 | | | C | |
| | アミノグリコシド系薬剤 | | | C | |
| | β遮断薬 | | | C | |

＜推奨度＞
A：記載するよう強く勧められる
B：記載するよう勧められる
C：記載するよう勧めるだけの根拠が明確でない
※X線被曝の影響は含めず，ヨード造影剤のみの影響から判断した推奨度とした

日本医学放射線学会/日本放射線専門医会・医会　合同造影剤安全性委員会
「ヨード造影剤問診表」より改変
http://www.radiology.jp/modules/news/article.php?storyid=871

## 2）血管外漏出

#### 表6・26　予防

| 予防するための注意事項 |
|---|
| ・可動性の大きい部位（手背，足背），腱，神経，動脈に接近する部位への穿刺は避ける |
| ・検査前から留置されている静脈ラインは使わない（静脈炎の可能性が示唆されている） |
| ・何度も穿刺されている血管は使わない |
| ・翼状針でなく留置針を使う |
| ・造影剤注入中に穿刺部位をよく観察する |
| ハイリスク |
| ・小児 |
| ・高齢者 |
| ・意識障害がある患者 |
| ・基礎疾患（糖尿病，膠原病，末梢血管疾患，静脈血栓，静脈機能不全）を持つ患者 |

（桑鶴良平 監修，白石昭彦 著：知っておきたい造影剤の副作用ハンドブック，ピラールプレス，東京，p.79-81, 2010より改変）

#### 表6・27　処置

| 症　状 | |
|---|---|
| 皮膚の疼痛，腫脹，水疱，稀に皮膚潰瘍，コンパートメント症候群[※1] | |
| 対　応 | |
| ・漏出の有無を確実にチェックし，迅速に対応する | |
| ・局所所見が完全に消失するまで注意深く経過観察する | |
| ・症状に応じて皮膚科医，形成外科医へのコンサルテーションを行う | |
| 具体的な処置 | |
| 少量漏出した場合 | 経過観察 |
| 多量漏出した場合 | 冷罨法[※2]を行う |
| 腫脹・発赤が残った場合 | 冷罨法を間歇的に続け，消失するまで観察する |
| 疼痛，皮膚障害がみられた場合 | NSAIDs，ステロイド薬の外用（必要に応じて専門科へ） |

※1 コンパートメント症候群：複数の骨，筋膜，筋間中核などで囲まれた間隙に造影剤が漏れるなどの原因で，その間隙の内圧が上昇することで生じる神経，筋肉，血管などの障害であり，主な症状として著明な腫脹，疼痛，動脈拍動の減少/消失，四肢蒼白，知覚異常・運動障害がある．
※2 冷罨法：患部に寒冷刺激を与える対応

（桑鶴良平 監修，白石昭彦 著：知っておきたい造影剤の副作用ハンドブック，ピラールプレス，東京，p.79-81, 2010より改変）

3) アナフィラキシー

表6・28　予防

| 留意点 |
| --- |
| ・造影剤によるアナフィラキシーのメカニズムは不明で，完全に事故を予防することはできない．事故に備えて，緊急事態に迅速で組織的な対応ができる体制の構築が必要である |

造影剤血管内投与のリスクマネジメント2006より改変

表6・29　処置

**急変時の初期兆候**

| 兆候（患者監視） |
| --- |
| ・皮膚症状　　顔面紅潮，<u>眼窩周囲浮腫</u>，<u>血管性浮腫</u><br>・消化器症状　悪心・嘔吐<br>・呼吸器系　　<u>くしゃみ</u>，咳，鼻閉，喘鳴，咽頭絞扼感，<u>いびき</u>，シーソー呼吸，生あくび，冷や汗，顔面蒼白<br>・中枢神経系　<u>多弁</u>，興奮，<u>痙攣</u>，意識消失<br>（下線はアレルギー反応の疑いが強い症状） |

↓

造影剤投与中止，助けを呼ぶ（救急蘇生チームなど）

↓

バイタルチェック

↓　　　　　　　　　　↓

&lt;救急処置&gt;
・急性循環不全
・急性呼吸不全
・急性意識障害
・アナフィラキシー

&lt;経過観察&gt;
・悪心・嘔吐
・紅斑，蕁麻疹
・低血圧
・血管迷走神経反射
・過換気症候群　他

造影剤血管内投与のリスクマネジメント2006より改変（P18・19）

## アナフィラキシーの初期治療 －軽症・中等度－

```
┌─────────────────────────────┐       ┌─────────────────────┐
│ アドレナリン0.3mg筋注※1     │       │ 輸液                │
│ ・大腿外側前面              │       │ (生理食塩液         │
│ ・軽快かアドレナリン過剰症  │   ＋   │   1～1.5L/hr)       │
│   発現まで5分ごと           │       ├─────────────────────┤
│   [エピペン®注射液を        │       │ 気道確保            │
│    1回に0.3mg筋注 等]       │       │ 酸素投与            │
└─────────────┬───────────────┘       └──────────┬──────────┘
              ↓                                   ↓
┌─────────────────────────────────────────────────────────────┐
│ アドレナリンに反応後                                        │
│ ・アドレナリンに反応後                                      │
│ ・ヒスタミンH₁受容体拮抗薬                                  │
│ ・ヒスタミンH₂受容体拮抗薬                                  │
│ ・ステロイド（第2相反応※2出現抑制に有効）                  │
│   [メチルプレドニゾロン    125mg静注6時間毎]                │
│    または プレドニゾロン   50mg経口6時間毎                  │
└─────────────────────────────────────────────────────────────┘
```

造影剤血管内投与のリスクマネジメント2006より改変（P18・19）

## アナフィラキシーの初期治療 －重症－

```
┌─────────────────────────────┐       ┌─────────────────┐
│ 低血圧の持続・呼吸障害・    │       │ ショック・心停止│
│ 意識障害                    │       │                 │
└──────┬──────────┬───────────┘       └────────┬────────┘
       ↓          ↓                            ↓
┌──────────────┐ ┌──────────────┐     ┌─────────────────┐
│アドレナリン  │ │大量輸液      │     │ CPCR            │
│静注※1       │ │(生理食塩液・ │     │ (心肺脳蘇生法)  │
│・希釈0.1mg/回│ │ コロイドも) │     │                 │
│ を反応に応じ │ └──────────────┘     └─────────────────┘
│ て反復       │ ┌──────────────┐
└──────────────┘ │血管収縮薬    │
                 │(ドパミン等)  │
                 └──────────────┘
                 ┌──────────────┐
                 │気管内挿管・  │
                 │人工呼吸      │
                 └──────────────┘
```

※1 β受容体遮断薬服用者でアドレナリン効果不十分の場合，グルカゴン1mg/2分で静注（5分毎）（適応外使用）
※2 一度症状が改善した後，1～8時間後に約20％の患者さんに再度症状が出現する．二度目のほうが重篤になる場合もある

造影剤血管内投与のリスクマネジメント2006より改変（P18・19）

### アナフィラキシーによる急性循環不全への対応

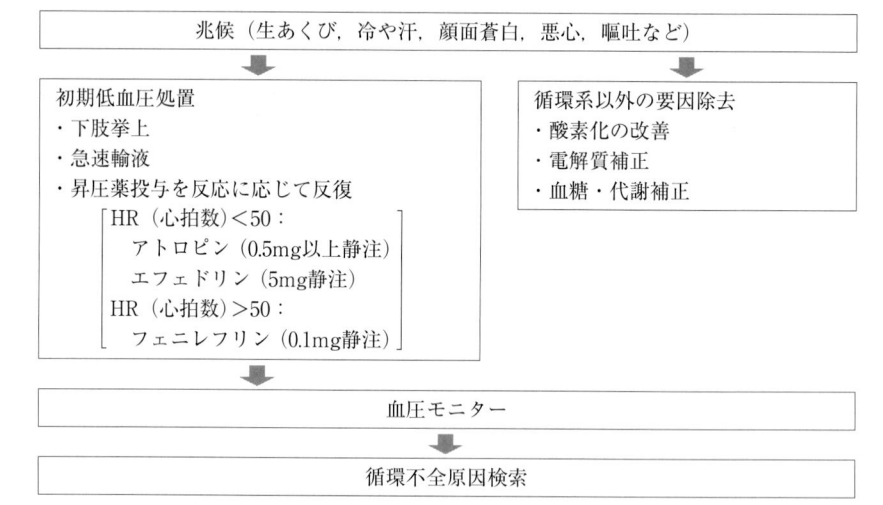

```
兆候（生あくび，冷や汗，顔面蒼白，悪心，嘔吐など）
          ↓                              ↓
初期低血圧処置                    循環系以外の要因除去
・下肢挙上                        ・酸素化の改善
・急速輸液                        ・電解質補正
・昇圧薬投与を反応に応じて反復       ・血糖・代謝補正
   HR（心拍数）<50：
     アトロピン（0.5mg以上静注）
     エフェドリン（5mg静注）
   HR（心拍数）>50：
     フェニレフリン（0.1mg静注）
          ↓
       血圧モニター
          ↓
      循環不全原因検索
```

造影剤血管内投与のリスクマネジメント2006より改変（P20・21）

### アナフィラキシーによる急性呼吸障害への対応

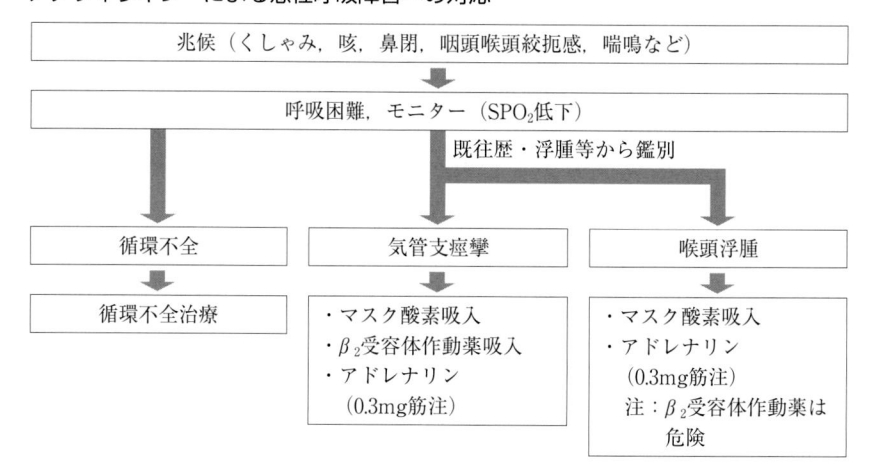

```
兆候（くしゃみ，咳，鼻閉，咽頭喉頭絞扼感，喘鳴など）
                    ↓
         呼吸困難，モニター（SPO₂低下）
                    ↓ 既往歴・浮腫等から鑑別
    ┌───────────┬───────────┬───────────┐
  循環不全       気管支痙攣        喉頭浮腫
    ↓             ↓                ↓
 循環不全治療   ・マスク酸素吸入   ・マスク酸素吸入
               ・β₂受容体作動薬吸入  ・アドレナリン
               ・アドレナリン       （0.3mg筋注）
                 （0.3mg筋注）    注：β₂受容体作動薬は
                                    危険
```

造影剤血管内投与のリスクマネジメント2006より改変（P20・21）

〈留意点〉
　アナフィラキシーに対する初期治療を行っても反応が乏しい場合，救急医療，救命救急医療，麻酔・蘇生専門チームの治療に委ねる．

## 4）造影剤腎症（contrast induced nephropathy：CIN）

**表6・30　予防**

| CINのリスクファクター |
|---|
| ・慢性腎臓病（CKD）（特にeGFR＜45mL/min/1.73m²の場合，予防策を講ずることを推奨）<br>・加齢<br>・慢性腎臓病（CKD）を伴う糖尿病<br>・利尿薬（ループ利尿薬）の使用<br>・非ステロイド性抗炎症薬（NSAIDs）の使用<br>・短時間での反復検査 |

| CINの予防法 |
|---|
| ・造影剤の投与量は必要最小限にする<br>・生理食塩液など等張性輸液製剤を投与※<br>・重炭酸ナトリウム（重曹）輸液を投与※<br>・輸液により心不全を起こす可能性がある場合は，輸液量の減量を考慮<br>・飲水<br>・乏尿を伴う全身状態不良な患者さんには急性血液浄化療法を推奨 |

※造影剤腎症予防のための輸液法
・生理食塩液を，造影開始6時間前より1mL/kg/hrで輸液し，造影終了後は1mL/kg/hrで6～12時間輸液する
・重曹液（1.26%，152mEq/L）を，造影開始1時間前より3mL/kg/hrで輸液し，造影終了後は1mL/kg/hrで4～6時間輸液する

日本腎臓学会・日本医学放射線学会・日本循環器学会<br>
腎障害患者におけるヨード造影剤使用に関するガイドライン2012より改変<br>
http://www.j-circ.or.jp/guideline/pdf/2012iodine_contrast.pdf<br>
ESUR guidelines on Contrast Media version 8.1

## 6・2・4　自動注入器の基本的知識
### basics of contrast injector

### 1）自動注入器に使用される注射針

　自動注入器による造影剤注入時の血管外漏出は留置部位の血管損傷に起因することが最も多い．マルチスライスCTの普及による造影剤注入速度の高速化は血管損傷の危険性が高くなる．したがって，血管損傷によるヨード造影剤の血管外濾出の防止には，翼状針よりも血管損傷の可能性が低い留置針の選択を推奨する．

### 2）注入圧の表示

　注入圧表示には押筒圧力と流圧がある．一般的に「注入圧」とは，自動注入器がプランジャーを動かす力であり，自動注入器に表示される押筒圧力である．一方，流圧は薬液（ヨード造影剤）がチューブ内を流れるときの圧力であり，血管内注入時における圧力の目安となる（図6・16）．オムニパーク®300シリンジ製剤，イオパミロン®300シリンジ製剤における注入圧と流圧の関係を示す（表6・31）．

| 注入圧の種類 | 測定値 | 意味 |
|---|---|---|
| 注入圧 | 自動注入器に表示される最高注入圧力 | 自動注入器がプランジャーを押すのに必要な圧力 |
| 流　圧 | デジタル圧力計の最高流圧〈n=3，平均値〉 | 薬液がチューブ内を流れるときの圧力（血管内注入時の圧力の目安） |

[測定方法]
- オムニパーク240注シリンジを恒温器（25℃，37℃）中に一日保存し測定試料とする．
- 測定試料にエクステンションチューブの一方を接続し，もう一方を三方活栓を介しデジタルマノメーターおよび注射針（留置針，翼状針）と接続する．

<実験：第一三共(株)製薬技術本部 製剤技術研究所>

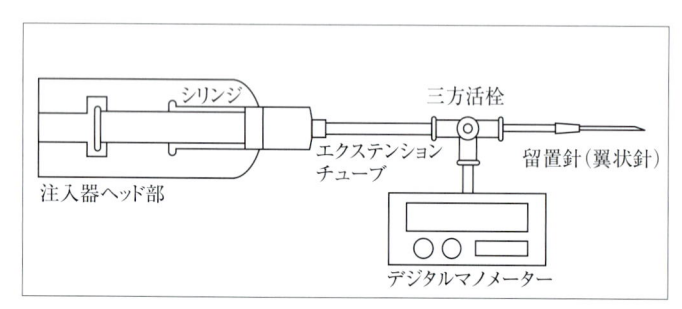

図6・16　注入圧測定図

表6・31　オムニパーク®300シリンジ100mLとイオパミロン®300シリンジ100mLの注入圧比較
（第一三共株式会社製品情報概要，バイエル薬品株式会社総合製品情報概要より）

| 製品名＼注入速度(mL/sec) | 0.5 注入圧 | 0.5 流圧 | 1.0 注入圧 | 1.0 流圧 | 1.5 注入圧 | 1.5 流圧 | 2.0 注入圧 | 2.0 流圧 | 2.5 注入圧 | 2.5 流圧 | 3.0 注入圧 | 3.0 流圧 | 4.0 注入圧 | 4.0 流圧 |
|---|---|---|---|---|---|---|---|---|---|---|---|---|---|---|
| オムニパーク®300シリンジ100mL | 0.8 | 0.8 | 2.0 | 1.7 | 3.1 | 2.7 | 4.3 | 3.8 | 5.7 | 5.0 | 7.0 | 6.3 | 9.5 | 8.5 |
| イオパミロン®300シリンジ100mL | 0.2 | 0.87 | 1.0 | 1.78 | 2.5 | 2.65 | 3.0 | 3.73 | 5.0 | 4.88 | 5.0 | 6.13 | 7.5 | 8.72 |

イオパミロン®300シリンジ25±2°C，オムニパーク®300シリンジ25°C　21G翼状針使用

3) シリンジ製剤における注入圧・注入速度と注射針による圧力リミット設定値

　注入圧（kg/cm²）は注入速度，シリンジとガスケットの摺動性，注射針の種類・太さ，連結チューブの太さ，薬液の粘稠度により影響される．したがって，使用前に注入圧を確認して自動注入器の圧力リミットを設定していないと，検査中に自動的に停止する場合や，シリンジ破損の原因となる．汎用されている造影剤であるオムニパーク®300シリンジ100mL（表6・32）とイオパミロン®300シリンジ100mL（表6・33）の圧力リミット設定値を示す．

表6・32 オムニパーク®300シリンジ80mL，100mLの注入速度と注入圧力（第一三共株式会社製品情報概要より）

(25°C)

| | | | 0.5 | 1.0 | 1.5 | 2.0 | 2.5 | 3.0 | 4.0 | 5.0 | 6.0 | 7.0 | 8.0 | 9.0 | 10.0 |
|---|---|---|---|---|---|---|---|---|---|---|---|---|---|---|---|
| 注入圧力 (kg/cm²) | 留置針 | 20G 注入圧 | | | | 1.8 | 2.4 | 3.2 | 4.4 | 6.1 | 7.9 | 9.7 | 11.4 | 13.6 | 15.8 |
| | | 流圧 | | | | 0.9 | 1.3 | 1.8 | 2.5 | 3.6 | 4.8 | 6.3 | 7.7 | 9.7 | 11.7 |
| | | リミット | | | | 3 | 4 | 5 | 7 | 9 | 11 | 14 | 15 | 18 | 20 |
| | | 22G 注入圧 | | | | | 4.5 | 5.5 | 8.2 | 11.2 | 14.4 | | | | |
| | | 流圧 | | | | | 3.7 | 5.6 | 6.9 | 9.7 | 12.8 | | | | |
| | | リミット | | | | | 8 | 9 | 12 | 15 | 18 | | | | |
| | 翼状針 | 19G 注入圧 | 0.6 | 1.1 | 1.9 | 2.7 | 3.4 | 4.1 | 5.7 | 7.3 | 9.0 | 10.8 | 12.3 | 14.1 | 15.8 |
| | | 流圧 | 0.4 | 0.8 | 1.4 | 1.9 | 2.5 | 3.0 | 4.1 | 5.3 | 6.6 | 7.9 | 9.2 | 10.5 | 12.0 |
| | | リミット | 2 | 2 | 3 | 5 | 5 | 7 | 9 | 10 | 13 | 15 | 16 | 18 | 20 |
| | | 21G 注入圧 | 0.8 | 2.0 | 3.1 | 4.3 | 5.7 | 7.0 | 9.5 | 12.5 | 16.1 | | | | |
| | | 流圧 | 0.8 | 1.7 | 2.7 | 3.8 | 5.0 | 6.3 | 8.5 | 11.5 | 14.8 | | | | |
| | | リミット | 2 | 3 | 5 | 7 | 9 | 10 | 14 | 17 | 20 | | | | |
| | | 23G 注入圧 | 2.5 | 4.7 | 7.5 | 10.6 | 14.1 | | | | | | | | |
| | | 流圧 | 2.2 | 4.7 | 7.4 | 10.5 | 13.9 | | | | | | | | |
| | | リミット | 5 | 8 | 11 | 15 | 18 | | | | | | | | |

(37°C)

| | | | 0.5 | 1.0 | 1.5 | 2.0 | 2.5 | 3.0 | 4.0 | 5.0 | 6.0 | 7.0 | 8.0 | 9.0 | 10.0 |
|---|---|---|---|---|---|---|---|---|---|---|---|---|---|---|---|
| 注入圧力 (kg/cm²) | 留置針 | 20G 注入圧 | | | | 1.4 | 1.7 | 2.4 | 3.7 | 5.1 | 6.6 | 8.3 | 9.1 | 11.0 | 13.8 |
| | | 流圧 | | | | 0.8 | 1.0 | 1.5 | 2.4 | 3.5 | 4.7 | 6.1 | 6.7 | 8.5 | 11.1 |
| | | リミット | | | | 2 | 3 | 4 | 6 | 8 | 10 | 12 | 13 | 15 | 18 |
| | | 22G 注入圧 | | | | | 3.4 | 4.4 | 7.1 | 9.0 | 11.9 | 16.0 | | | |
| | | 流圧 | | | | | 2.9 | 3.8 | 6.3 | 8.3 | 11.1 | 15.1 | | | |
| | | リミット | | | | | 5 | 7 | 10 | 13 | 16 | 20 | | | |
| | 翼状針 | 19G 注入圧 | 0.7 | 0.8 | 1.4 | 2.0 | 2.7 | 3.2 | 4.7 | 6.1 | 7.4 | 8.9 | 10.6 | 11.9 | 13.7 |
| | | 流圧 | 0.4 | 0.7 | 1.0 | 1.5 | 2.0 | 2.4 | 3.5 | 4.5 | 5.6 | 6.8 | 8.0 | 9.3 | 10.8 |
| | | リミット | 2 | 2 | 2 | 4 | 5 | 5 | 8 | 9 | 10 | 13 | 15 | 16 | 18 |
| | | 21G 注入圧 | 0.8 | 1.4 | 2.4 | 3.6 | 4.8 | 6.0 | 7.6 | 10.4 | 13.8 | | | | |
| | | 流圧 | 0.6 | 1.3 | 2.1 | 3.1 | 4.4 | 5.5 | 6.9 | 9.5 | 12.9 | | | | |
| | | リミット | 2 | 2 | 4 | 6 | 8 | 9 | 11 | 14 | 18 | | | | |
| | | 23G 注入圧 | 2.2 | 3.9 | 6.0 | 8.3 | 11.2 | 14.0 | | | | | | | |
| | | 流圧 | 1.8 | 3.8 | 6.3 | 8.2 | 11.1 | 13.9 | | | | | | | |
| | | リミット | 4 | 6 | 9 | 12 | 15 | 18 | | | | | | | |

〔測定条件〕
- オムニパーク®300シリンジ（80，100mL）温度：25°C，37°C
- 自動注入器：オートエンハンス A-250〔（株）根本杏林堂〕
- デジタルマノメーター：デジタル圧力計GC75〔Nagano計器製作所〕
- エクステンションチューブ：L30，60cm（耐圧CT用）〔（株）根本杏林堂〕
- 注射針・留置針：サーフローフラッシュ留置針〔テルモ（株）〕
  翼状針：耐圧翼状針40cm〔（株）根本杏林堂〕
- 三方活栓：テルフュージョン三方活栓R型ロック式〔テルモ（株）〕

〔注入速度〕
- プランジャーを装着しオムニパーク®300シリンジ（80，100mL）を自動注入器にセット．
- 注入速度0.5～10.0mL/secで自動注入器を作動させ薬液を全量注入する．
- 注入中のプランジャーを押す最高注入圧（最高押筒圧力）およびエクステンションチューブと留置針（翼状針）接続部の最高流圧をそれぞれ測定する．

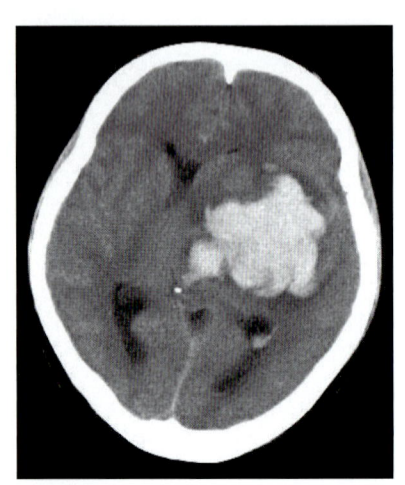

図6・17 脳出血
出血巣を高コントラストで観察できる.

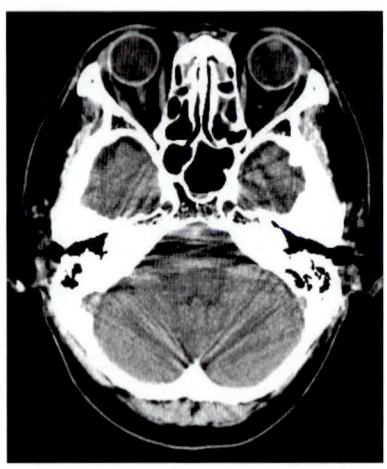

図6・18 テント下(厚いスライス像)
頭蓋底骨による骨アーチファクトを多数認める.

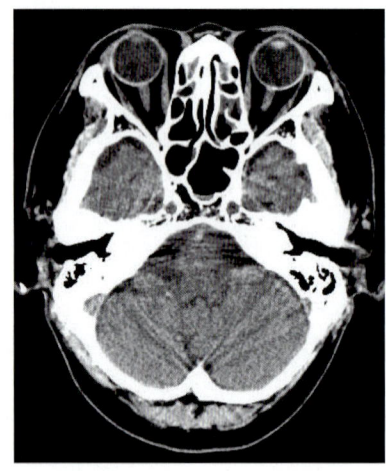

図6・19 テント下(薄いスライス像)
頭蓋底骨による骨アーチファクトは少なくなっているが,図6・5と同じ撮像条件ではS/N比が劣化している.

## 6・3 撮像法 methodologies for CT scanning

### 6・3・1 頭 部 head

1) 撮像目的

頭蓋内病変で最初に施行すべき画像診断法としてのCT検査の役割は大きく,脳の画像診断モダリティとしてMRI検査と双璧をなしている.そのなかでも出血性疾患は発症早期より高コントラストに描出(図6・17)され,CT検査のみで確定診断が可能である.早期脳梗塞や脳腫瘍の描出においてはMRI検査に劣るといわれるが,造影CT検査を施行することにより診断能は向上する.

臨床適応としては,外傷性疾患,脳血管障害,腫瘍性病変,炎症性疾患,血管奇形などがあげられる.

2) 撮像のポイント

テント下は頭蓋底部の骨によるアーチファクトが多いため薄いスライス厚で撮像し,アーチファクトの軽減を図る(図6・18,図6・19,図6・20).

3) 撮像条件

①脳底部 管電圧(kV):120
　　管電流(mA):200(基底核レベルのSDが3程度)
　　スキャン速度(sec/rot):1.0～2.0(最大View数を確保)
　　ノンヘリカル 検出器:2.0mm×4 スライス厚(mm):5.0
　　再構成関数:頭部用

②脳上部 管電圧(kV):120
　　管電流(mA):160
　　スキャン速度(sec/rot):2.0 ノンヘリカル
　　検出器:4.0mm×4 スライス厚(mm):8mm
　　再構成関数:頭部用

③MPR作成用 ヘリカルスキャン
　　管電圧(kV):120
　　管電流(mA):AEC使用(SD:3程度)
　　スキャン速度(sec/rot):1.0
　　ピッチファクタ:0.641
　　検出器:0.5mm×64
　　再構成スライス厚(mm):5.0 再構成間隔:5.0
　　再構成関数:頭部用

4) 造影条件

①腫瘍の位置,浮腫の進展診断
　　注入量:500mgI/kg 注入時間:60秒 撮像開始時間:造影剤注入後180秒.

②腫瘍性病変(富血管性腫瘍)手術適応を考慮した動脈,静脈,脳表等の評価
　　造影剤量:400mgI/kg 注入時間:25秒
　　撮像時間:注入開始20秒前後(ボーラストラッキング法使用),180秒後

5) 画像表示条件

①脳底部 ウインドウ幅(window width:WW):90 ウインドウレベ

ル（window level：WL）：45（造影時：50）
②脳上部 WW：80 WL：40（造影時：45）

6）脳動脈3Dスキャン（図6・21）
　①撮像条件 ヘリカルスキャン
　　管電圧（kV）：120
　　管電流（mA）：300
　　スキャン速度（sec/rot）：0.5
　　ピッチファクタ：0.641
　　検出器：0.5mm×64
　　再構成スライス厚（mm）：0.5 スライス間隔（mm）：0.3
　　再構成関数：頭部血管用

## 6・3・2　下垂体 hypophysis

### 1）撮像目的
　下垂体はトルコ鞍内にある小指頭大の大きさの組織で，前葉と後葉の2部に分かれている．下垂体より生ずる腫瘍のほとんどが本質的には良性であるが，腫大すると上方へ進展し脳組織や神経を圧迫する．下垂体腫瘍の多くは造影CT検査にて高濃度を呈することから，薄いスライス厚で撮像すれば，MPR画像にてトルコ鞍外への進展度の評価ができる．また，収集データより脳血管3D画像を作成することで，脳動脈への影響を評価することも可能となる．

### 2）撮像のポイント
　冠状断像や矢状断像（図6・22）にてトルコ鞍外への進展の方向や程度を評価することが大切で，薄いスライス厚で撮像する．

### 3）撮像条件
　①直接撮像
　　管電圧（kV）：120
　　管電流（mA）：200
　　スキャン速度（sec/rot）：2.0
　　ノンヘリカル
　　検出器：2.5mm×4
　　スライス厚（mm）：5.0
　　再構成関数：頭部用
　②MPR作成用
　　管電圧（kV）：120
　　管電流（mA）：300
　　スキャン速度（sec/rot）：0.5
　　ピッチファクタ：0.641
　　検出器：0.5mm×64
　　再構成スライス厚（mm）：0.5
　　再構成スライス間隔（mm）：0.3
　　再構成関数：頭部用

### 4）造影条件
　腫瘍の位置，進展診断
　　注入量：500mgI/kg　注入時間：60秒　撮像開始時間：造影剤注入後180秒．

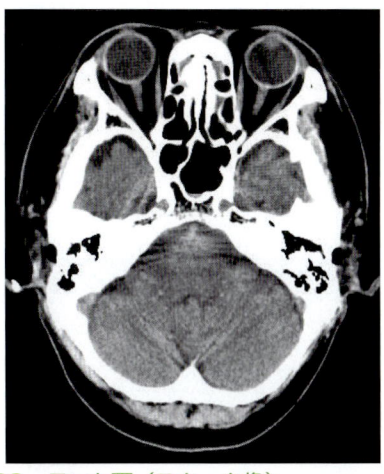

図6・20　テント下（スタック像）
頭蓋底骨による骨アーチファクト，S/N比ともに改善している．

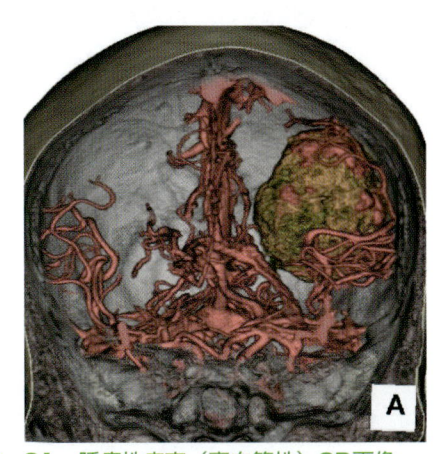

図6・21　腫瘍性病変（富血管性）3D画像
腫瘍と血管との関係を良好に描出し観察できる．

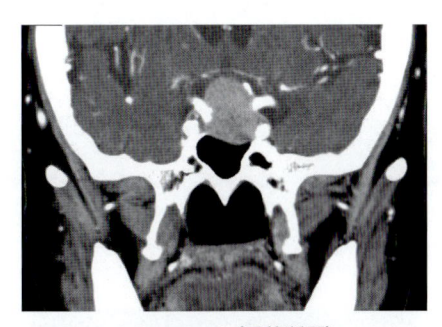

A：coronal（冠状断面）

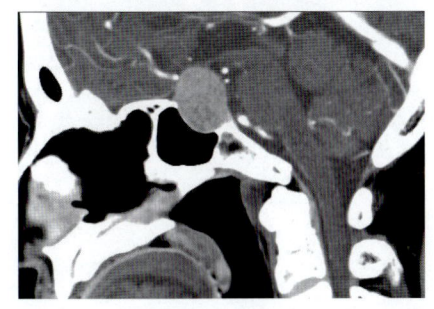

B：sagittal（矢状断面）

図6・22　下垂体腫瘍のMPR画像
両者の画像ともトルコ鞍と腫瘍の位置関係を明瞭に描出している．

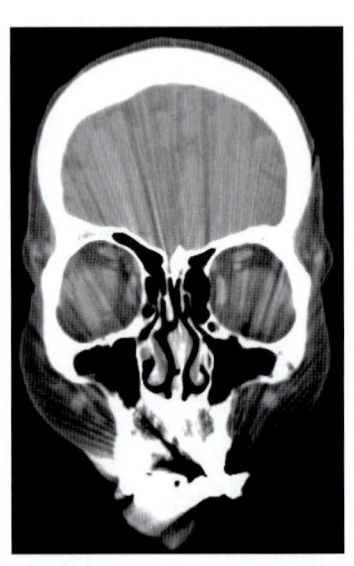

**図6・23　副鼻腔のdirect coronal（直接冠状断）像**
義歯によるアーチファクトにより画像分解能は著しく劣化している．

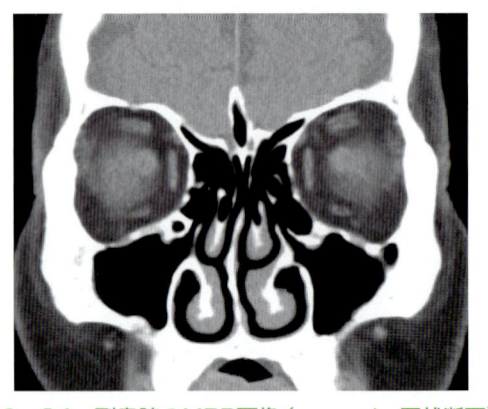

**図6・24　副鼻腔のMPR画像（coronal；冠状断面）**
アーチファクトがなく画像分解能が優れている．

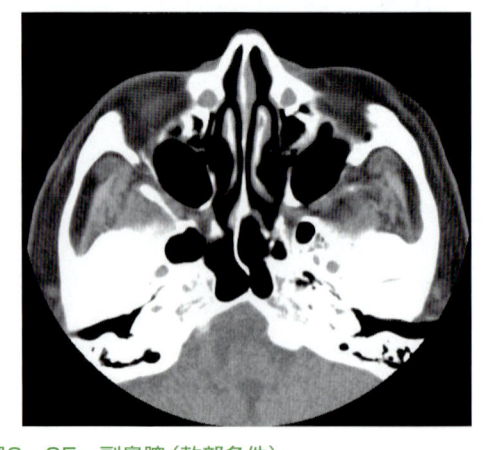

**図6・25　副鼻腔（軟部条件）**
WW：350　WL：30

手術適応を考慮した動脈，静脈，脳表等の評価
造影剤量：400mgI/kg　注入時間：25秒
撮像時間：注入開始20秒前後（ボーラストラッキング法使用），180秒後

### 5）画像表示条件
ウインドウ幅（window width：WW）：200
ウインドウレベル（window level：WL）：50（造影時：60）

## 6・3・3　副鼻腔 paranasal sinus

### 1）撮像目的
4つの腔（上顎洞，篩骨洞，蝶形骨洞，前頭洞）からなる副鼻腔は，複雑な骨の組み合わせにより形成されているためX線単純撮影での観察は困難なこともある．しかし，X線CT検査は骨の描出にも優れ，複雑な骨形成部位においても診断に有用な画像情報が提供できる．副鼻腔の撮像にはその構造が複雑なことから，従来から横断像と冠状断像の2方向撮像が繁用される．副鼻腔に悪性腫瘍を発症すると近傍の骨を破壊するため，骨条件も必要となる．

### 2）撮像のポイント
ノンヘリカルスキャンやヘリカルスキャンで冠状断像を撮影する際には，仰臥位にて下顎を最大限に挙上させる体位での撮像であるため，義歯によるアーチファクト（図6・23）に影響される画像で評価できない部位があった．MDCTの登場は，高分解能のMPR画像（図6・24）が作成できアーチファクトに影響されない任意の断面像での作成を可能にした．また，従来は撮像不能であった矢状断の情報も得られ，複雑顔面骨の3D画像も作成でき，また1回のスキャンで検査が終了でき，X線被ばく線量の低減にもなる．

### 3）撮像条件
眼窩下縁と外耳孔上縁を結ぶReid基準線（Reid's base line：RB line）
①直接撮像　ヘリカルスキャン
　管電圧（kV）：120
　管電流（mA）：100以下
　スキャン速度（sec/rot）：1.0
　検出器：0.5mm×64
　ピッチファクタ：0.641
　再構成スライス厚（mm）：3.0　再構成スライス間隔：3.0
　再構成関数：軟部用，骨用

### 4）造影条件
注入量：100mL　注入スピード：2mL/sec
撮像開始時間：造影剤注入後60秒．

### 5）画像表示条件
①軟部条件（図6・25）WW：400　WL：40（造影時：50）
②骨条件（図6・26）WW：2000　WL：200

## 6・3・4 聴覚器 auditory organ

### 1) 撮像目的
外耳，中耳，内耳よりなる聴覚器は側頭部にあり，中耳の鼓室内にある耳小骨や内耳の錐体内にある半規管などの膜迷路と呼ばれる軟組織はそれぞれ微細な器官である．耳小骨の偏位や炎症，腫瘍の拡がりの確認には，横断像と冠状断像での観察が望ましい．

### 2) 撮像のポイント
薄いスライス厚で再構成範囲を狭くしたターゲットスキャンを行う．耳小骨は鼓室内においてドイツ水平線に対し頭側に約70°の傾きを持つため，それに近い冠状断像を撮影することが望ましいが，直接撮像では困難である．したがって高分解能のMPR画像（図6・27）を利用するとよい．

### 3) 撮像条件
MPRを考慮した撮像　ヘリカルスキャン
管電圧（kV）：120
管電流（mA）：100以下
スキャン速度（sec/rot）：1.5程度
検出器：0.5mm×64
ピッチファクタ　0.641
再構成スライス厚（mm）：0.5mm　左右それぞれFOV80mm程度での拡大再構成
再構成関数：内耳用（骨用）

### 4) 造影条件
注入量：100mL
注入スピード：2mL/sec
撮像開始時間：造影剤注入後90秒．

### 5) 画像表示条件
ウインドウ幅（window width：WW）：4000　ウインドウレベル（window level：WL）：200

## 6・3・5 眼　窩 orbit

### 1) 撮像目的
顔面外傷は眼窩底部の骨折や眼球破裂など緊急処置を要することが多く，比較的簡便に実施できるCT検査は短時間で診断，治療に有用な画像情報を提供できるため必要不可欠な検査となっている．しかし，単純CT検査のみでは眼窩内のコントラスト分解能が乏しく，造影CT検査が必要な症例が多い．加えて，視力障害や動眼神経麻痺などの症例には眼窩外組織の異常により誘発されることもあり，周辺組織の観察も重要である．

### 2) 撮像のポイント
水晶体へのX線被ばくを考慮して，撮像範囲や撮像条件が最適になるように検討して撮像する．

### 3) 撮像条件　ヘリカルスキャン
①直接撮像　管電圧（kV）：120

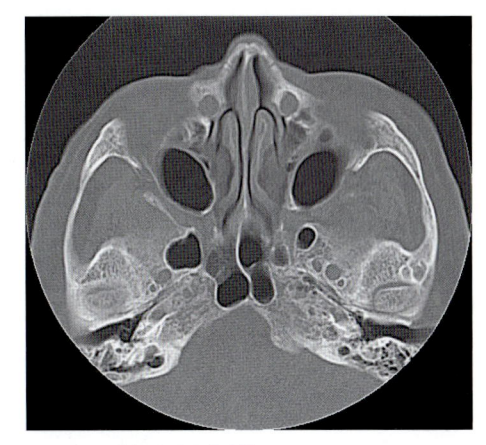

図6・26　副鼻腔（骨条件）
WW：4000　WL：350

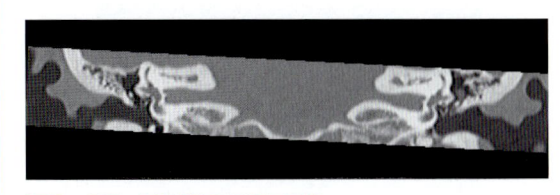

図6・27　聴覚器のMPR画像
MPRでの冠状断像．

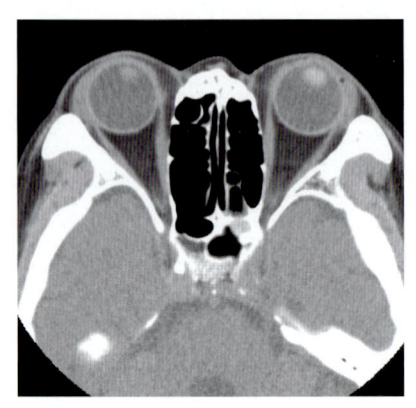

図6・28　眼窩（軟部条件）
WW：350　WL：30

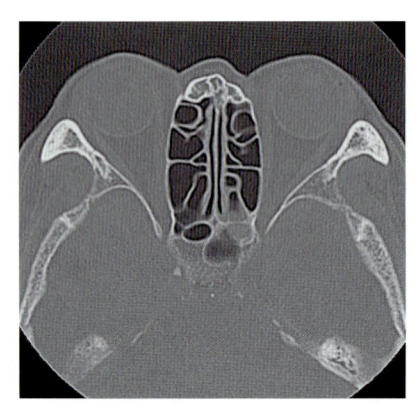

図6・29　眼窩（骨条件）
WW：4000　WL：350

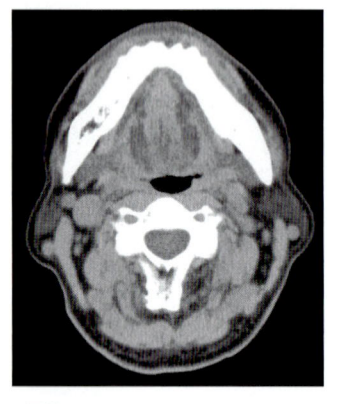

図6・30　頸部
W：300　WL：30

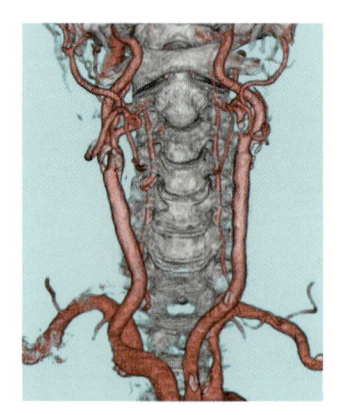

図6・31　頸部動脈3D画像

　　管電流（mA）：100以下
　　スキャン速度（sec/rot）：1.0
　　ピッチファクタ：0.641
　　検出器：0.5mm×64
　　再構成スライス厚（mm）：3以下
　　再構成関数：軟部用　骨用

4) 造影条件
　　注入量：100mL
　　注入スピード：2mL/sec
　　撮像開始時間：造影剤注入後90秒．

5) 画像表示条件
　　①軟部条件（図6・28）
　　　WW：350
　　　WL：30（造影時：50）
　　②骨条件（図6・29）
　　　WW：4000
　　　WL：350

## 6・3・6　頸　部 neck

1) 撮像目的
　頸部腫瘍，リンパ節腫張，脈管系などの検索をする．特に動脈疾患に関しては動脈硬化による血管壁の石灰化を鮮明に描出することができる．

2) 撮像のポイント
　腫瘍やリンパ節とのコントラストの差は乏しく，造影CT検査を施行することが望ましい．

3) 撮像条件
　　管電圧（kV）：120
　　管電流（mA）：200mAs以下（AEC使用）
　　スキャン速度（sec/rot）：1.0以下
　　ピッチファクタ：0.828
　　検出器：0.5mm×64
　　再構成スライス厚（mm）：5.0 再構成スライス厚（mm）：5.0
　　再構成関数：軟部用

4) 造影条件
　　注入量：100mL
　　注入スピード：2mL/sec
　　撮像開始時間：造影剤注入後80秒．

5) 画像表示条件（図6・30）
　　WW：300
　　WL：30（造影時：65）

6) 頸動脈3Dスキャン（図6・31）
　3D画像やMPR画像を作成することにより狭窄病変を観察することが

可能となる．しかし，3D画像作成時，動脈と静脈の分離には困難を要するため，動脈のみが造影されている最適造影時間での撮像が必要である．撮像開始位置は大動脈弓より行うことが望ましい．

①撮像条件
　管電圧（kV）：120
　管電流（mA）：200以下（AEC使用）
　スキャン速度（sec/rot）：0.5
　ピッチファクタ：0.828
　検出器：0.5mm×64
　再構成スライス厚（mm）：0.5 再構成スライス厚（mm）：0.3
　再構成関数：血管用（軟部用）
　3D作成法：ボリュームレンダリング

②造影条件
　注入量：400mgI/kg　注入時間：20秒以下　撮像開始時間：ボーラストラッキング法またはテストインジェクション法．生食後押し

## 6・3・7　甲状腺 thyroid gland

### 1）撮像目的
甲状腺疾患には超音波検査を第一選択検査として施行されることも多いが，ヨード成分の沈着の著しい甲状腺は，CT画像にて周辺組織や実質内腫瘤とのコントラストが高いため，CT検査を併せて施行することもある．超音波検査に比べ周辺組織への浸潤やリンパ節の腫張を描出することに優れている．

### 2）撮像のポイント
造影CT検査を施行することで，周辺組織への浸潤やリンパ節の腫張を観察することができる．

### 3）撮像条件
　管電圧（kV）：120
　管電流（mA）：200以下（AEC使用）
　スキャン速度（sec/rot）：0.5
　ピッチファクタ：0.828
　検出器：0.5mm×64
　再構成スライス厚（mm）：3.0 再構成スライス間隔（mm）：3.0
　再構成関数：軟部用

### 4）造影条件
　注入量：100mL
　注入スピード：2mL/sec
　撮像開始時間：造影剤注入後80秒．

### 5）画像表示条件（図6・32，図6・33）
　ウインドウ幅（window width：WW）350
　ウインドウレベル（window level：WL）60（造影時：65）

## 6・3・8　胸　部 chest

### 1）撮像目的
胸部は肺野と縦隔に分けられる．肺野はほとんど空気であるため血

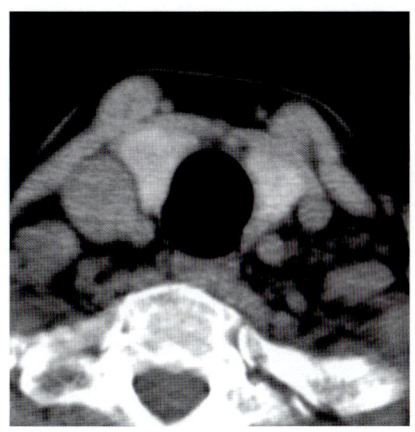

図6・32　甲状腺単純像
甲状腺はヨード成分の沈着が著しいため通常の頸部画像よりWLを高くする．
WW：350　WL：60

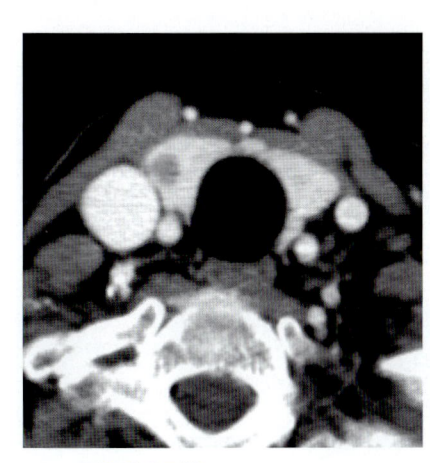

図6・33　甲状腺造影像
WW：300　WL：65

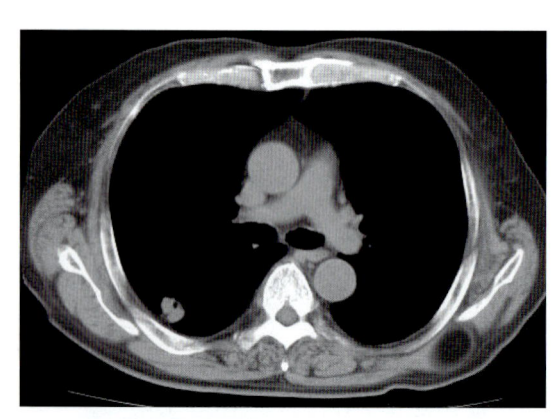

図6・34 胸部（縦隔条件）
WW：350　WL：25

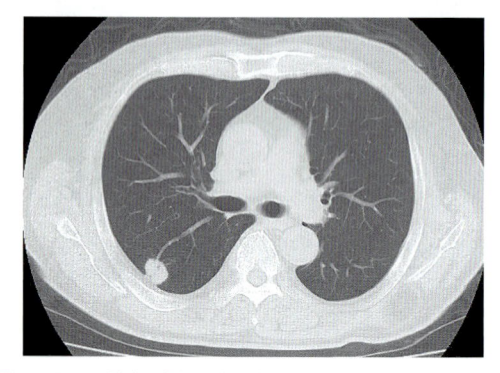

図6・35 胸部（肺野条件）
WW：2000　WL：-600

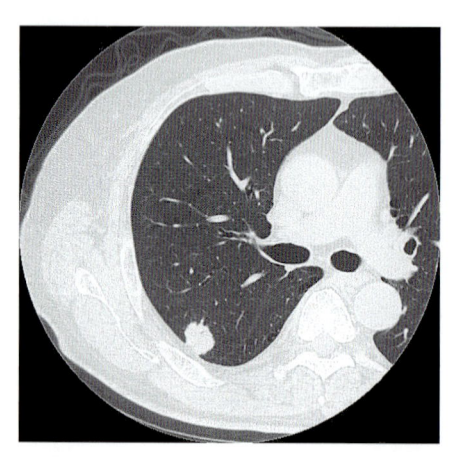

図6・36 胸部HRCT画像
腫瘍の性状，葉間膜が良好に観察できる．

管や充実性腫瘍，炎症所見が高コントラストに描出される．また微小病変やすりガラス様陰影といった淡い病変の検出にも有用である．縦隔は大血管，食道，リンパ節がある．

胸部外傷において血気胸や肺挫傷，骨折などの検出に優れるため必須の検査となっている．

### 2）撮像のポイント

ヘリカルスキャンで吸気時に1回の息止めで全肺野を一度に撮像する．画像表示は縦隔条件と肺野条件の2条件表示が一般的である．

### 3）撮像条件

管電圧（kV）：120
管電流（mA）：AEC使用（SD11）
スキャン速度（sec/rot）：0.5
ピッチファクタ：0.828
検出器：0.5mm×64
再構成スライス厚（mm）：5.0　再構成スライス間隔（mm）：5.0
再構成関数：縦隔条件：軟部用，肺野条：肺野用

### 4）造影条件

注入量：600mgI/kg以下
注入時間：50秒
撮像開始時間：造影剤注入開始後80秒．

### 5）画像表示条件

①縦隔条件（図6・34）
　WW：350
　WL：25（造影時：55）
②肺野条件（図6・35）
　WW：2000
　WL：-600

### 6）HRCT（高分解能CT）（図6・36）

薄スライス厚にて撮影することで病変の構造を明瞭に描出することができる．腫瘍の石灰化や脂肪の有無，エアーブロンコグラムの存在，ノッチ，スピキュラの形態やガラス状影，辺縁の凹凸，周辺への浸潤などの確認ができる．

①撮像条件
　拡大再構成にて行う
　再構成スライス厚：1mm以下　再構成スライス間隔：1mm以下
　再構成関数：肺野高精細
②画像表示条件
　ウインドウ幅（window width：WW）：1600
　ウインドウレベル（window level：WL）：-550（造影時：65）

## 6・3・9　広範囲腹部 abdomen

### 1）撮像目的

全腹部を広範囲に観察することを目的とする．特に消化管，急性腹症の責任病巣の検索，腹部外傷の検査などがある．

2) 撮像のポイント

　肝臓，膵臓，腎臓，大動脈，消化管など，それぞれ濃染されるタイミングは異なる．濃染されるピーク時間を少し長くすることによって腫瘍の検出が可能である．

3) 撮像条件

　管電圧（kV）：120
　管電流（mA）：AEC使用（SD10）
　スキャン速度（sec/rot）：0.5
　ピッチファクタ：0.828
　検出器：0.5mm×64
　再構成スライス厚（mm）：5.0　再構成スライス間隔：5.0
　再構成関数：軟部用

4) 造影条件

　注入量：600mgI/kg以下
　注入時間：70秒
　撮像開始時間：造影剤注入開始後100秒，場合によっては300秒後も．

5) 画像表示条件

　肝臓などがよく観察できるWL，WW（WL100，WW160，肝実質相）（図6・37）と動脈周囲のリンパ節，消化管の観察できるWL，WW（WL30，WW300）（図6・38）を作成する．

6) 3Dスキャン（図6・39，図6・40）

　再構成スライス厚を1.0mm程度に再構成し，VR，MPRなどの3D画像を作成し，冠状断で腹腔内の検索，腫瘍の血管浸潤，他臓器浸潤，腫瘍の栄養血管などの走行を検索する．
　門脈などへの浸潤などもカーブドMPRなどにて観察する．

## 6・3・10　上腹部 upper abdomen

1) 撮像目的

　肝臓，膵臓，胆嚢，腎臓などを含む範囲の検査を目的とする．

2) 撮像のポイント

　肝臓，膵臓，腎臓，大動脈，消化管など，それぞれ濃染されるタイミングは異なる．濃染されるピーク時間を少し長くすることによって腫瘍の検出が可能である．肝動脈相で膵臓が濃染され，腎皮質も濃染される．肝実質相にて門脈，腎髄質は濃染される．そのタイミングにて撮像し腫瘍を検出する．

3) 撮像条件

　管電圧（kV）：120
　管電流（mA）：AEC使用（SD10）
　スキャン速度（sec/rot）：0.5
　ピッチファクタ：0.828
　検出器：0.5mm×64
　再構成スライス厚（mm）：5.0 再構成スライス間隔（mm）：5.0
　再構成関数：軟部用

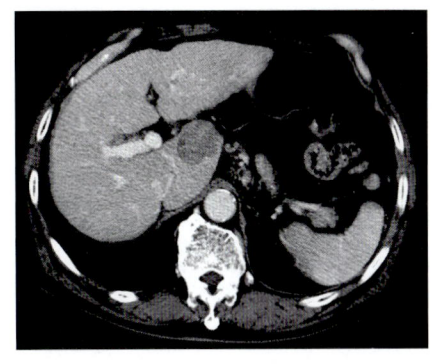

図6・37　腹部
肝臓などが良好に観察できるWW，WL.
WW：160　WL：100

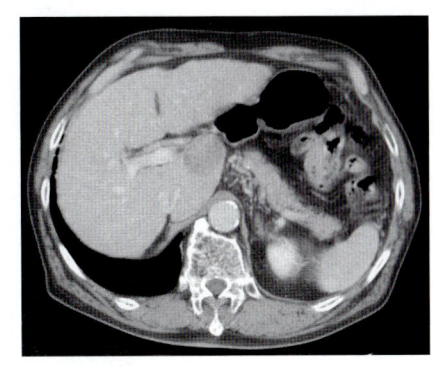

図6・38　腹部（広いWW）
WW：300　WL：30

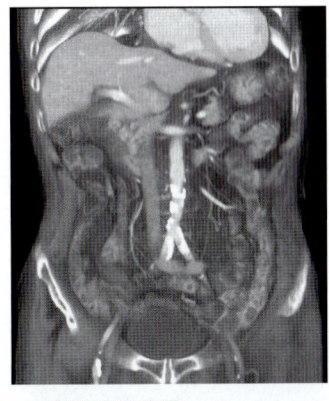

図6・39　全腹部の3D画像

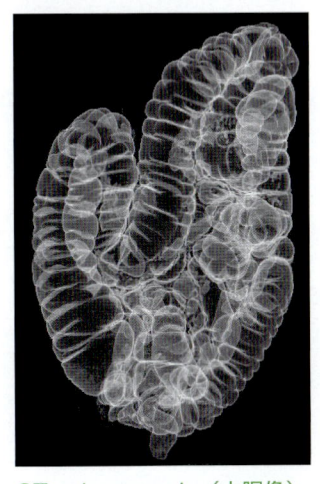

図6・40　CT colonography（大腸像）

カーブドMPR (curved MPR)
彎曲した部位や血管などを1断面に描出するため，指定した曲面（曲線）を1断面に再構成すること．

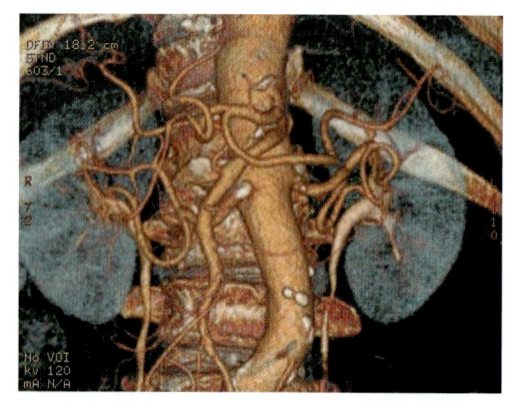

図6・41　腹部のCTA

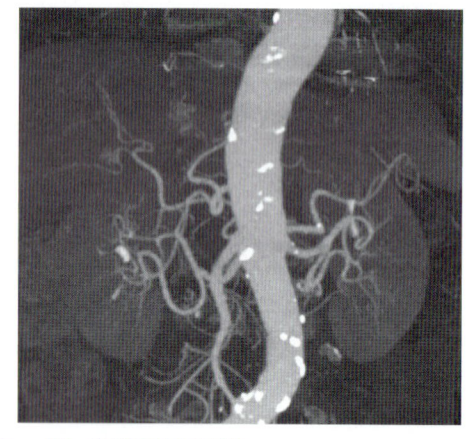

図6・42　腹部のMIP画像
動脈内の石灰化を良好に描出している．

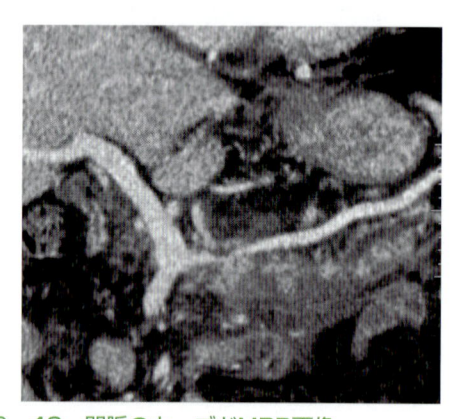

図6・43　門脈のカーブドMPR画像
門脈と脾静脈が同一面で観察できる．

4) 造影条件
　注入量：100mL 600mgI/kg　注入時間：30秒
　撮像開始時間
　動脈相：造影剤注入開始から30秒前後（ボーラストラッキング法使用），
　門脈相：造影剤注入開始から80秒前後，
　平衡相：造影剤注入開始から180秒後以降．

5) 画像表示条件
　肝臓などがよく観察できるWW，WL（WL70，WW160，動脈相，平衡相）（WL100，WW160，肝実質相）と動脈周囲のリンパ節の観察できるWL，WW（WL30，WW300）を作成する．

6) 3Dスキャン
　再構成スライス厚を1.0mm程度に再構成し，腫瘍の血管浸潤，他臓器浸潤，腫瘍の栄養血管などの走行をVR（図6・41），MPR，MIP（図6・42），などの3D画像を作成する．門脈相にて門脈などへの浸潤などもカーブドMPR（図6・43）などにて観察する．

## 6・3・11　肝　臓　liver

1) 撮像目的
　肝臓は右横隔膜下に位置し，右上腹部を中心に左上腹部に拡がる実質臓器である．CT像では肝実質は均一な濃度で肝内門脈，肝静脈がやや低濃度域として描出される．
　肝臓は，動脈，門脈の2重血行支配であり，それがもたらす肝実質の造影効果の時相差が多血性腫瘍（富血管性；hypervascularity）の描出に重要である．MDCTの出現は多時相（動脈相を2相，門脈相，平衡相の4相など）での造影検査を可能にし，肝腫瘤の質的診断をさらに向上させた．

2) 撮像のポイント
　肝細胞癌などの多血性腫瘍の検出には，腫瘍の早期濃染および後期相における濃染部の抜け像（低濃染部）をとらえる．そのために，動脈相を2相，門脈相，平衡相の4相を撮像（図6・44）する．
　転移性肝腫瘍などの乏血性腫瘍（乏血管性；hypovascularity）は，肝実質が最も造影される相が重要で4相は必要ない．

3) 撮像条件
　管電圧（kV）：120
　管電流（mA）：AEC使用（SD10）
　スキャン速度（sec/rot）：0.5
　ヘリカルピッチ：0.828
　検出器：0.5mm×64
　再構成スライス厚（mm）：5.0　再構成スライス間隔（mm）：5.0
　再構成関数：軟部用

4) 造影条件
　注入量：600mgI/kg以下　注入時間30秒
　撮像開始時間
　動脈：20〜45秒の間に2層（ボーラストラッキング法を使用），

門脈相：造影剤注入開始から70秒前後．
平衡相：造影剤注入開始から180秒後以降．

### 5) 画像表示条件

肝臓がよく観察できるウインドウレベル（window level：WL），ウインドウ幅（window width：WW）（WL70，WW160，動脈相，平衡相）（WL100，WW160，肝実質相）と動脈周囲のリンパ節の観察できるWL，WW（WL30，WW300）を作成する．

### 6) 3Dスキャン

早期動脈相を利用し，再構成スライス厚を1mm程度に再構成し，腫瘍の栄養血管などの走行をVR，MPRなどの3D画像を作成する（手術，IVRの術前に）．門脈相にて門脈などへの浸潤などもカーブドMPRなどにて観察する．

## 6・3・12　膵　臓 pancreas

### 1) 撮像目的

膵臓は胃の背側で前傍腎腔に位置し，十二指腸から脾臓に向かって横走する長さ12～15cm，体軸方向には最大径3cm，重量60～100gの小さな実質臓器である．

膵実質の血流は，胃十二指腸動脈系と脾動脈系の異なる2系統の動脈から支配されている．膵頭部は主に胃十二指腸動脈から分岐する前上膵十二指腸動脈と，後上膵十二指腸動脈と上腸間膜動脈より分岐する下膵十二指腸動脈が吻合することにより形成される膵アーケードから血液が供給される．膵体尾部は腹腔動脈（脾動脈）から分岐する背側膵動脈，大膵動脈，膵尾動脈などが横行膵動脈を形成し血液を供給される．

臨床適応としては，膵癌，膵炎などの診断を目的とする．

### 2) 撮像のポイント

小さな実質臓器であるため薄いスライス厚で撮像することが望ましい．膵癌は乏血性腫瘍で，血管浸潤の多い腫瘍である．動脈相にて膵臓周囲の動脈の評価や多血性腫瘍の検出，実質相にて膵癌などの乏血性腫瘍の存在診断，膵実質の評価，門脈相にて，門脈，転移性肝腫瘍などの評価，平衡相にて腫瘍内線維化の評価をする．線維化の評価は5分ぐらいの遅い相が有用である．

### 3) 撮像条件

管電圧（kV）：120
管電流（mA）：AEC使用（SD10）
スキャン速度（sec/rot）：0.5
ピッチファクタ：0.828
検出器：0.5mm×64
再構成スライス厚（mm）：3.0（肝臓は5.0）再構成スライス間隔（mm）：3.0（肝臓は5.0）
再構成関数：軟部用

### 4) 造影条件

注入量：600mgI/kg以下　注入時間：30秒
撮像開始時間
動脈相：25秒前後（ボーラストラッキング法を使用），

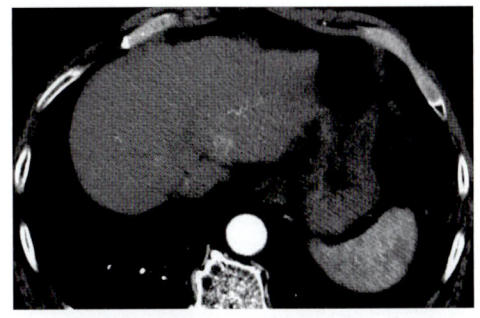

A：早期動脈相（注入開始25秒後）

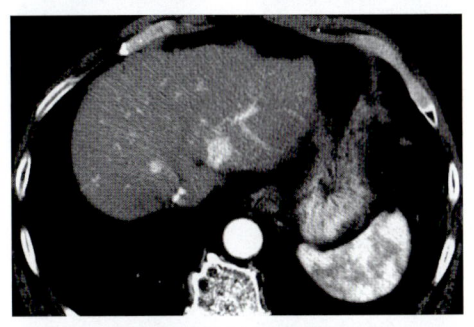

B：後期動脈相（注入開始35秒後）

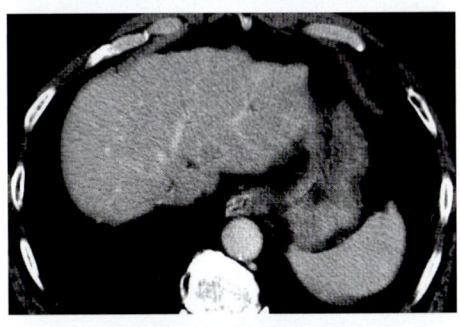

C：門脈相（注入開始60秒後）

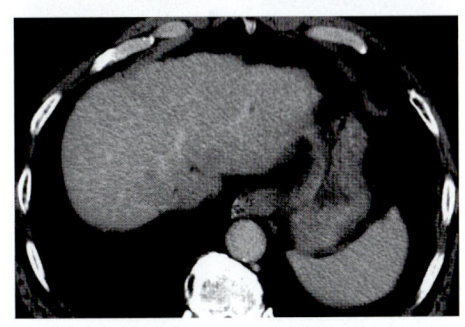

D：平行相（注入開始300秒後）

**図6・44　肝臓のダイナミックCT**
腫瘍濃染のはじめからwash out（洗い出し）するまでが観察できる．

実質相：造影剤注入開始から45秒前後，
門脈相：造影剤注入開始から70秒前後，
平衡相：造影剤注入開始から300秒．

#### 5）画像表示条件

膵臓がよく観察できるWL，WW（動脈相WL50，WW170（図6・45），実質相，平衡相WL90，WW170），門脈相では，肝臓がよく観察できるWL，WW（WL100，WW160）と動脈周囲のリンパ節，他臓器も観察できるWL，WW（WL30，WW300）（図6・46）を作成する．

#### 6）3Dスキャン

動脈相，実質相，門脈相を利用し，再構成スライス厚を0.625mm程度（最小detector）に再構成し腫瘍の膵管，血管（脾動脈，脾静脈など）のカーブドMPR（図6・47）を作成し血管浸潤，他臓器浸潤の評価をする．

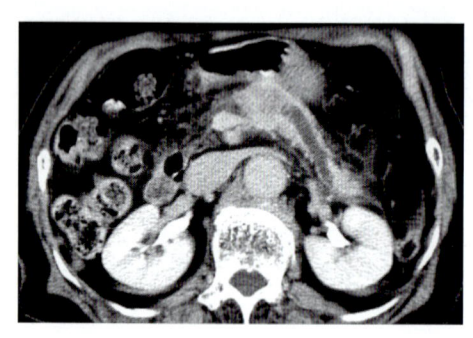

図6・45　膵臓（狭いWW）
WW：170　WL：50

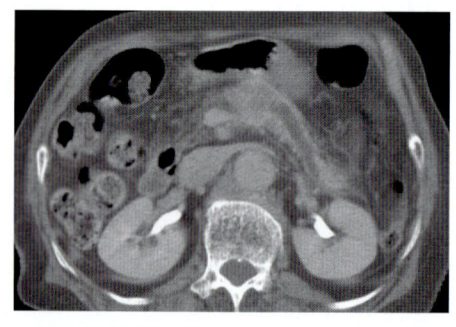

図6・46　膵臓（広いWW）
WW：300　WL：30

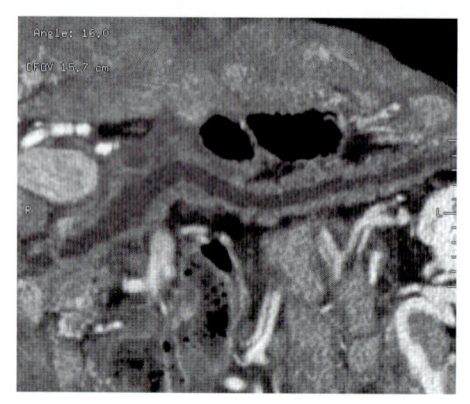

図6・47　膵臓のカーブドMPR画像
膵頭部から膵尾部までの膵実質と主膵管が同一面で観察できる．

### 6・3・13　胆嚢・胆管 gallbladder・bile duct

#### 1）撮像目的

胆嚢はナス型で頸部が肝下面に接し，大部分が腹腔内で宙吊り状態である．胆嚢管によって総肝管と合流し総胆管となって十二指腸壁内で膵管と合流している．胆汁の濃度は水に近く，−5〜15HUである．肝内胆管は通常の単純CTでは描出されない．

臨床適応としては，胆嚢，胆管などの悪性腫瘍の検出・鑑別などがある．

#### 2）撮像のポイント

全体像の把握，病巣の性状，大きさ，進展範囲，胆管，膵管の拡張の度合と閉塞部位，リンパ節の腫大の有無，病巣と周囲の血管との関係を評価する．胆管癌の手術適応には，血管，胆管，肝臓などへの浸潤の有無が重要であるため，できるだけ分解能の高い撮像が必要となる．

#### 3）撮像条件

管電圧（kV）：120
管電流（mA）：AEC使用（SD10）
スキャン速度（sec/rot）：0.5
ピッチファクタ：0.828
検出器：0.5mm×64
再構成スライス厚（mm）：3.0　再構成スライス間隔（mm）：3.0
再構成関数：軟部用

#### 4）造影条件

注入量：600mgI/kg以下　注入時間：30秒
撮像開始時間
撮像時間：動脈相30〜40秒（ボーラストラッキング法を使用），
門脈相：造影剤注入開始から80秒前後，
平衡相：造影剤注入開始から300秒，場合によっては10〜20分の遅延像を追加．

### 5) 画像表示条件

胆嚢，胆管などが観察できるウインドウレベル（window level：WL），ウインドウ幅（window width：WW）（WL70，WW160）を作成する．

### 6) 3Dスキャン

再構成スライス厚を1mm程度に再構成し，血管，胆管，肝臓などへの浸潤などのカーブドMPRなどを作成をする．

## 6・3・14　点滴静注胆道造影-CT drip infusion cholangiography-CT：DIC-CT

### 1) 撮像目的

点滴静注胆道造影-CT（drip infusion cholangiography -CT：DIC-CT）は胆道系の3D画像の作成，内視鏡的胆嚢摘出術の術前検査として三管合流部の位置，総胆管内の結石の有無，胆嚢管の分岐異常，副肝管の有無などの診断を目的とする．

### 2) 撮像のポイント

X線陰性結石には単純CTで胆汁と結石とのコントラストがなく，検出できないもの多くある．そのような結石でもDIC-CTでは胆嚢内に欠損像として検出できる．胆管拡張症や術後狭窄，術後の結石の残存を診断するのに有用である．しかし，胆石が胆嚢頸部や胆嚢管に嵌頓している症例は描出不良となる．黄疸症例(血清ビリルビンが4mg/dl以上)での胆道系の描出は不良である．

### 3) 撮像条件

管電圧（kV）：120
管電流（mA）：AEC使用（NI10）
スキャン速度（sec/rot）：0.5
ピッチファクタ：0.828
検出器：0.5mm×64
再構成スライス厚（mm）：3.0　再構成スライス間隔（mm）：3.0
再構成関数：軟部用

### 4) 造影条件

ビリスコピンを点滴静注し（30〜40分），その後約30分後に撮像する．

### 5) 画像表示条件

胆管などが観察できる少し広めのWL，WW（WL130，WW200）で作成する．

### 6) 3Dスキャン（図6・48，図6・49，図6・50）

再構成スライス厚を0.625mmFOVを20cm程度に再構成し，三管合流部の位置などのMPR，VRなどの作成をする．

## 6・3・15　下腹部 lower abdomen

### 1) 撮像目的

骨盤腔内には泌尿器の尿管・膀胱，生殖器（女性）の子宮・卵巣，消化管の小腸・S状結腸・直腸などの臓器がある．消化管を除きこれらの

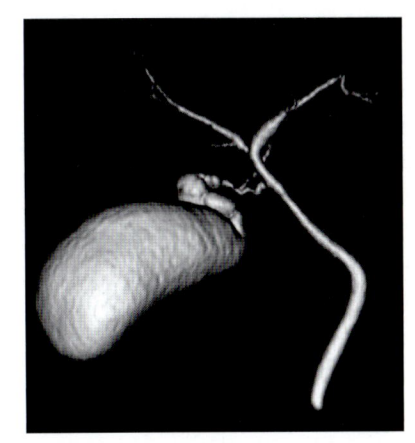

図6・48　DIC-CTの3D画像

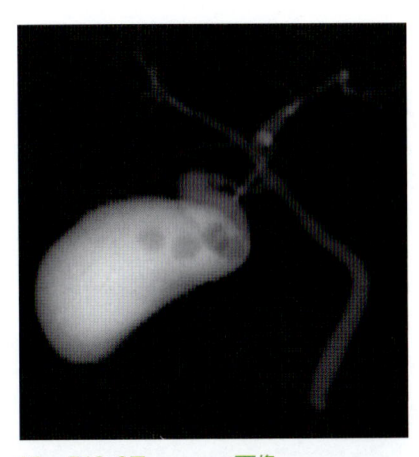

図6・49　DIC-CT raysum画像
3D画像であるが胆嚢内腔までも観察ができる．

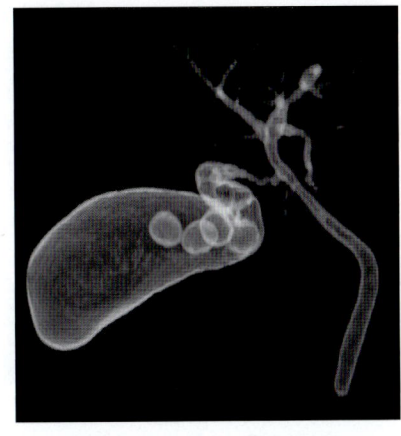

図6・50　DIC-CTの透かし（透亮）画像
胆嚢腔内の結石が良好に観察できる．

臓器はほぼ対称的に位置している．
　臨床適応としては骨盤内腫瘍性病変の発生部位の特定，リンパ節腫大の評価などである．

### 2）撮像のポイント
　腫瘍の発生臓器を特定する．

### 3）撮像条件
　管電圧（kV）：120
　管電流（mA）：AEC使用（SD10）
　スキャン速度（sec/rot）：0.5
　ピッチファクタ：0.828
　検出器：0.5mm×64
　再構成スライス厚（mm）：5.0　再構成スライス間隔（mm）：5.0
　再構成関数：軟部用（BHCあり）

### 4）造影条件
　注入量：600mgI/kg以下　注入時間：30秒
　撮像開始時間：
　動脈相：30秒前後（Smart Prep使用），
　静脈相：造影剤注入開始から70秒前後，
　平衡相：造影剤注入開始から180秒後以降．

### 5）画像表示条件
　骨盤内臓器の観察できるWL，WW（WL170，WW100），リンパ節，腸管などの観察できるWL，WW（WL10，WW300）で作成する．

### 6）3Dスキャン（図6・51）
　再構成スライス厚を1.0mm程度に再構成し，腫瘍への栄養血管や流出血管の同定にMPRやVR画像などを作成する．

## 6・3・16　膀胱（オリーブ油造影CT）urinaly bladder

### 1）撮像目的
　膀胱内腫瘍の形状，場所，位置，大きさなどの検出を目的とする．

### 2）撮像のポイント
　膀胱内に陰性造影剤（オリーブ油）を注入し撮像する（図6・52）．膀胱壁の適度な進展を得ることが肝心で，過度の進展では正常膀胱壁自体が同定できなくなるので注意が必要である．

### 3）撮像条件
　管電圧（kV）：120
　管電流（mA）：AEC使用（SD11）
　スキャン速度（sec/rot）：0.5
　ピッチファクタ：0.828
　検出器：0.5mm×64
　再構成スライス厚（mm）：3.0　再構成スライス間隔（mm）：3.0
　再構成関数：軟部用（BHCあり）

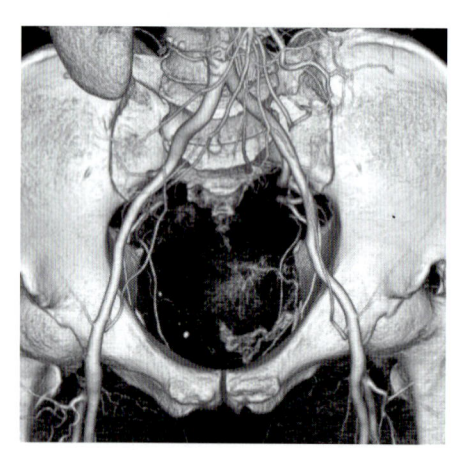

図6・51　下腹部の3D-CTA

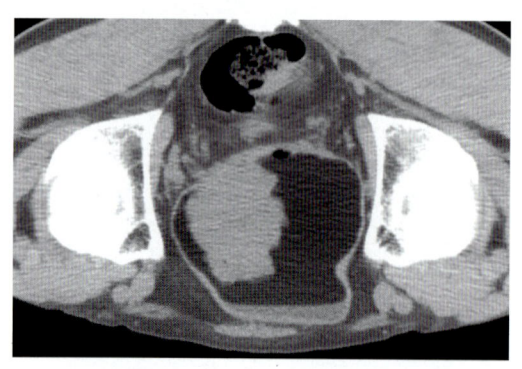

図6・52　膀胱（オリーブ油造影像）
膀胱後壁の腫瘍は腹臥位で撮像したほうが膀胱内の腫瘍が良好に観察できる．

### 4) 造影条件

陰性造影剤（オリーブ油，空気など）を尿道より逆行性（通常は100～150mL）に注入する．

### 5) 画像表示条件

膀胱壁，腫瘍，壁外浸潤などがよく観察できるウインドウレベル（window level：WL），ウインドウ幅（window width：WW）（WL20，WW300）を作成する．

### 6) 3Dスキャン

再構成スライス厚を1.0mm程度に再構成し，腫瘍の場所などの同定にMPRなどを作成する．必要に応じて仮想内視鏡モードなども作成する．

## 6・3・17　門脈造影下CT
### CT during arterial portography：CTAP

### 1) 撮像目的

門脈造影CT（CT during arterial portography：CTAP）は，肝臓の各種結節病変などで腫瘍の門脈血流の有無と腫瘍の門脈浸潤を観察する場合と，転移性肝癌などで肝動脈血流が乏しい腫瘍の検出を目的とする．

### 2) 撮像のポイント

上腸間膜動脈に挿入したカテーテルから造影剤を注入しながら撮像する．肝実質をむらなく均一に濃染することが重要である．

### 3) 撮像条件

管電圧（kV）：120
管電流（mA）：AEC使用（SD10）
スキャン速度（sec/rot）：0.5
ピッチファクタ：0.828
検出器：0.5mm×64
再構成スライス厚（mm）：5.0　再構成スライス間隔（mm）：5.0
再構成関数：軟部用

### 4) 造影条件

150mgI/mL程度に希釈した造影剤を2～4mL/secの速さで15秒注入しながら撮像する．

撮像開始時間：門脈相（10秒）（図6.53）と肝実質相（25～40秒後）（図6.54）．

### 5) 画像表示条件

肝臓がよく観察できるWL，WW（WL70，WW160），と肝実質相の観察できるWL，WW（WL100，WW160）を作成する．

図6・53　CTAP（門脈相）　門脈のみが造影されていて，実在する肝静脈や腫瘍は観察できない．

### 6) 3Dスキャン

再構成スライス厚を1.0mm程度に再構成し，血管の走行をMIP（図6・55），VR（図6・56），MPRで観察する．

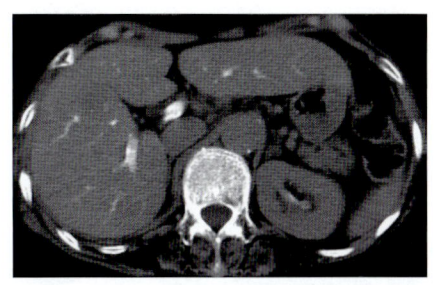

図6・53　CTAP（門脈相）
門脈のみが造影されていて，実在する肝静脈や腫瘍は観察できない．

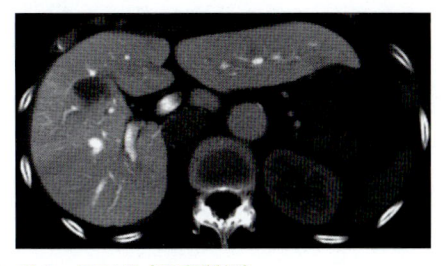

図6・54　CTAP（肝実質相）
肝実質が造影され，門脈血流のない腫瘍が低吸収域として観察できる．

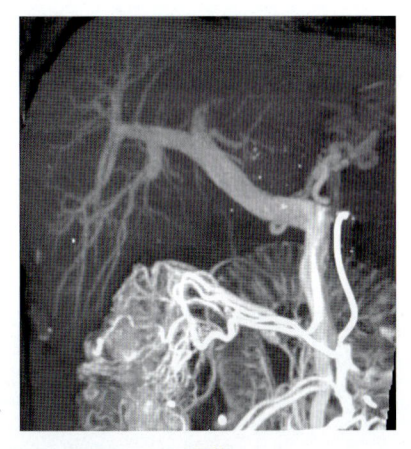

図6・55　CTAPのMIP画像

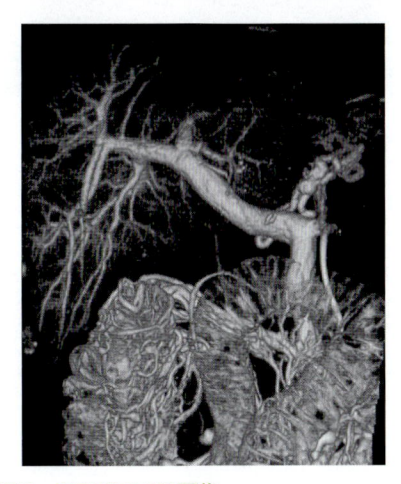

図6・56　CTAPの3D画像

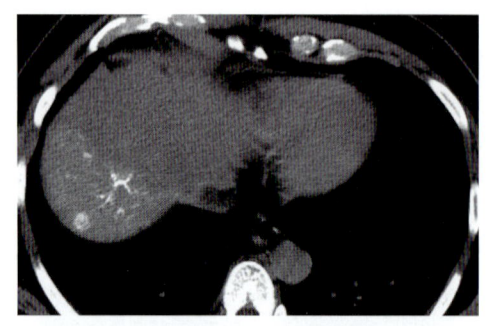

図6・57 CTHA
A：早期相（注入開始5秒後）
B：後期相（注入開始15秒後） 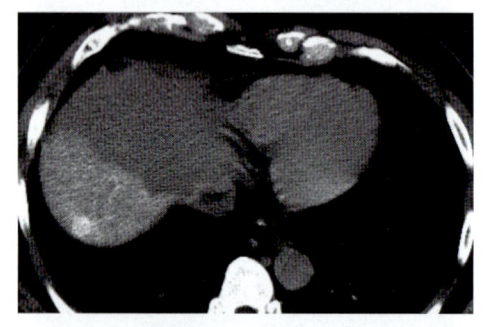
C：30秒後（注入開始30秒後） 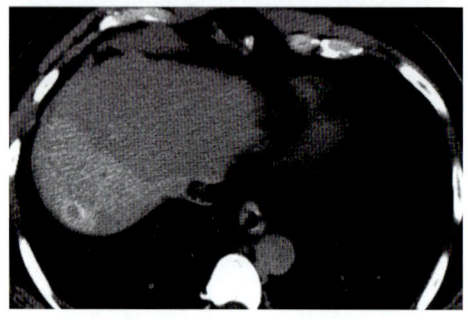

腫瘍濃染のはじめからwash out（洗い出し）して腫瘍の辺縁が濃染（コロナ濃染像）されている状態が観察できる．

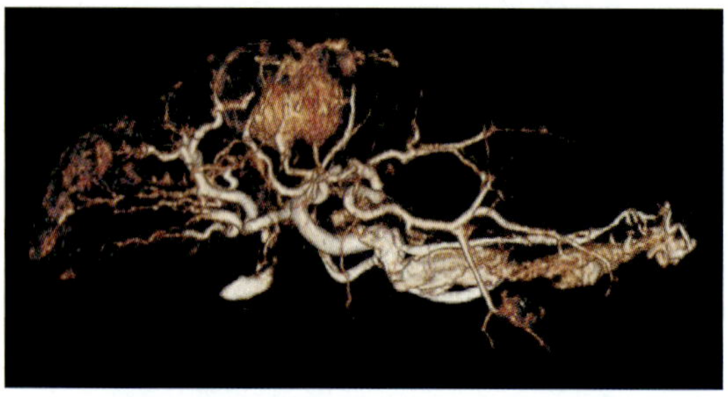

図6・58 CTHAの3D画像
腫瘍と血管の位置関係が良好に観察できる．

## 6・3・18　肝動脈造影下CT
### CT hepatic arteriography：CTHA

**1）撮像目的**

肝動脈造影CT（CT hepatic arteriography：CTHA）は，肝臓の腫瘍性病変での血流動態および血流分布を評価し，血流に富む小腫瘍の検出を目的とする（図6・57）．

**2）撮像のポイント**

固有肝動脈まで挿入したカテーテルから，造影剤を注入しながら撮像する．撮像タイミングが重要である．

**3）撮像条件**

管電圧（kV）：120
管電流（mA）：AEC使用（SD10）
スキャン速度（sec/rot）：0.5
ピッチファクタ：0.828
検出器：0.5mm×64
再構成スライス厚（mm）：5.0　再構成スライス間隔（mm）：5.0
再構成関数：軟部用

**4）造影条件**

50〜120mgI/mL程度に希釈した造影剤を1mL/sec程度で5〜15秒注入しながら撮像する．
撮像開始時間：腫瘍の染まる相（3〜5秒後）と，30秒後．

**5）画像表示条件**

肝臓が最良に観察できるWL，WW（WL70，WW160）で作成する．

**6）3Dスキャン**

再構成スライス厚を1.0mm程度に再構成し，血管の走行，腫瘍の栄養血管などを3D画像（図6・58）で観察する．

## 6・3・19　下肢血管 vascular of lower limb

**1）撮像目的**

腹部から下肢の動脈・静脈の閉塞，動脈瘤など血管病変の検出を目的とする．

**2）撮像のポイント**

血管の描出のため，造影剤の量，スキャンのスピード，タイミングなどに注意する必要がある．

**3）撮像条件**

管電圧（kV）：120
管電流（mA）：AEC使用（SD12）
スキャン速度（sec/rot）：0.5
ピッチファクタ：0.641（撮像時間が20〜30秒になるように設定）
検出器：0.5mm×64
再構成スライス厚（mm）：5.0　再構成スライス間隔（mm）：5.0
再構成関数：軟部用

# 医療科学社
# 診療放射線学辞典

**総編集：渡部 洋一・金森 勇雄**

― 推薦の辞 ―

公益社団法人　日本診療放射線技師会
会長　中澤靖夫

　この『診療放射線学辞典』は、診療放射線分野で活躍する診療放射線技師、医師、看護師、臨床検査技師、臨床工学技士、学生等が、診療・教育・研究分野で使用する用語18,200語を編纂した診療放射線学におけるわが国初の大辞典です。

　本書は長い間、診療放射線分野で活躍するメディカルスタッフに求められてきた辞典であり、その要望に応えることのできる素晴らしい『診療放射線学辞典』であると確信して本書の推薦をいたします。

## 放射線診療業務や学習に必須の専門用語、18,200語を掲載。診療放射線分野の広範囲な領域を簡素にズバリと解説。

診療画像検査にかかわる基礎から臨床分野はもとより、放射線に関連する物理、計測、生物、管理などの分野を、解剖図譜、臨床画像、撮影ポジショニング、その他の図表などを豊富に掲載し、わかりやすく解説。その他、全用語検索可能な付録CD付（Windows用）。

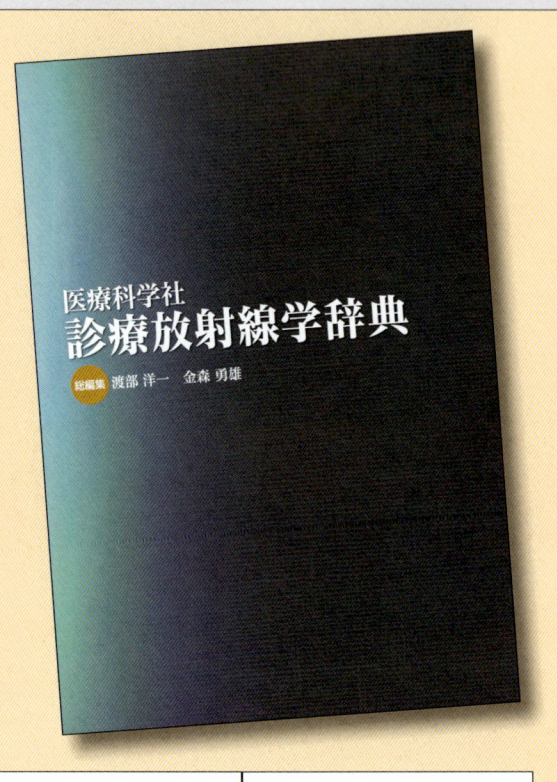

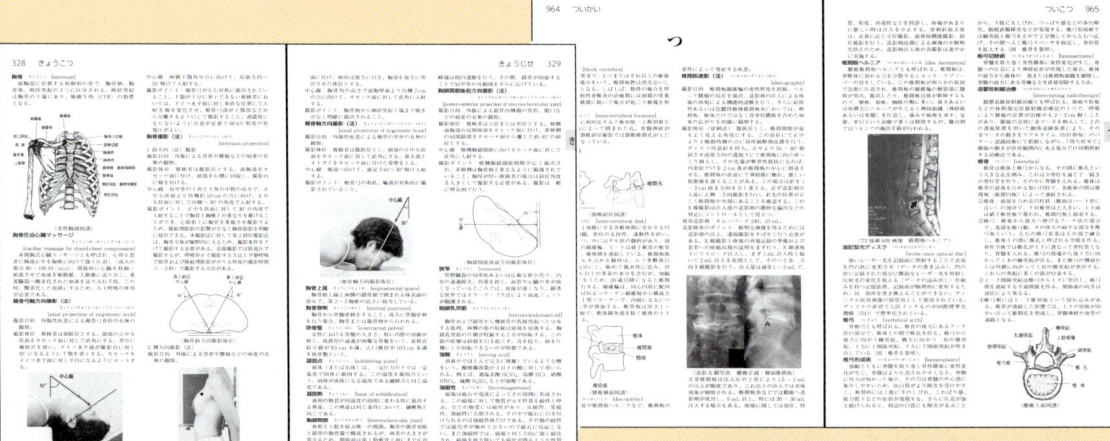

**付録CD付（全文検索）**

● A5判・1,704頁・箱装　　● 定価（本体 15,000 円＋税）　　● ISBN978-4-86003-492-4

---

**医療科学社**

〒113-0033　東京都文京区本郷 3 丁目 11-9
TEL 03-3818-9821　FAX 03-3818-9371　郵便振替 00170-7-656570
ホームページ　http://www.iryokagaku.co.jp

本の内容はホームページでご覧いただけます
本書のお求めは
WEB書店、最寄りの書店にお申し込みください。

4) 造影条件

　注入量：600mgI/kg以下　注入時間：30秒

　撮像開始時間：動脈はボーラストラッキング法を使用する．膝窩動脈にてモニタリングをし，動脈に造影剤が確認できたら撮像開始するとよい．静脈は平衡相3～5分後に撮像開始（ボーラストラッキング法を使用することもあり）．または，足背より造影（下肢を駆血）する．

5) 画像表示条件

　血管がよく観察できるウインドウレベル（window level：WL），ウインドウ幅（window width：WW）（WL100，WW650）で作成する．

6) 3Dスキャン（図6・59，図6・60）

　再構成スライス厚を1.0mm程度に再構成し，下肢全体の3D，MIPと骨抜きの3D，MIP，MPRなどを作成する．

## 6・3・20　冠動脈 coronary CT

1) 撮像目的

　冠動脈の器質的狭窄病変の存在，冠動脈バイパスグラフト術後の評価．

2) 撮像のポイント

　心電同期撮像を行うため，心拍数（hart rate：HR）のコントロール，息止めが重要となる．

3) 撮像条件

　HRが65BPM以下となるようにβ遮断薬（β-blocker）を使用することが望ましい．

　管電圧（kV）：120
　管電流（mA）：AEC使用
　スキャン速度（sec/rot）：0.3～0.4（HRにより決定）
　ピッチファクタ：0.1～0.2程度（HRにより決定）
　検出器：0.5mm×64
　再構成スライス厚（mm）：0.5　再構成スライス間隔（mm）：0.25
　再構成関数：血管用

4) 造影条件

　注入速度：22～25mgI/kg/sec.
　注入時間：撮像時間+α
　撮像開始時間：テストインジェクション法またはボーラストラッキング法にて決定

5) 画像表示条件

　血管がよく観察できるウインドウレベル（window level：WL），ウインドウ幅（window width：WW）（WL100，WW650）で作成する．

6) 3Dスキャン

　心臓全体の3D，MIP，と各冠動脈のCPR，Cross section viewなどを作成す．

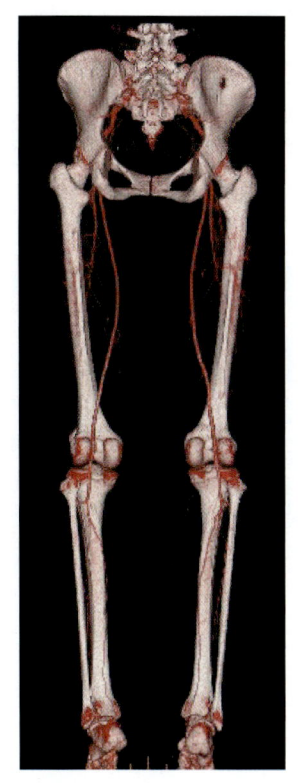

図6・59　下肢動脈の3D画像
注入開始40秒後．

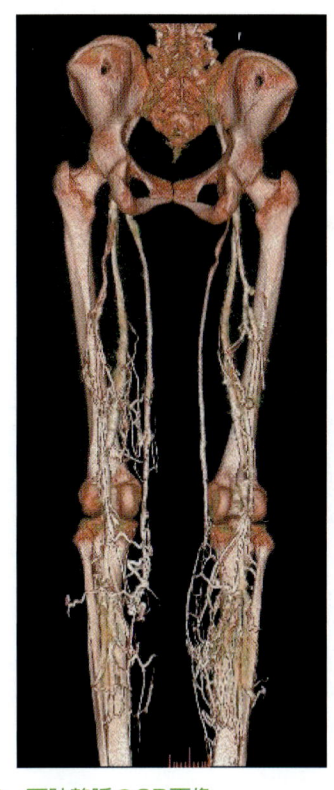

図6・60　下肢静脈の3D画像
足背静脈より注入後7秒．

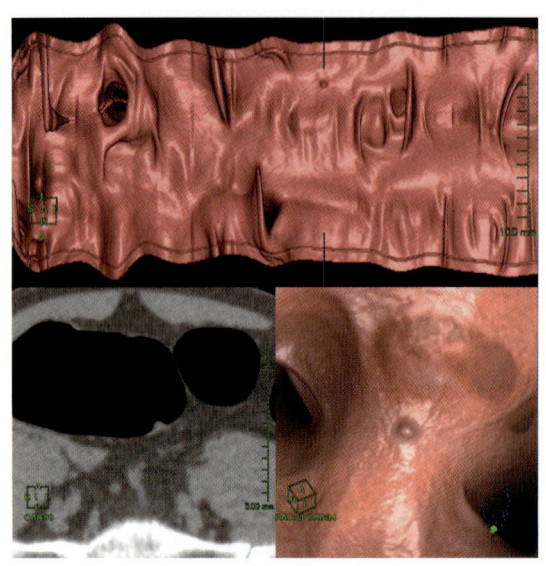

図6・61　大腸CT画像

## 6・3・21　CTコロノグラフィ CT colonography

### 1）撮像目的
大腸内の病変（ポリープ等）の検出，評価．プラスαとして大腸以外の腹部臓器（肝臓，腎臓など）の評価．

### 2）撮像のポイント
腸管内の洗浄と腸管の拡張が重要．前処置法としては，ブラウン変法やゴライテリー法を用い，残渣や腸液をなくす．腸管の蠕動を抑えるために検査直前に抗コリン剤を筋注し，その後腸管拡張のための炭酸ガスを注入するためのカテーテルを肛門に挿入し，ガスを送気する．炭酸ガス送気装置の自動調節によって持続的に炭酸ガスの送気を腸管内圧に合わせコントロールして行う（1,200～2,000mL注入）．腹臥位と仰臥位の2体位撮影し残渣等，描出不良部分を相互補完し，偽像や盲点排除を行うのが基本である．

### 3）撮像条件
管電圧（kV）：120
管電流（mA）：AEC使用（SD15）
スキャン速度（sec/rot）：0.5
ピッチファクタ：0.828
検出器：0.5mm×64
再構成スライス厚（mm）：0.5　再構成スライス間隔（mm）：0.5
再構成関数：軟部用

### 4）造影条件
注入量：600mgI/kg以下　注入時間：30秒
撮像開始時間
動脈相：影剤注入開始30～40秒（ボーラストラッキング法を使用），
門脈相：造影剤注入開始から80秒前後，
平衡相：造影剤注入開始から300秒，場合によっては10～20分の遅延像を追加．

### 5）画像表示条件
消化管の観察できるWL，WW（WL10，WW350）

### 6）3Dスキャン（図6・61）
大腸全体の仮想内視鏡像，大腸の展開図，MPRなどを作成する．

## 第6章　参考文献

1) 造影剤要覧25. SCHERING；2005. 4-6.
2) 市川智章・他. CT造影理論. 医学書院；2004. 1-13, 117-119, 200.
3) Fischer W H, et al. Radiology. 91, 66-73, 1968.
4) Hirotsugu Munechika, et al. European Radiology. 13, 185-194, 2003.
5) Katayama H, et al. Radiology. 175(3), 621-628, 1990.
6) 白石昭彦・著, 桑島良平・監修. 知っておきたい造影剤の副作用ハンドブック. ピラールプレス, 2010.
7) (社)日本医学放射線学会医療事故防止委員会. 造影剤血管内投与のリスクマネジメント（坂本篤裕. 造影剤の副作用の治療法）. 15-24, 2006.

# 第7章
# CT画像解剖図譜
# CT anatomy

7・1 頭部 head
7・2 頸部 neck
7・3 胸部 chest
7・4 腹部 abdomen
7・5 骨盤 pelvis
7・6 胸部冠状断・矢状断
7・7 胸腹部冠状断

# 7・1 頭部 head

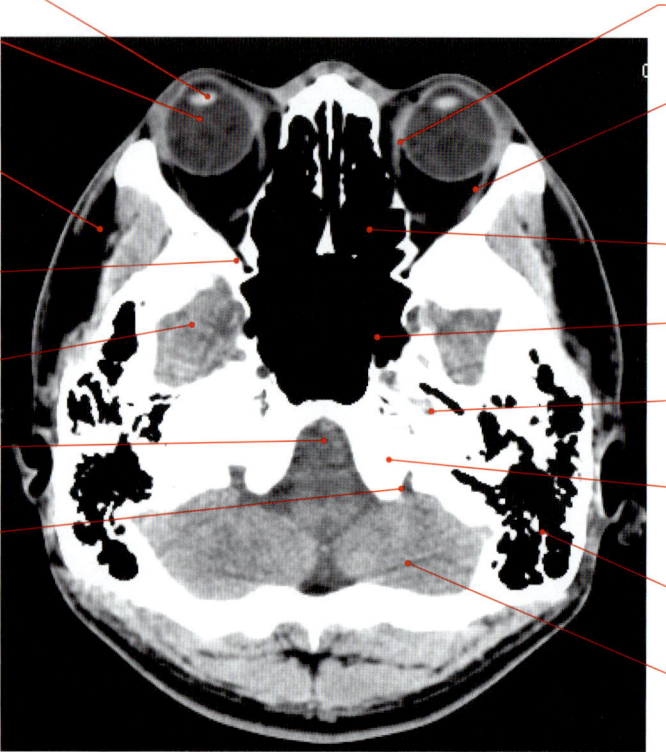

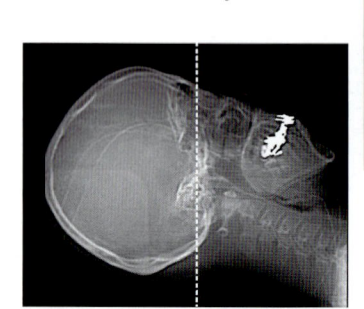

### 7・1・1 脳 brain

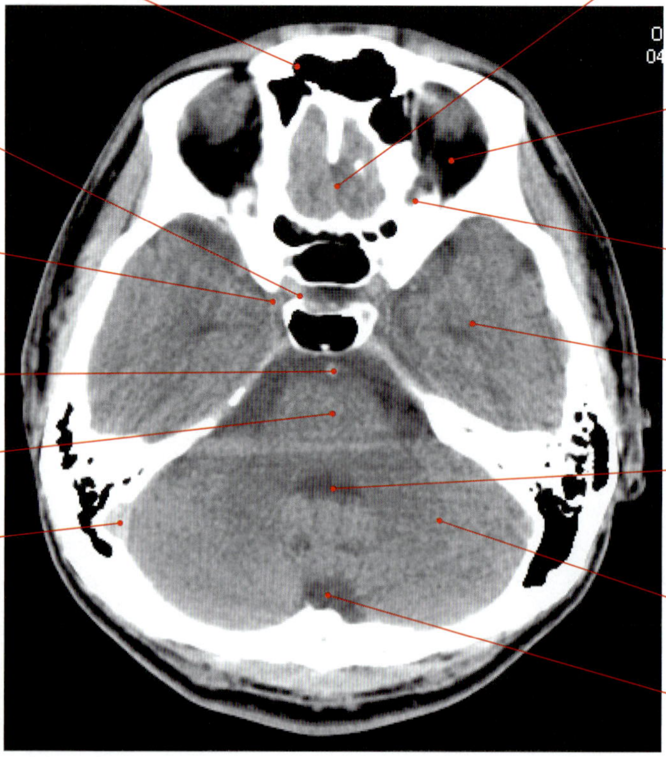

- 水晶体 crystalline lens
- 眼球 eye ball
- 側頭筋 temporal muscle
- 上眼窩裂 superior orbital fissure
- 側頭葉 temporal lobe
- 延髄 medulla oblongata
- 顆管 condylar canal
- 内側直筋 medical rectus muscle
- 外側直筋 lateral rectus muscle
- 篩骨洞 ethmoid sinus
- 蝶形骨洞 sphenoid sinus
- 頸動脈管 lacerated foramen
- 側頭骨葉岩様部 petrous part of temporal bone
- 乳突蜂巣 mastoid aircells
- 小脳半球 cerebellar hemisphere

### 7・1・2 脳 brain

- 前頭洞 frontal sinus
- トルコ鞍 sella turcica
- 後床突起 posterior clinoid process
- 脳底動脈 basilar artery
- 橋 pons
- S状静脈洞 sigmoid sinus
- 前頭葉 frontal lobe
- 眼窩 orbita
- 視神経 optic nerve
- 側頭葉 temporal lobe
- 第四脳室 fourth ventricle
- 小脳半球 cerebellar hemisphere
- 小脳虫部 vermis of cerebellum

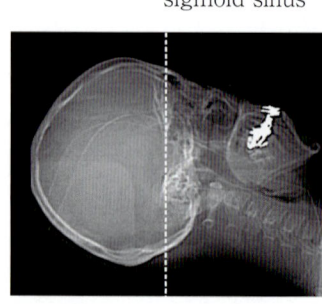

## 7・1・3 脳 brain

Labels (left side):
- 上前頭回 superior frontal gyrus
- 下前頭回 inferior frontal gyrus
- 前大脳動脈 anterior cerebral artery
- 中大脳動脈 middle cerebral artery
- 後大脳動脈 posterior cerebral artery
- 下側頭回 inferior temporal gyrus
- S状静脈洞 sigmoid sinus
- 小脳半球 celebellar hemisphere

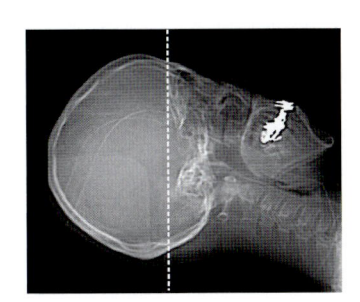

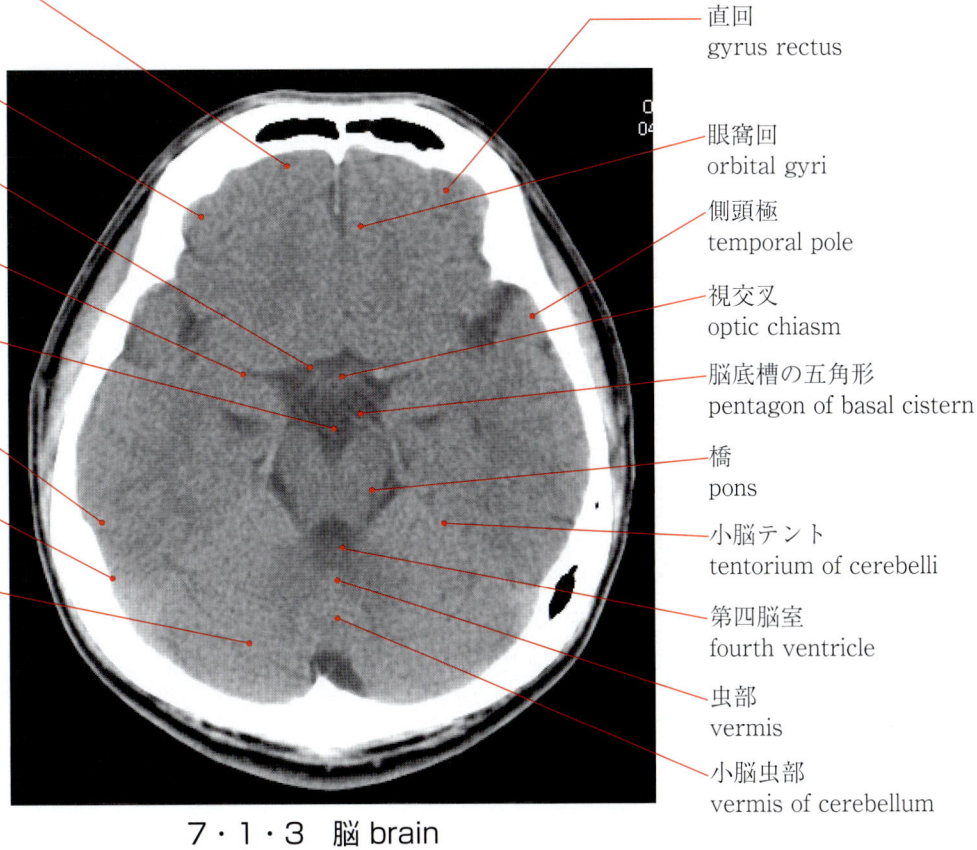

Labels (right side):
- 直回 gyrus rectus
- 眼窩回 orbital gyri
- 側頭極 temporal pole
- 視交叉 optic chiasm
- 脳底槽の五角形 pentagon of basal cistern
- 橋 pons
- 小脳テント tentorium of cerebelli
- 第四脳室 fourth ventricle
- 虫部 vermis
- 小脳虫部 vermis of cerebellum

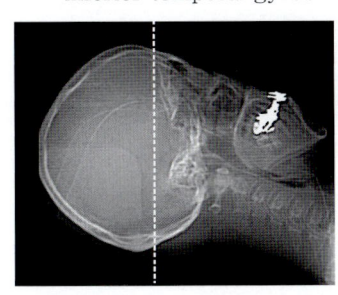

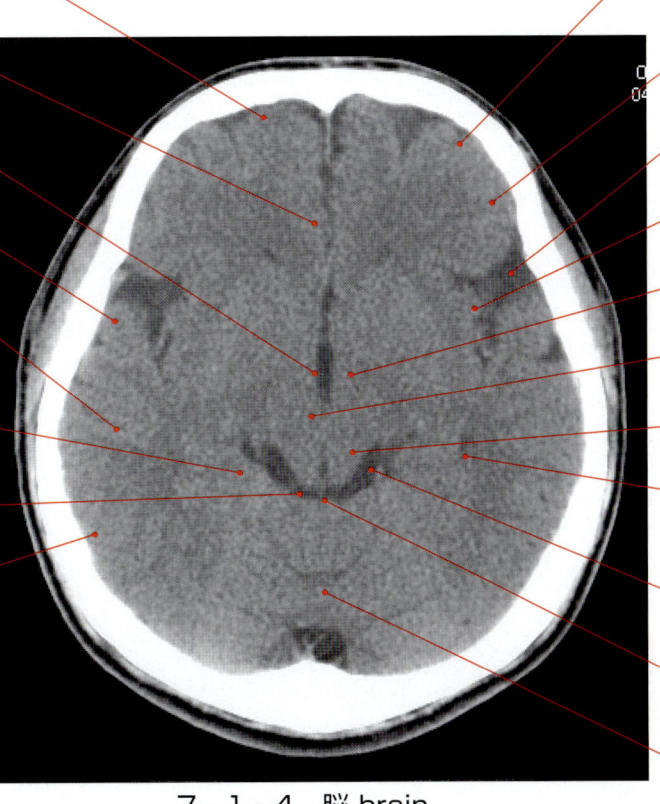

## 7・1・4 脳 brain

Labels (left side):
- 上前頭回 superior frontal gyrus
- 直回 gyrus rectus
- 第三脳室 third ventricle
- 上側頭回 superior temporal gyrus
- 中側頭回 middle temporal gyrus
- 海馬傍回 parahippocampal gyrus
- 第四脳室 fourth ventricle
- 下側頭回 inferior temporal gyrus

Labels (right side):
- 中前頭回 middle frontal gyrus
- 下前頭回 inferior frontal gyrus
- 外側溝 lateral sulcus (sylvian fissure)
- 島 insula
- 視床下部 hypothalamus
- 大脳脚 cerebral peduncle
- 中脳 midbrain
- 側脳室下角 emporal horn of lateral venticule
- 迂回槽 cistern ambiens
- 四丘体槽 quadrigeminal cistern
- 小脳虫部 vermis of cerebellum

第7章 CT画像解剖図譜

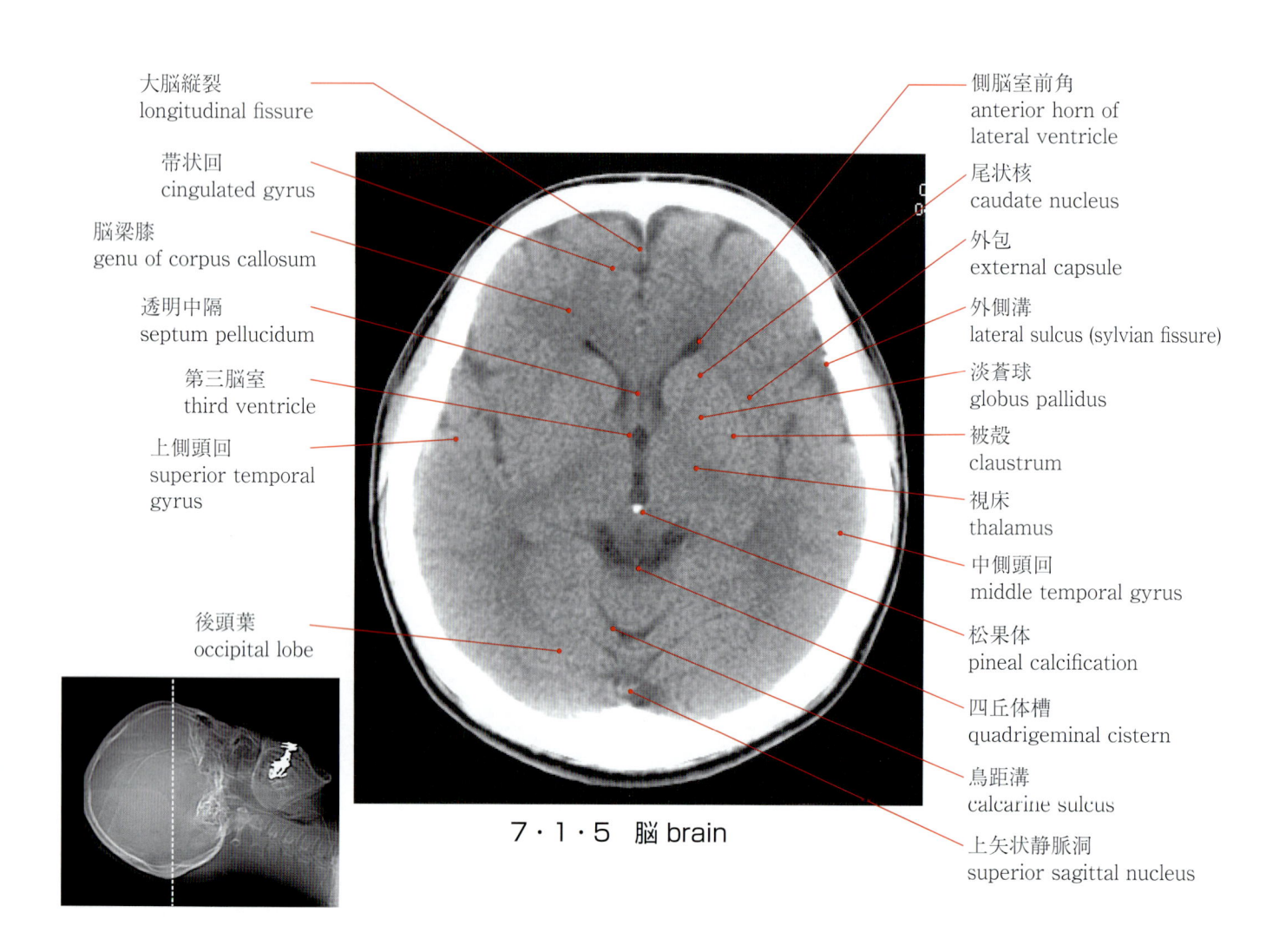

大脳縦裂 longitudinal fissure
帯状回 cingulated gyrus
脳梁膝 genu of corpus callosum
透明中隔 septum pellucidum
第三脳室 third ventricle
上側頭回 superior temporal gyrus
後頭葉 occipital lobe

側脳室前角 anterior horn of lateral ventricle
尾状核 caudate nucleus
外包 external capsule
外側溝 lateral sulcus (sylvian fissure)
淡蒼球 globus pallidus
被殻 claustrum
視床 thalamus
中側頭回 middle temporal gyrus
松果体 pineal calcification
四丘体槽 quadrigeminal cistern
鳥距溝 calcarine sulcus
上矢状静脈洞 superior sagittal nucleus

7・1・5　脳 brain

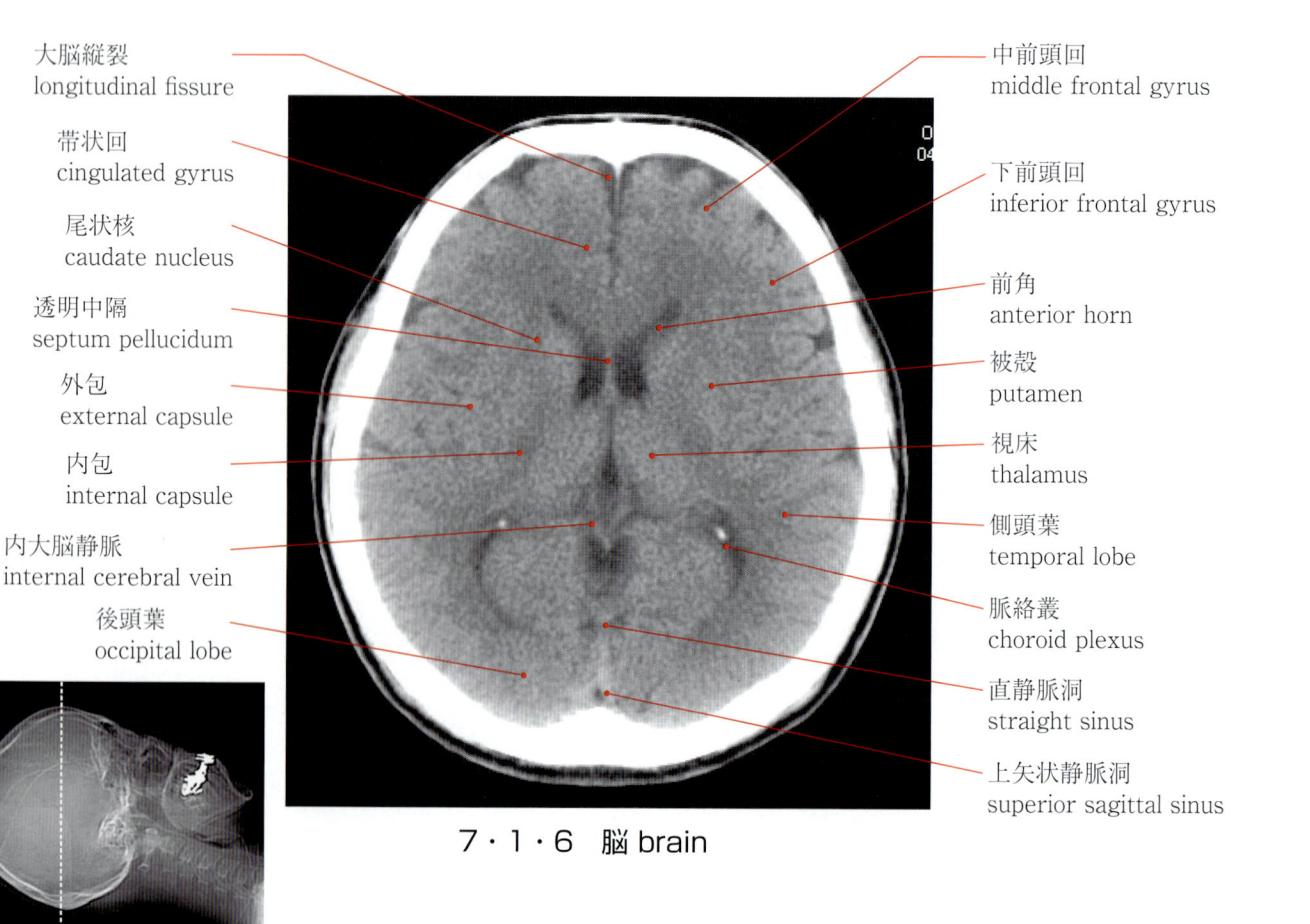

大脳縦裂 longitudinal fissure
帯状回 cingulated gyrus
尾状核 caudate nucleus
透明中隔 septum pellucidum
外包 external capsule
内包 internal capsule
内大脳静脈 internal cerebral vein
後頭葉 occipital lobe

中前頭回 middle frontal gyrus
下前頭回 inferior frontal gyrus
前角 anterior horn
被殻 putamen
視床 thalamus
側頭葉 temporal lobe
脈絡叢 choroid plexus
直静脈洞 straight sinus
上矢状静脈洞 superior sagittal sinus

7・1・6　脳 brain

120　最新・X線CTの実践

7・1・7 脳 brain

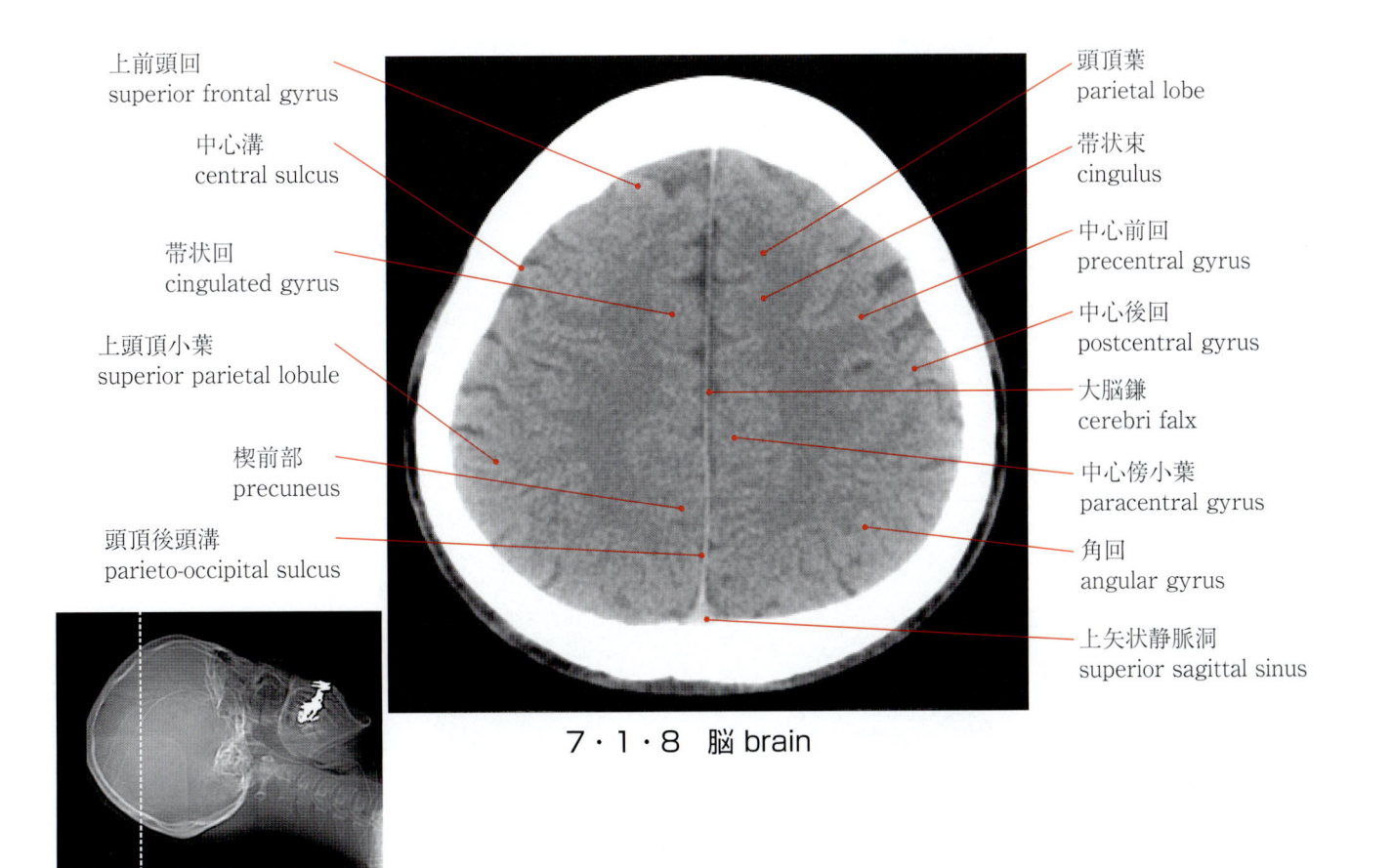

7・1・8 脳 brain

第7章 CT画像解剖図譜 121

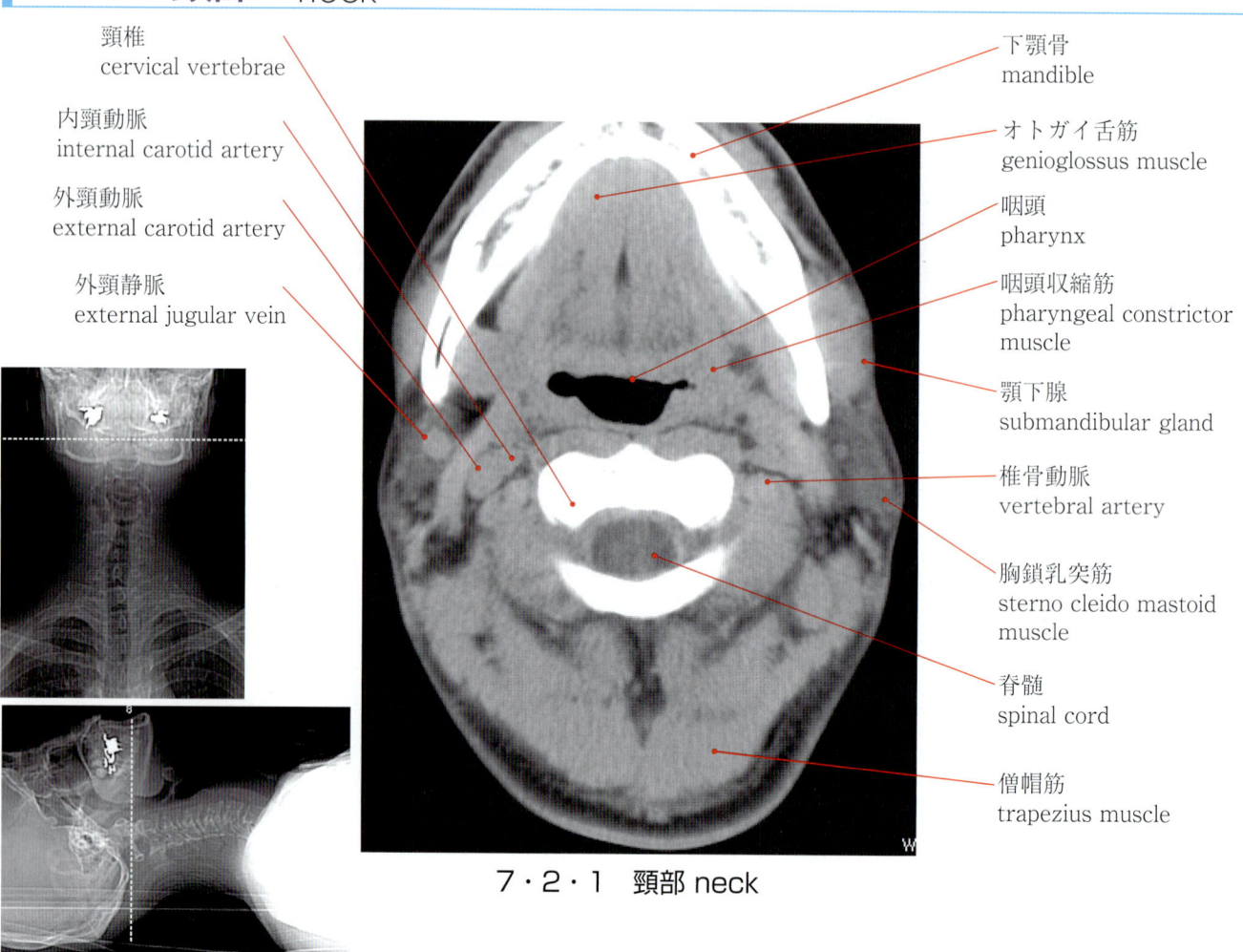

# 7・2 頸部 neck

**7・2・1 頸部 neck**

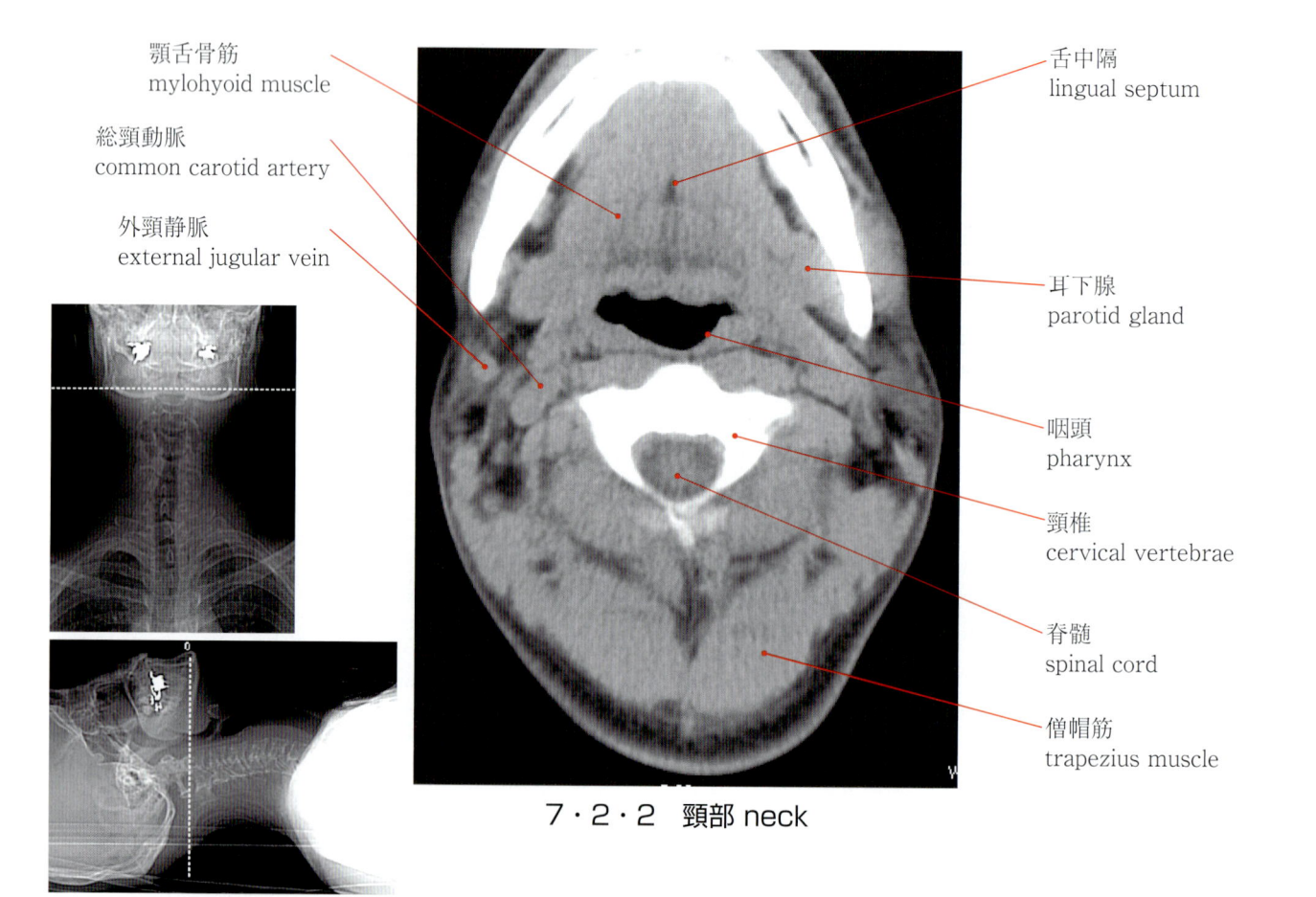

- 頸椎 cervical vertebrae
- 内頸動脈 internal carotid artery
- 外頸動脈 external carotid artery
- 外頸静脈 external jugular vein
- 下顎骨 mandible
- オトガイ舌筋 genioglossus muscle
- 咽頭 pharynx
- 咽頭収縮筋 pharyngeal constrictor muscle
- 顎下腺 submandibular gland
- 椎骨動脈 vertebral artery
- 胸鎖乳突筋 sterno cleido mastoid muscle
- 脊髄 spinal cord
- 僧帽筋 trapezius muscle

**7・2・2 頸部 neck**

- 顎舌骨筋 mylohyoid muscle
- 総頸動脈 common carotid artery
- 外頸静脈 external jugular vein
- 舌中隔 lingual septum
- 耳下腺 parotid gland
- 咽頭 pharynx
- 頸椎 cervical vertebrae
- 脊髄 spinal cord
- 僧帽筋 trapezius muscle

|  |  |
|---|---|
| 舌骨 | hyoid bone |
| 総頸動脈 | common carotid artery |
| 外頸静脈 | external jugular vein |
| 顎下腺 | submandibular gland |
| 喉頭蓋谷 | vallecula epigllotica |
| 喉頭口 | aditus larynges |
| 内頸静脈 | internal jugular vein |
| 脊髄 | spinal cord |
| 頸椎 | cervical vertebrae |
| 僧帽筋 | trapezius muscle |

7・2・3　頸部 neck

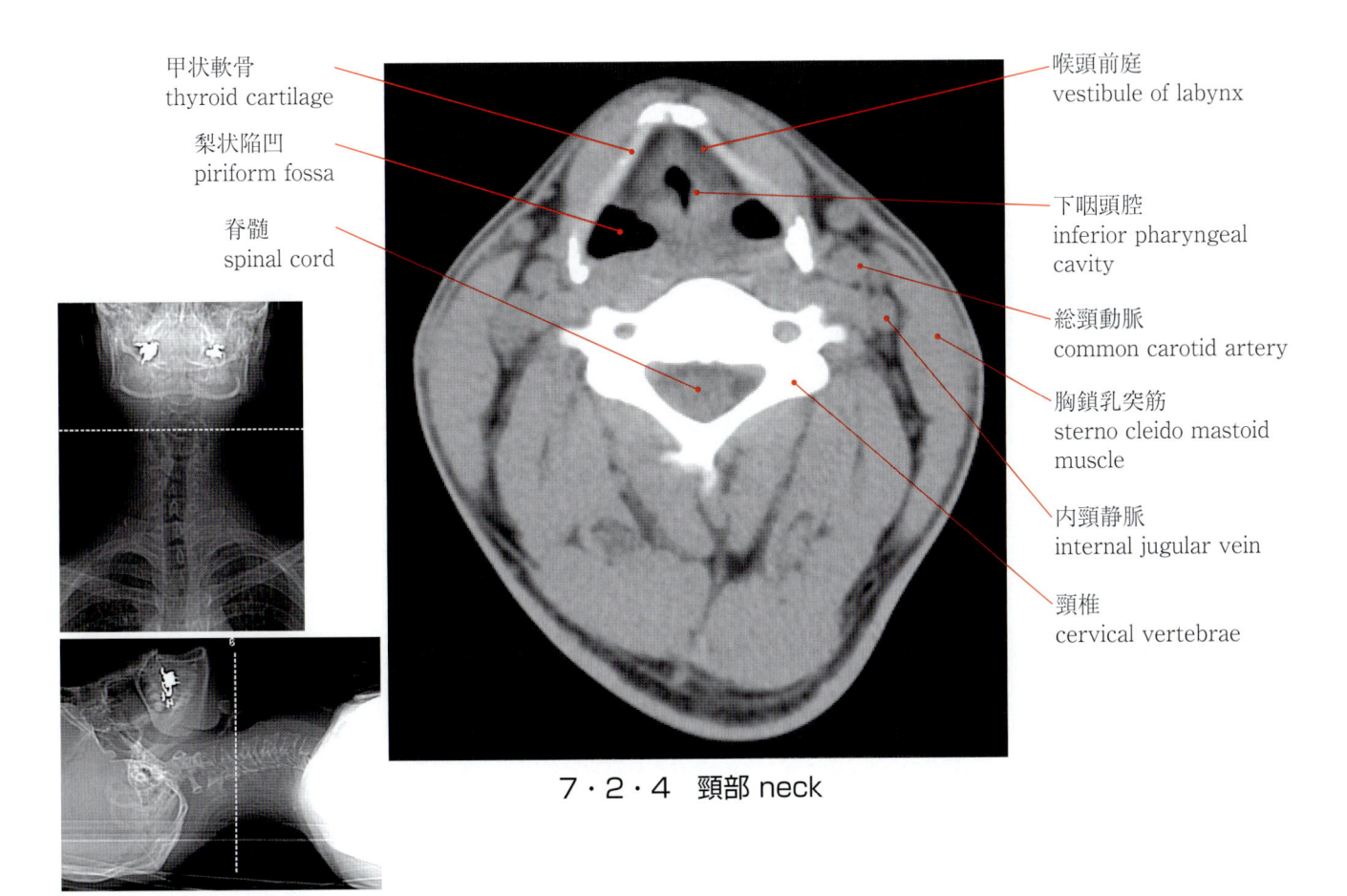

|  |  |
|---|---|
| 甲状軟骨 | thyroid cartilage |
| 梨状陥凹 | piriform fossa |
| 脊髄 | spinal cord |
| 喉頭前庭 | vestibule of labynx |
| 下咽頭腔 | inferior pharyngeal cavity |
| 総頸動脈 | common carotid artery |
| 胸鎖乳突筋 | sterno cleido mastoid muscle |
| 内頸静脈 | internal jugular vein |
| 頸椎 | cervical vertebrae |

7・2・4　頸部 neck

第7章　CT画像解剖図譜　123

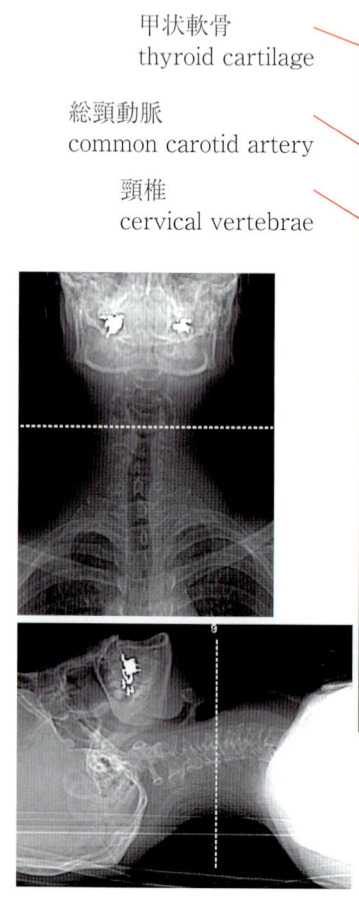

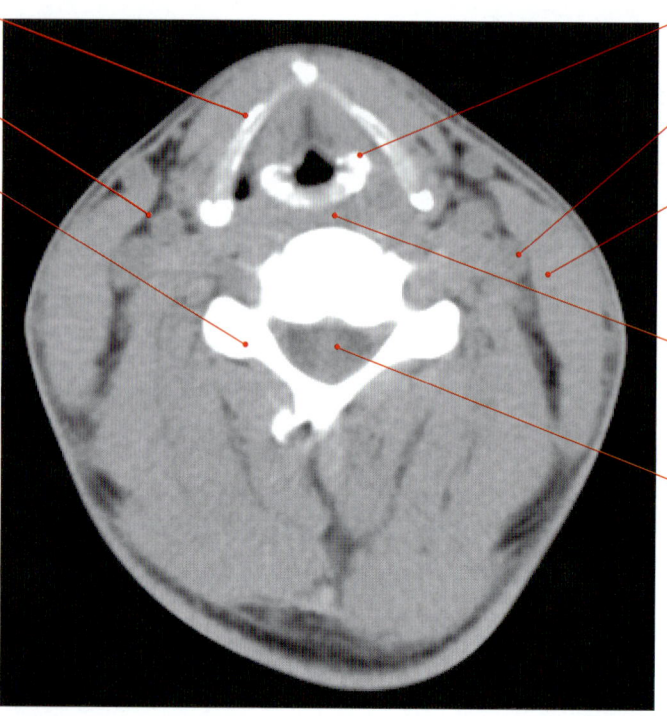

甲状軟骨
thyroid cartilage

総頸動脈
common carotid artery

頸椎
cervical vertebrae

輪状軟骨
cricoid cartilage

内頸静脈
internal jugular vein

胸鎖乳突筋
sterno cleido mastoid muscle

食道
esophagus

脊髄
spinal cord

7・2・5 頸部 neck

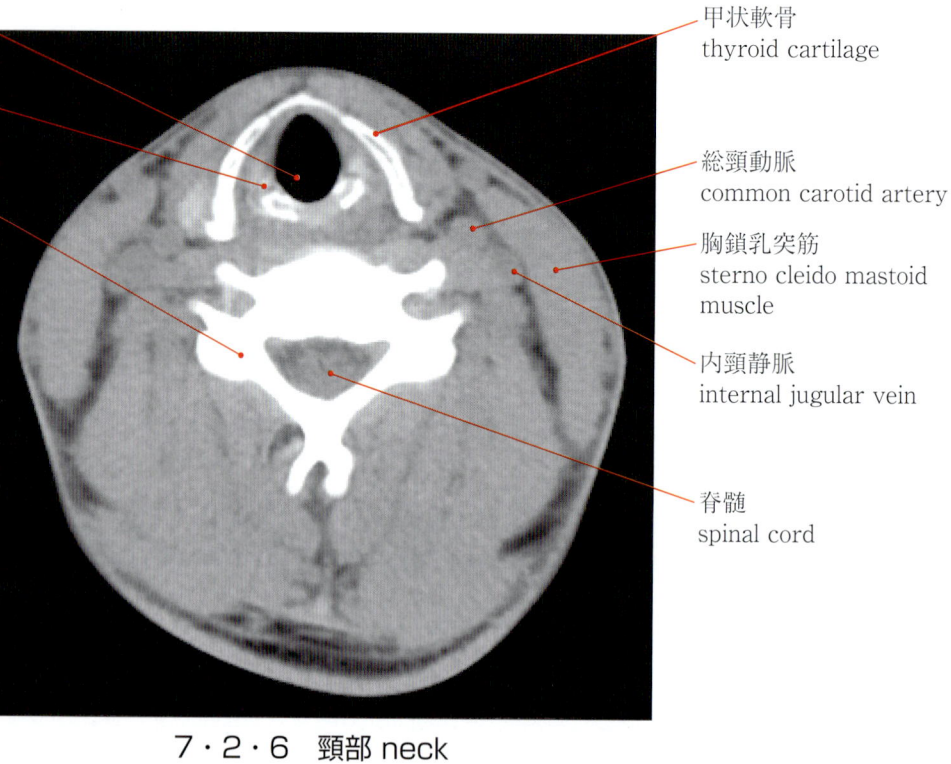

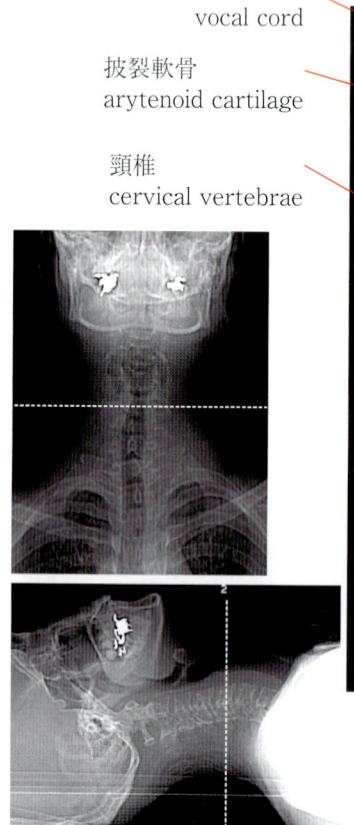

声帯
vocal cord

披裂軟骨
arytenoid cartilage

頸椎
cervical vertebrae

甲状軟骨
thyroid cartilage

総頸動脈
common carotid artery

胸鎖乳突筋
sterno cleido mastoid muscle

内頸静脈
internal jugular vein

脊髄
spinal cord

7・2・6 頸部 neck

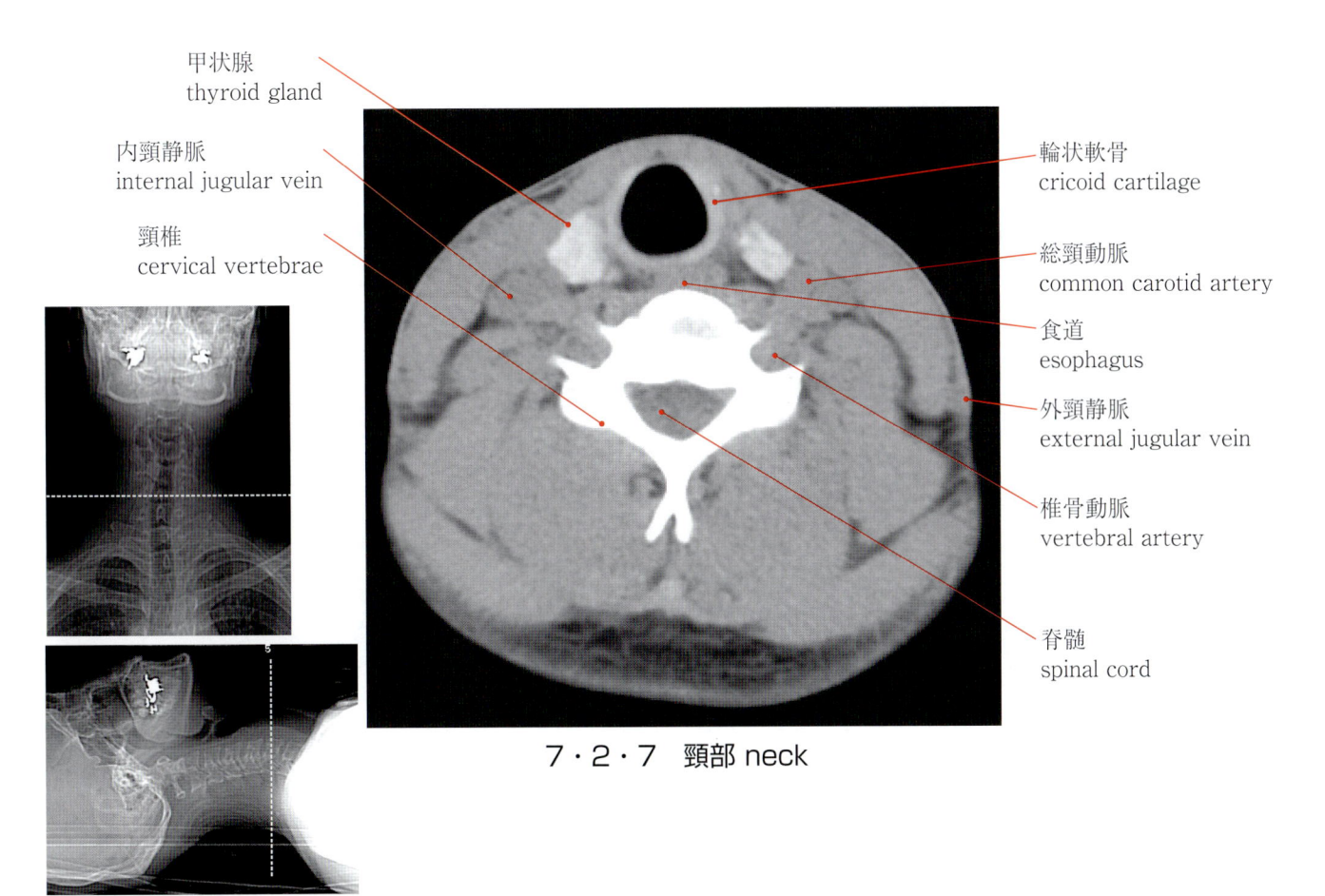

7・2・7　頸部 neck

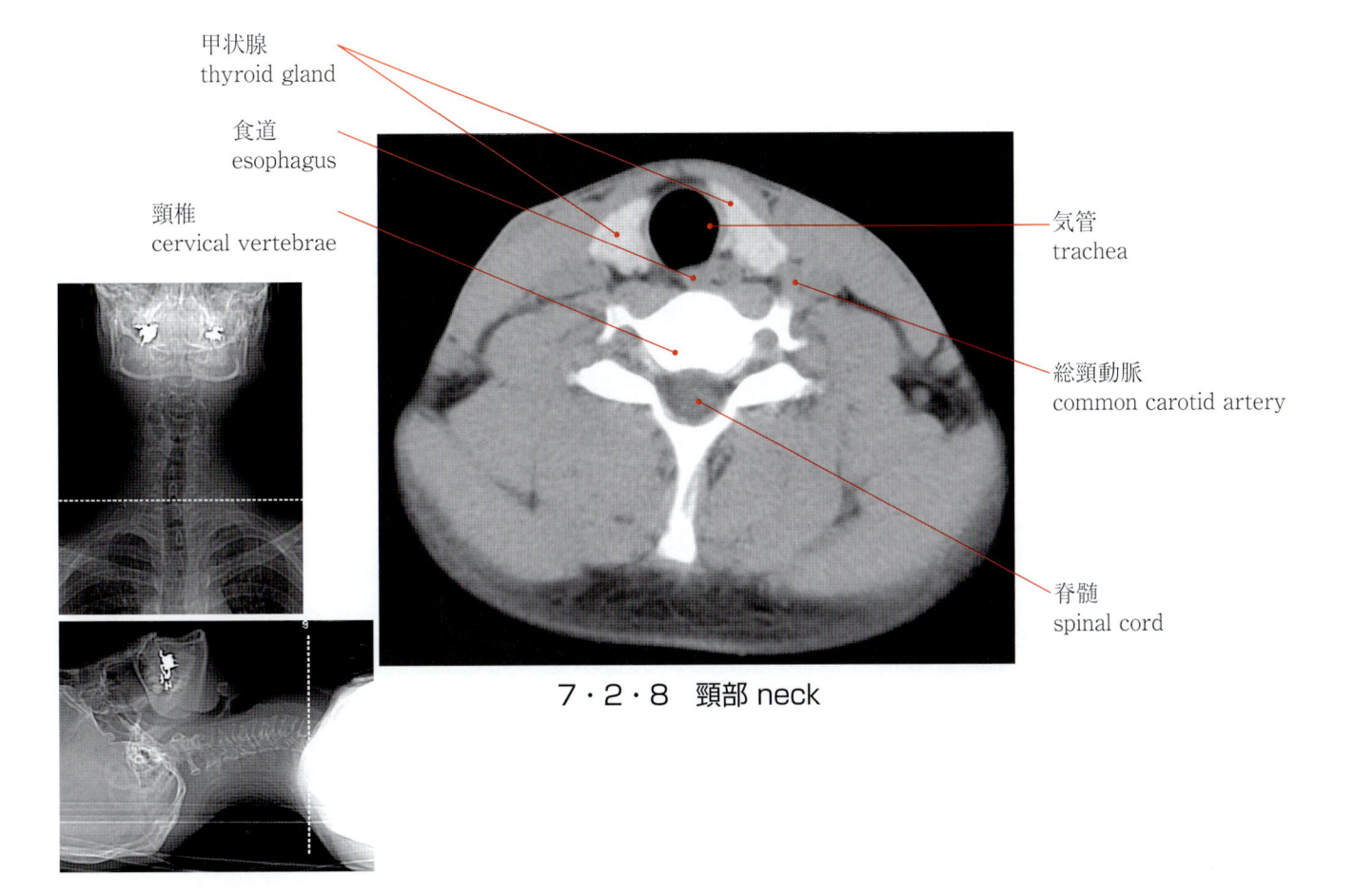

7・2・8　頸部 neck

第7章　CT画像解剖図譜

## 7・3 胸部 chest

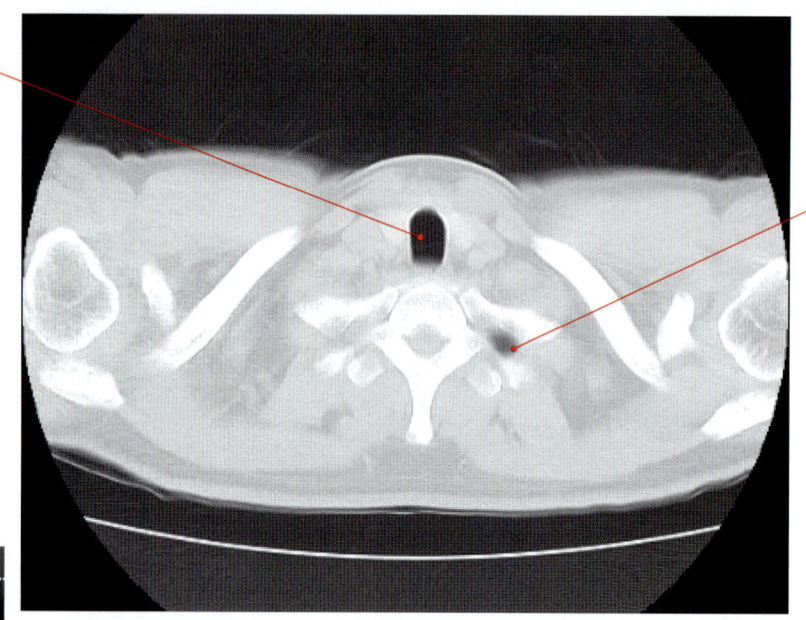

7・3・1・1 肺野 lung

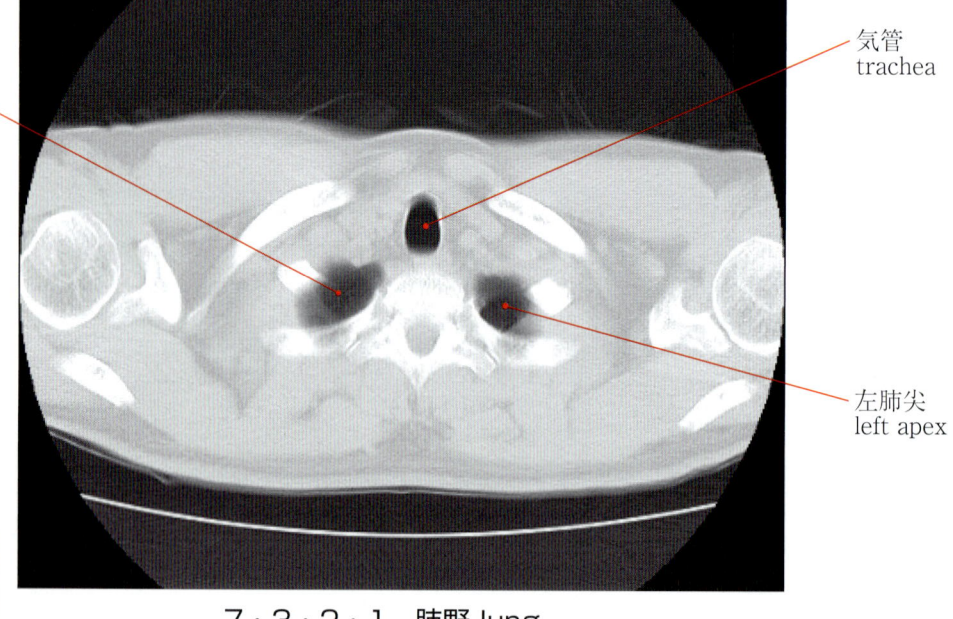

- 気管 trachea
- 左肺尖 left apex

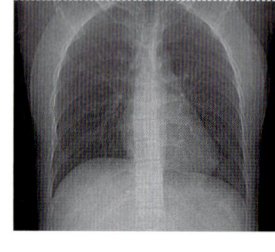

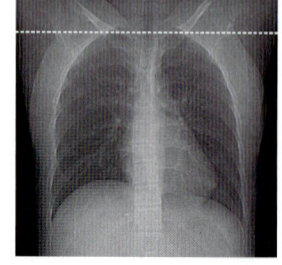

7・3・2・1 肺野 lung

- 気管 trachea
- 右肺尖 right apex
- 左肺尖 left apex

126 最新・X線CTの実践

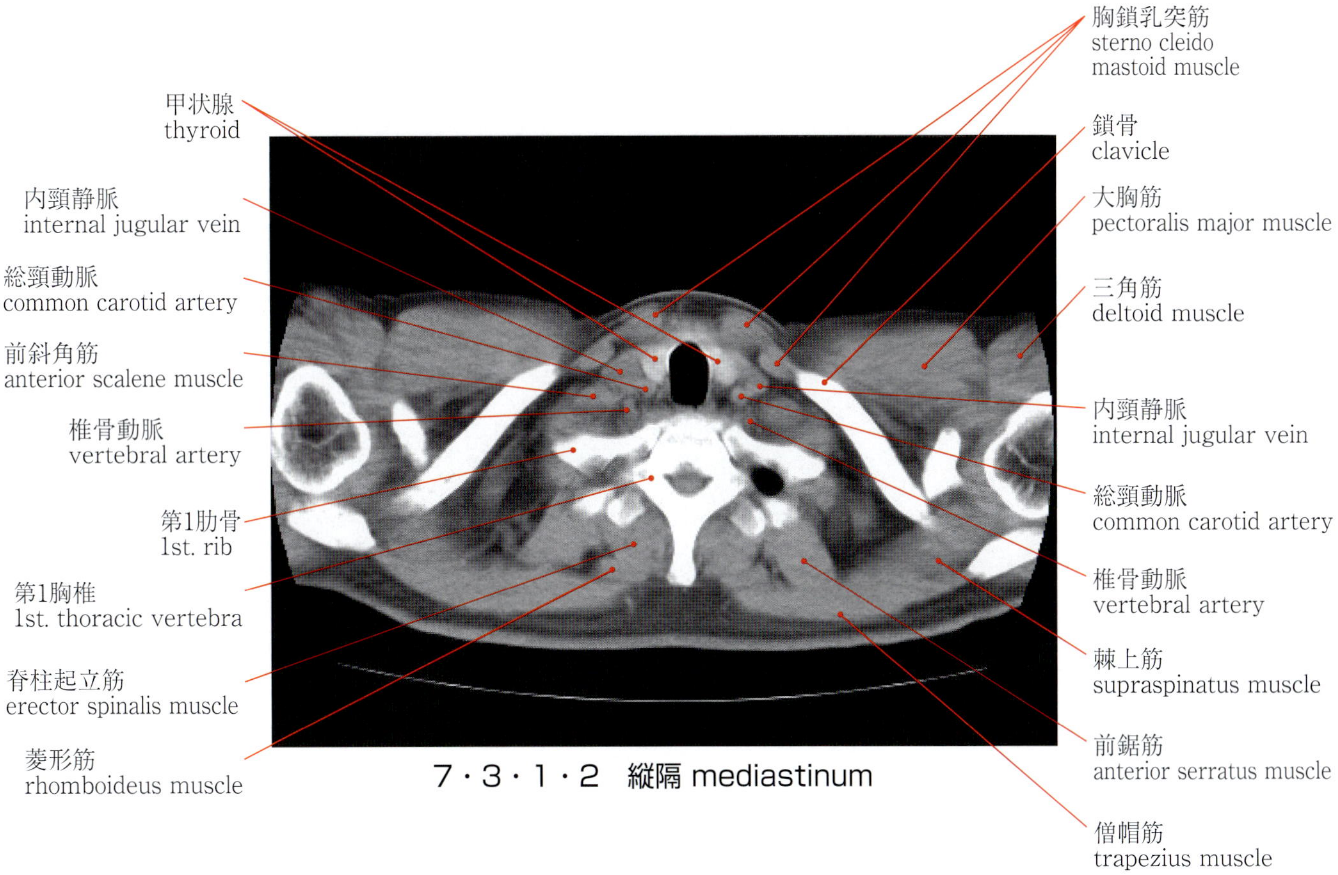

7・3・1・2　縦隔 mediastinum

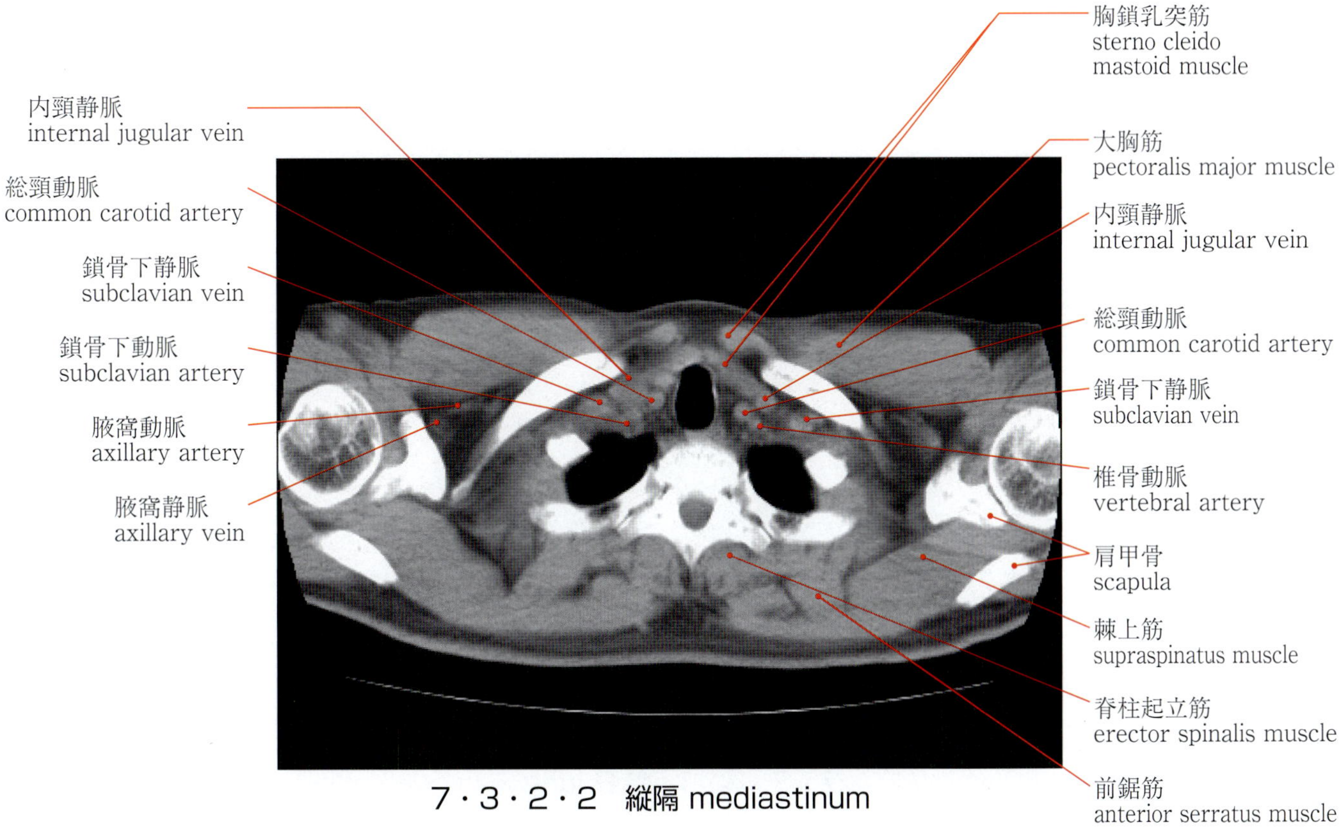

7・3・2・2　縦隔 mediastinum

第7章　CT画像解剖図譜　127

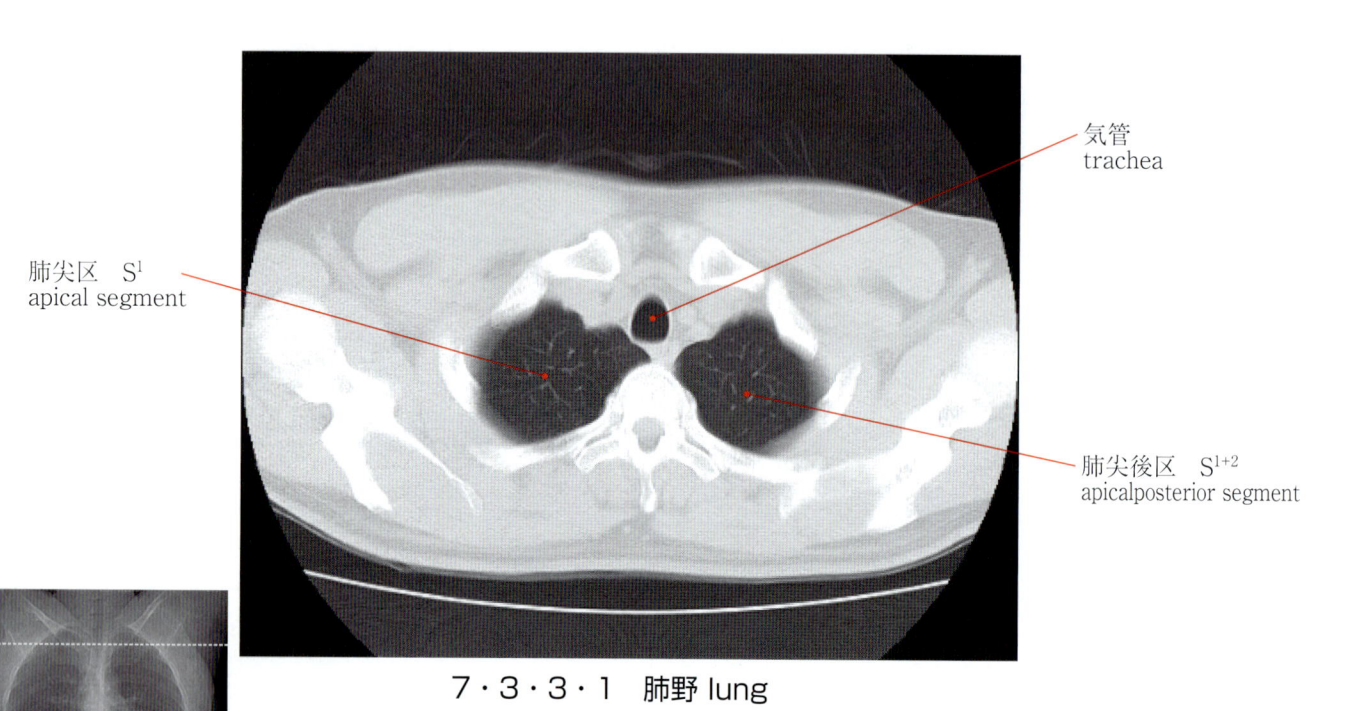

7・3・3・1 肺野 lung

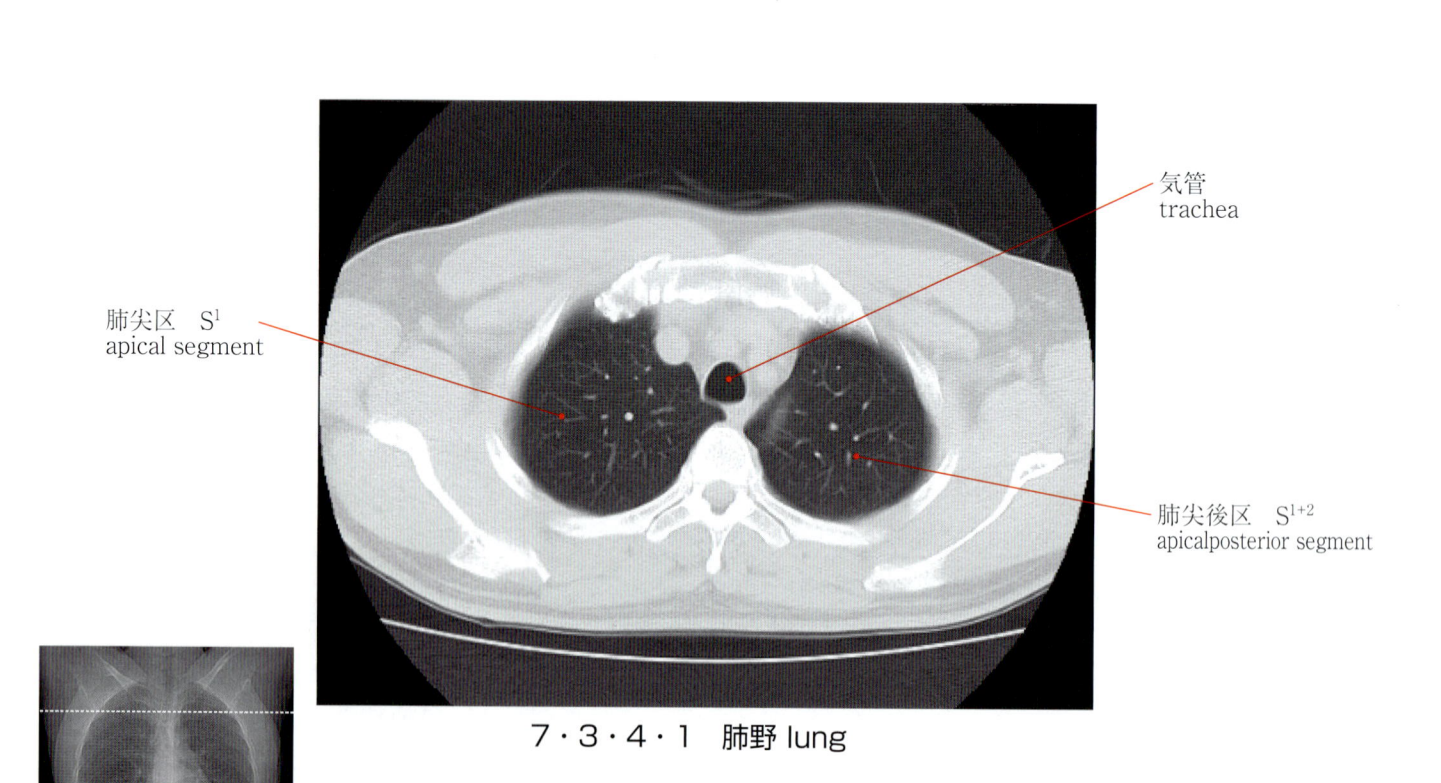

- 気管 trachea
- 肺尖区 S¹ apical segment
- 肺尖後区 S¹⁺² apicalposterior segment

7・3・4・1 肺野 lung

- 気管 trachea
- 肺尖区 S¹ apical segment
- 肺尖後区 S¹⁺² apicalposterior segment

128 最新・X線CTの実践

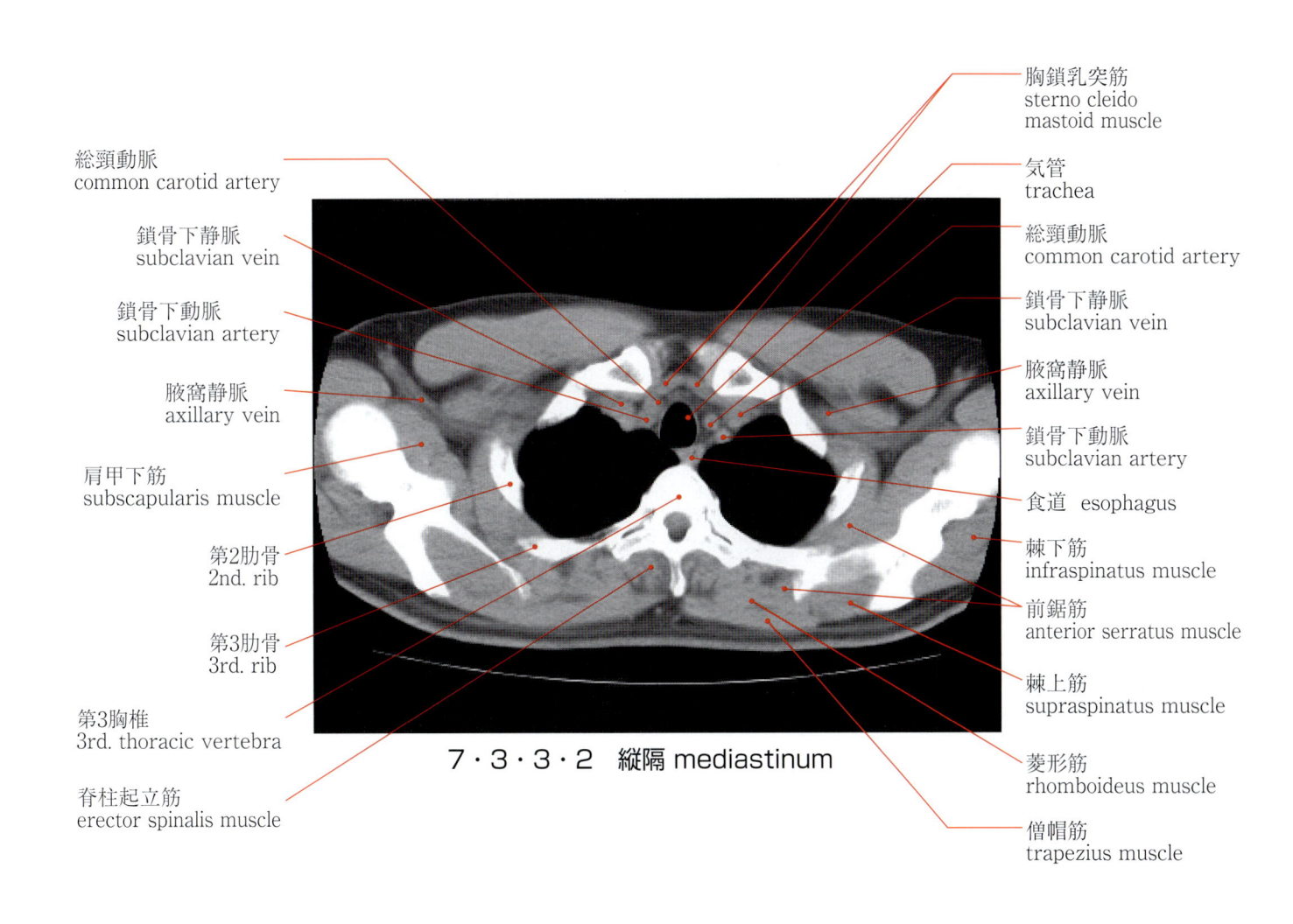

7・3・3・2 縦隔 mediastinum

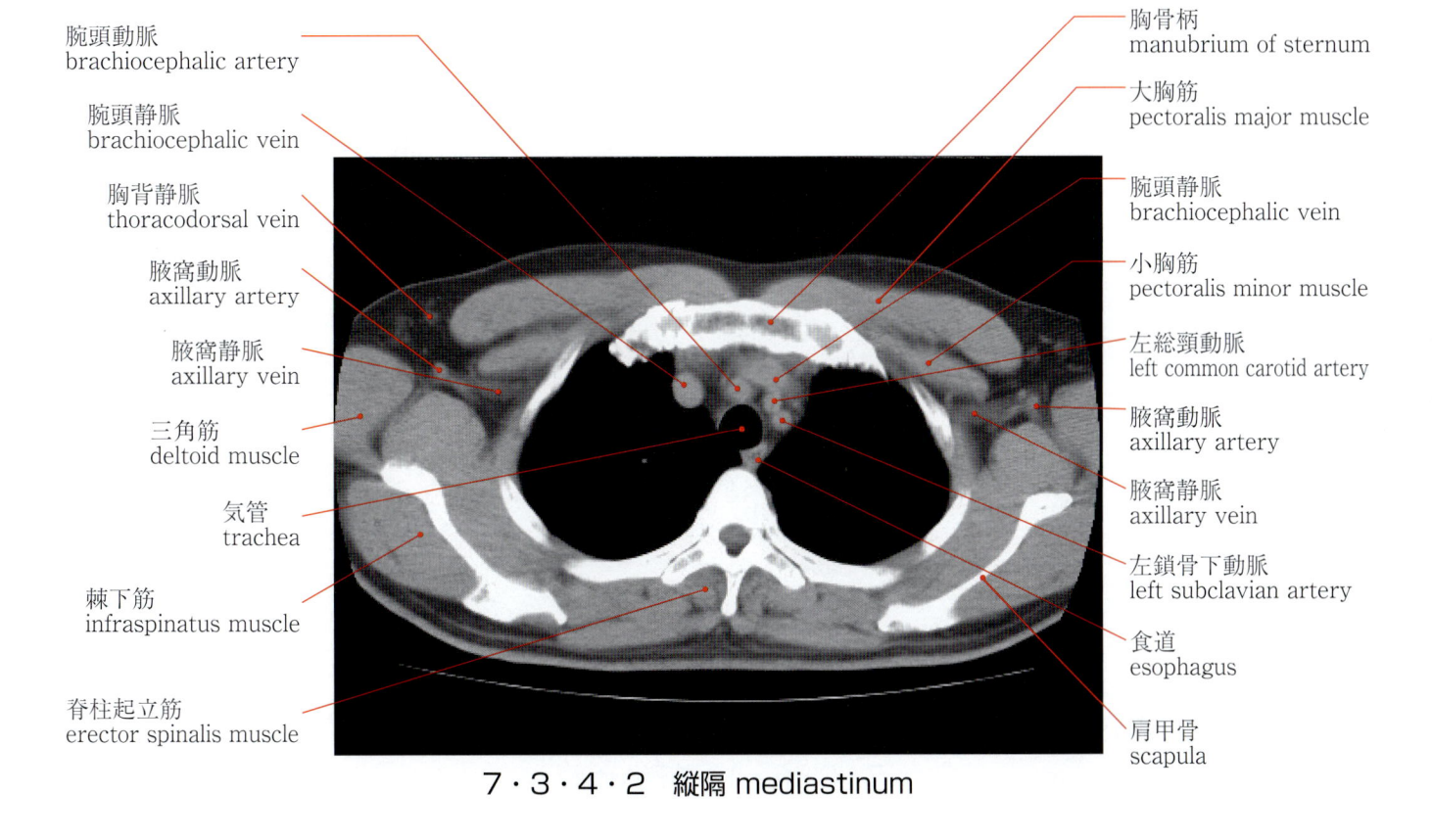

7・3・4・2 縦隔 mediastinum

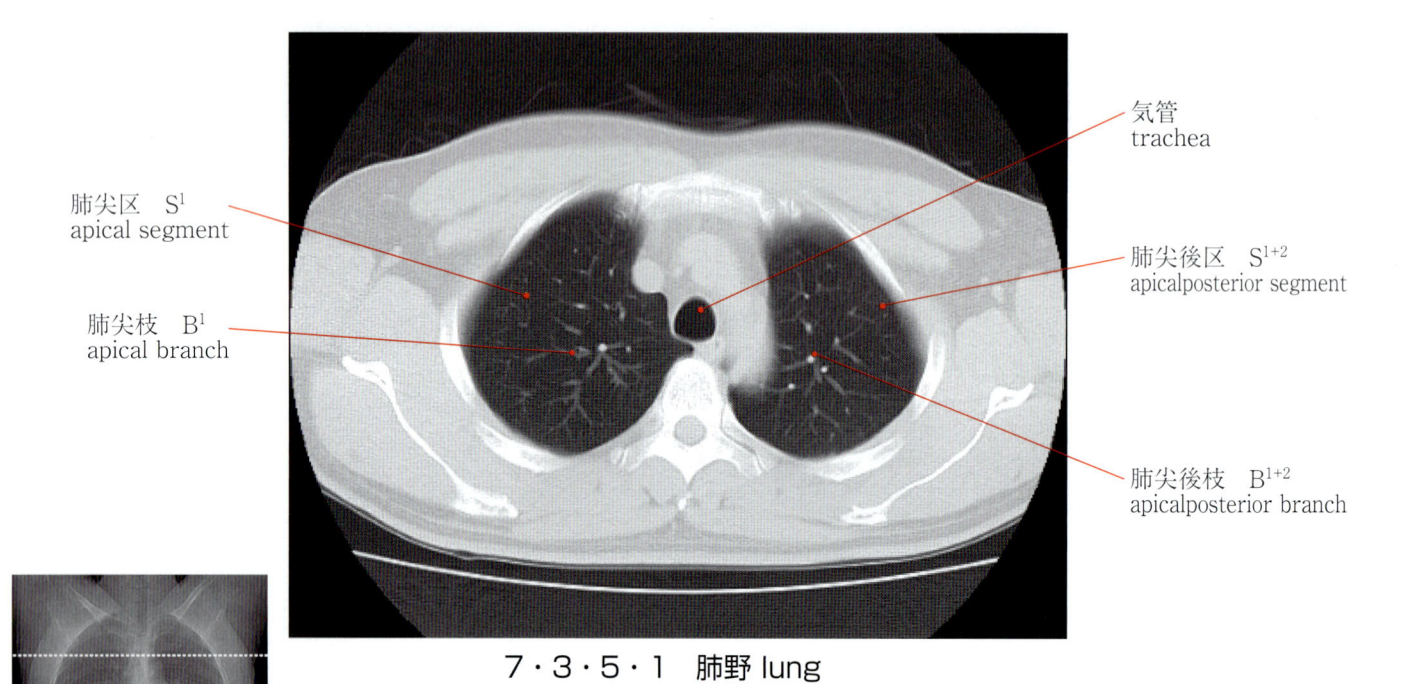

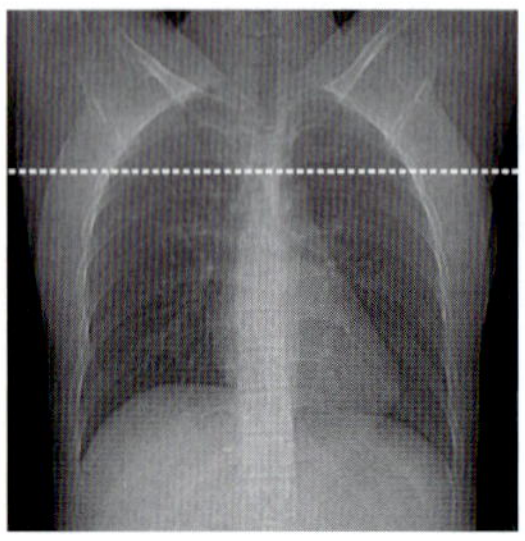

肺尖区　S¹
apical segment

肺尖枝　B¹
apical branch

気管
trachea

肺尖後区　S¹⁺²
apicalposterior segment

肺尖後枝　B¹⁺²
apicalposterior branch

7・3・5・1　肺野 lung

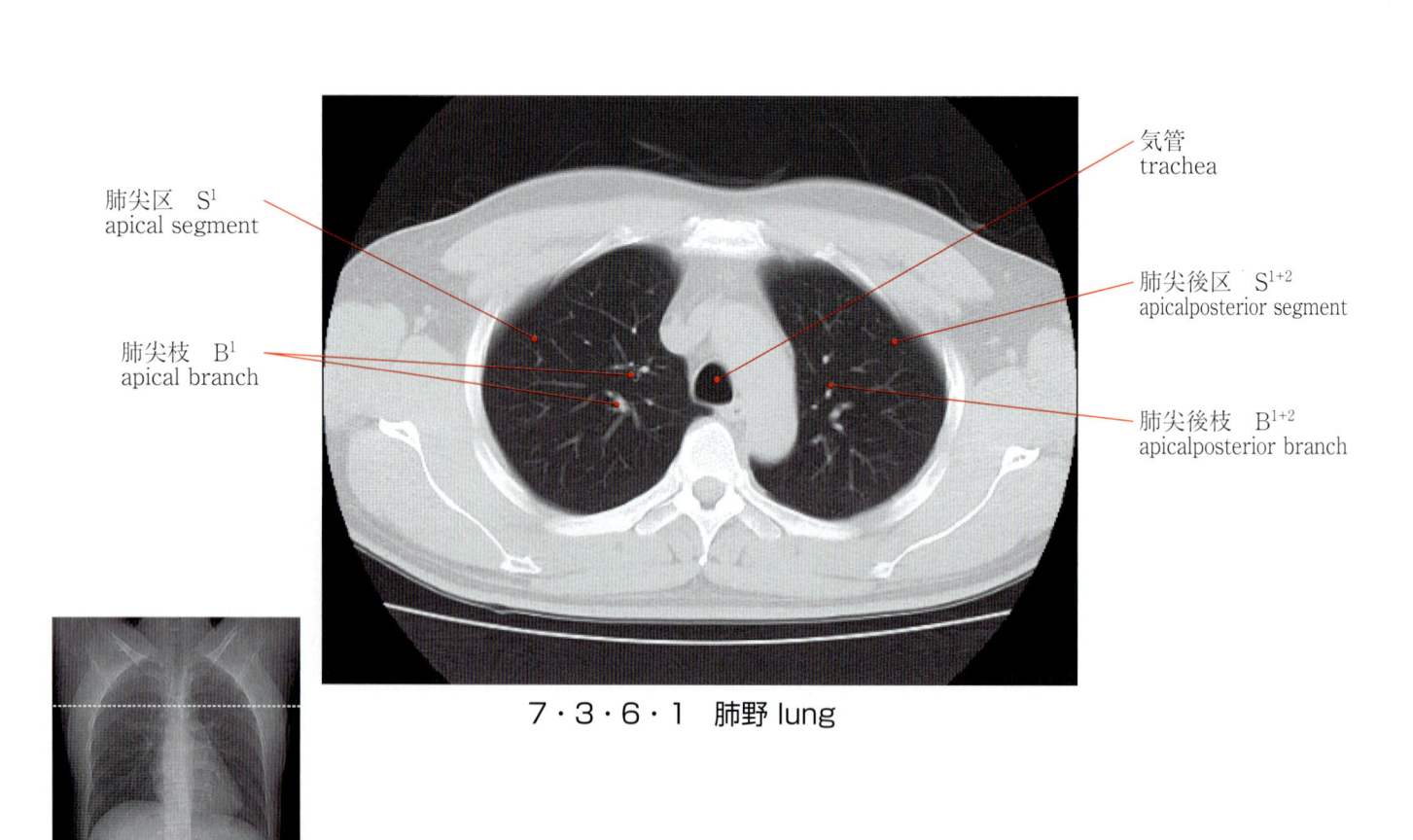

肺尖区　S¹
apical segment

肺尖枝　B¹
apical branch

気管
trachea

肺尖後区　S¹⁺²
apicalposterior segment

肺尖後枝　B¹⁺²
apicalposterior branch

7・3・6・1　肺野 lung

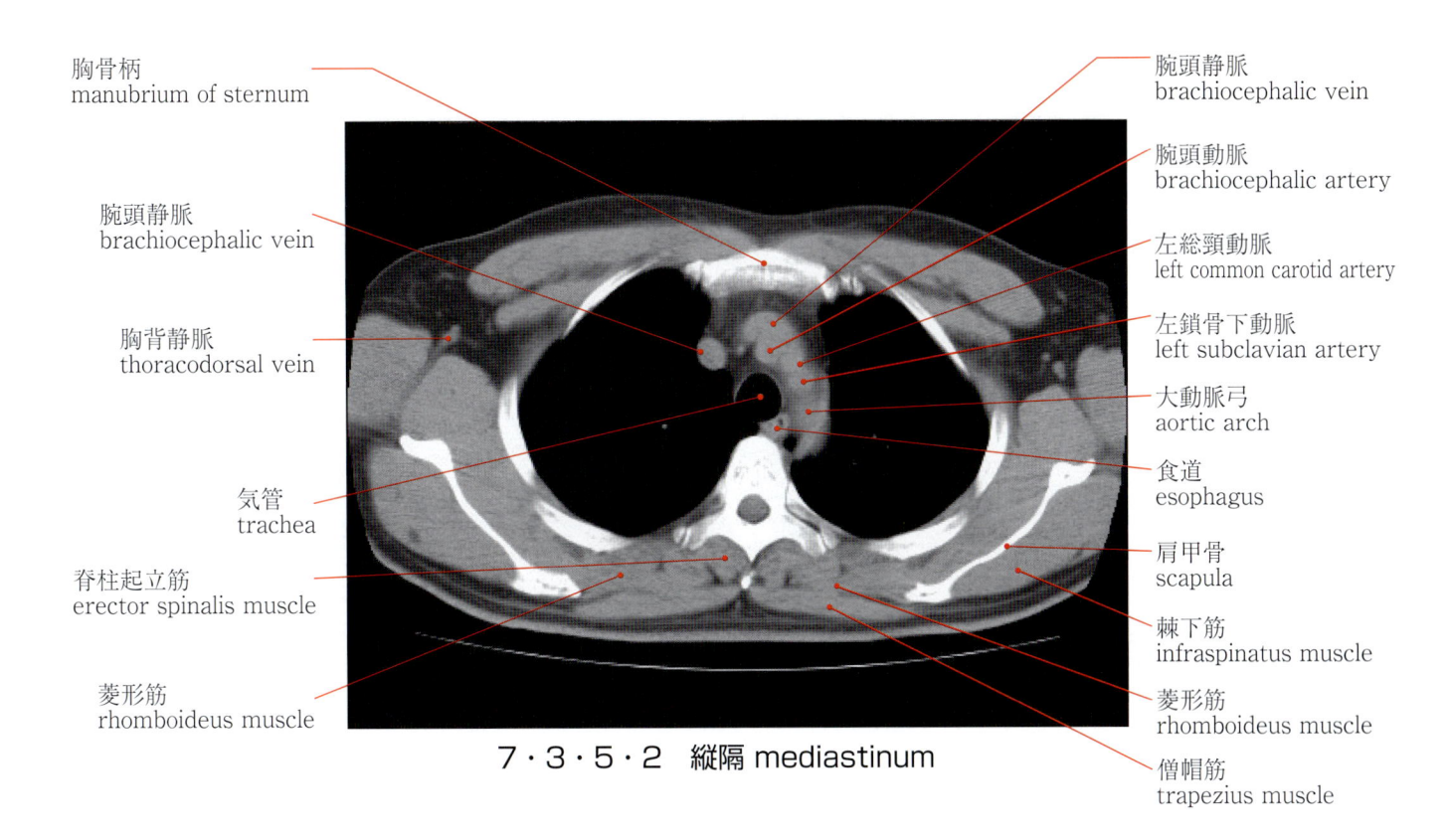

7・3・5・2　縦隔 mediastinum

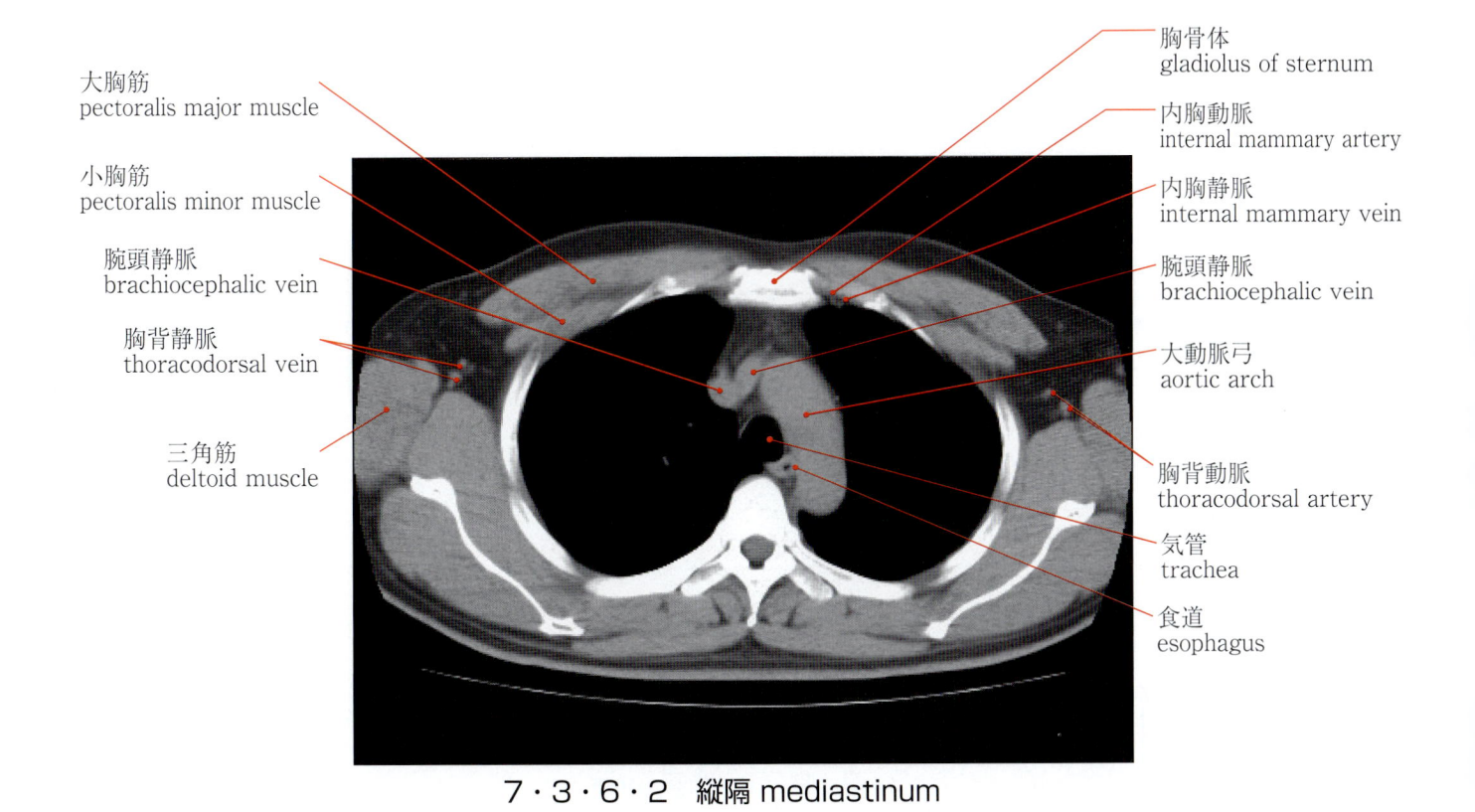

7・3・6・2　縦隔 mediastinum

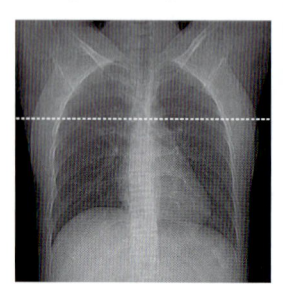

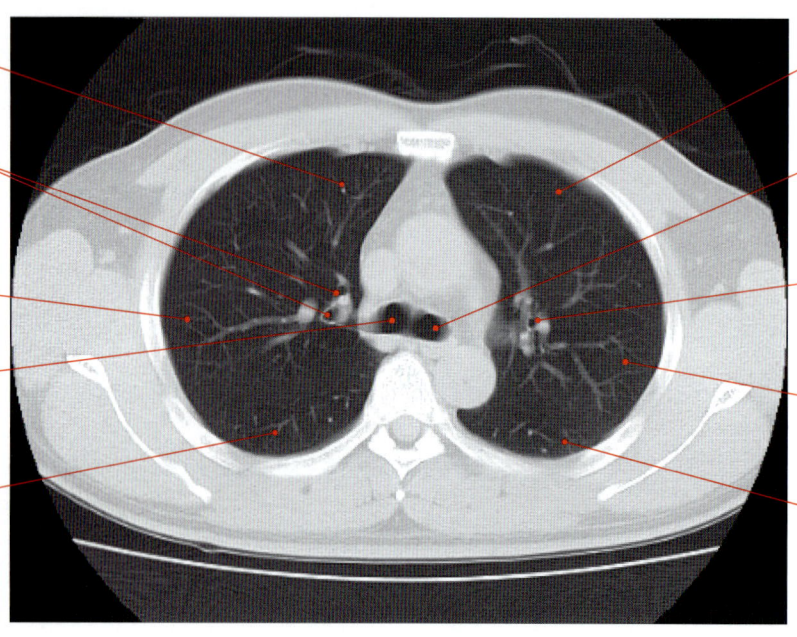

7・3・7・1　肺野 lung

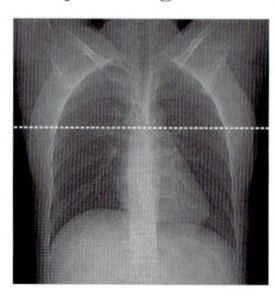

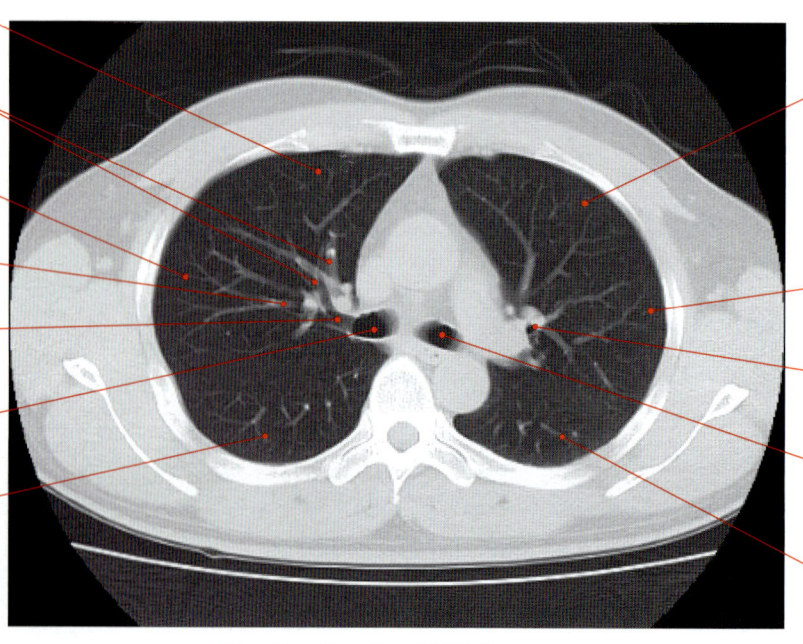

7・3・8・1　肺野 lung

132　最新・X線CTの実践

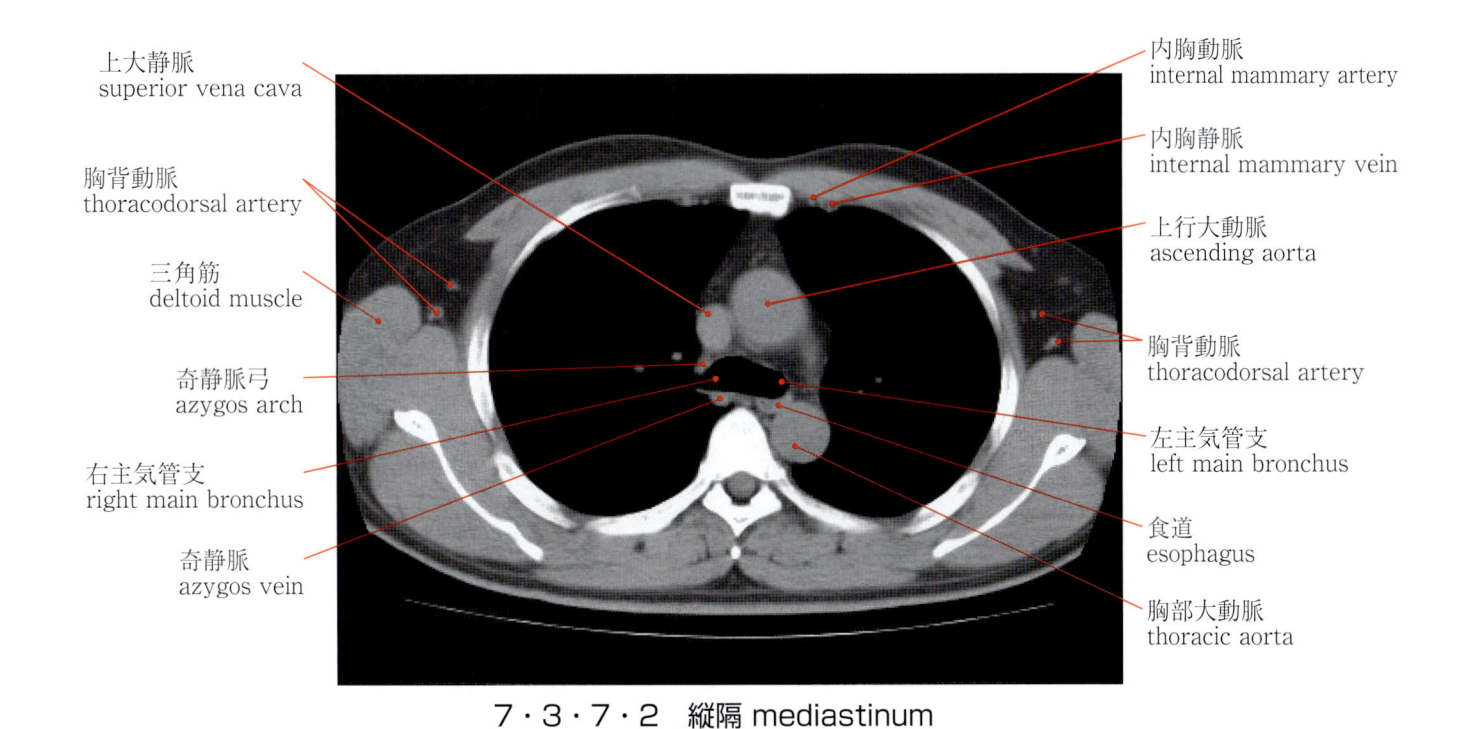

7・3・7・2　縦隔 mediastinum

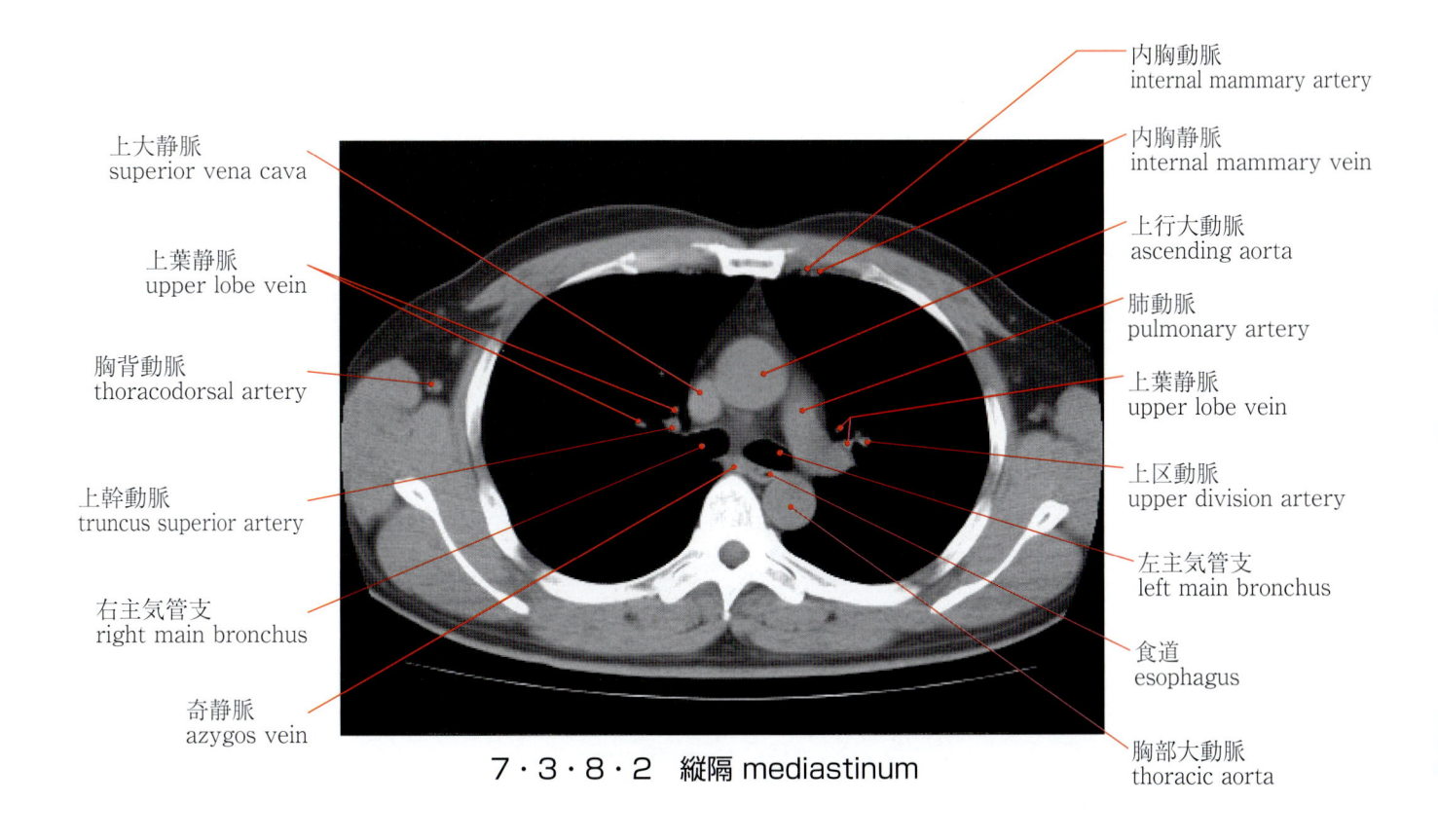

7・3・8・2　縦隔 mediastinum

第7章　CT画像解剖図譜　133

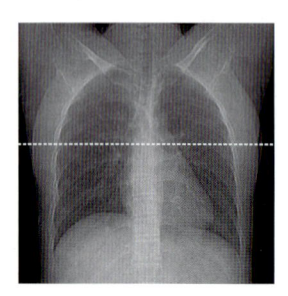

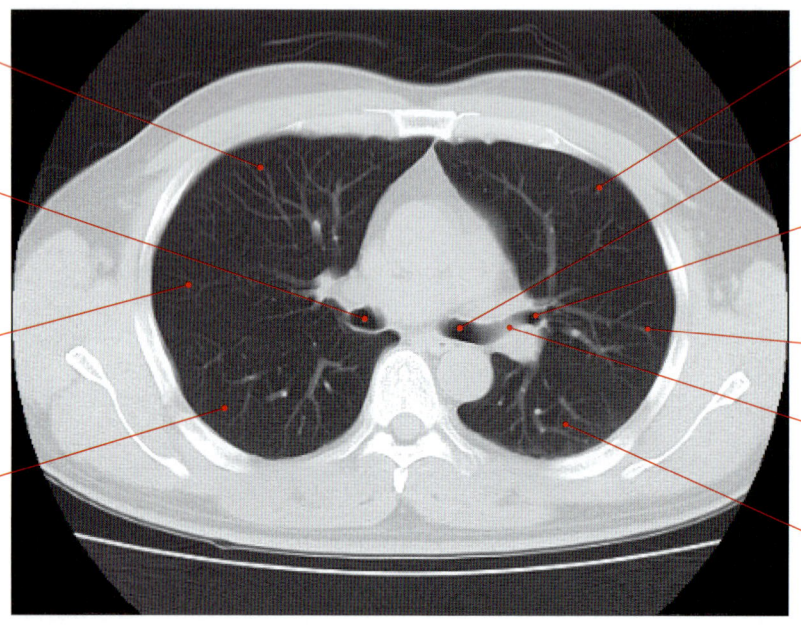

7・3・9・1　肺野 lung

- 前上葉区　S³　anterior segment
- 右上葉気管支　right upper lobe bronchus
- 後上葉区　S²　posterior segment
- 上-下葉区　S⁶　superior segment
- 前上葉区　S³　anterior segment
- 左主気管支　left main bronchus
- 上区気管支　upper segmental bronchus
- 肺尖後区　S¹⁺²　apicalposterior segment
- 左上葉気管支　left upper lobe bronchus
- 上-下葉区　S⁶　superior segment

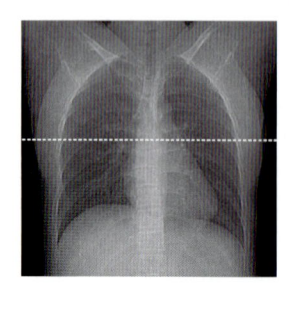

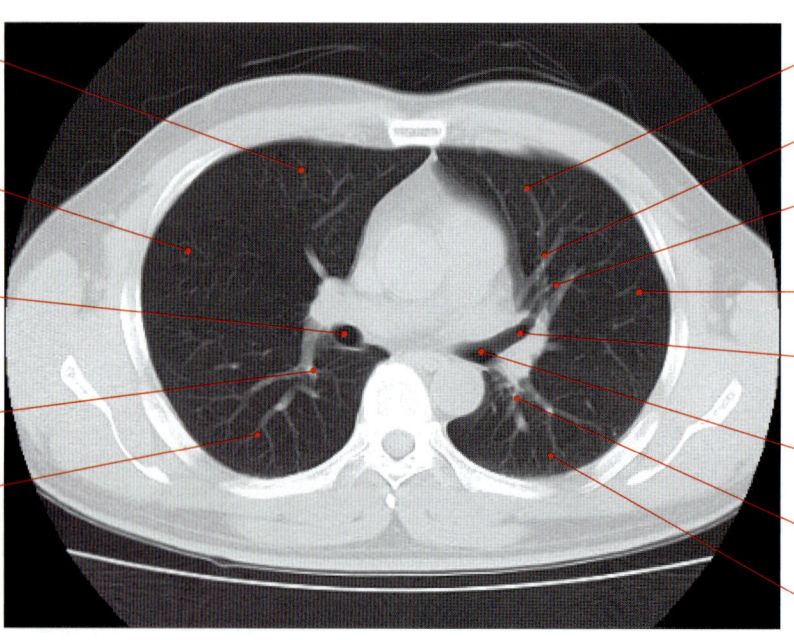

7・3・10・1　肺野 lung

- 前上葉区　S³　anterior segment
- 外側中葉区　S⁴　lateral segment
- 中間気管支幹　truncus intermedius
- 上-下葉枝　B⁶　superior branch
- 上-下葉区　S⁶　superior segment
- 下舌区　S⁵　inferior segment
- 下舌枝　B⁵　inferior branch
- 舌区気管支　lingular bronchus
- 上舌区　S⁴　superior segment
- 左上葉気管支　left upper lobe bronchus
- 左主気管支　left main bronchus
- 上-下葉枝　B⁶　superior branch
- 上-下葉区　S⁶　superior segment

134　最新・X線CTの実践

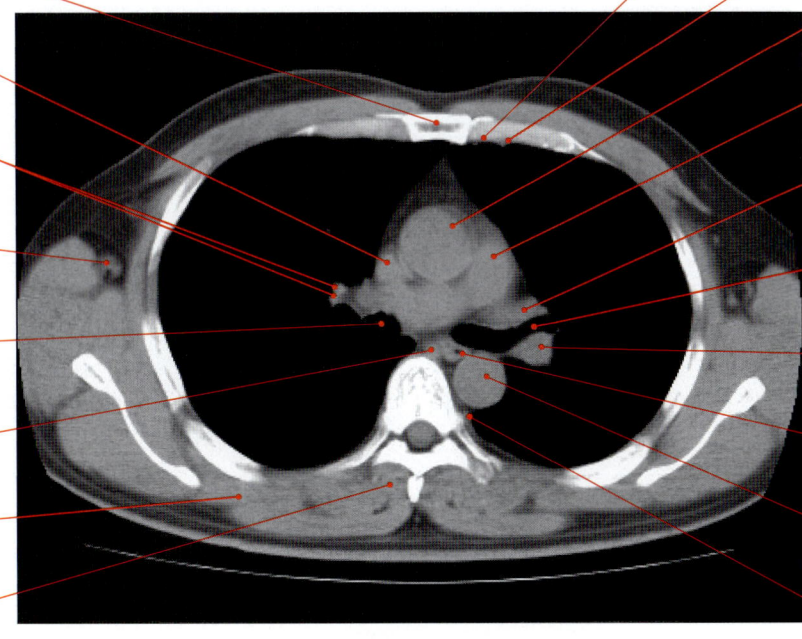

7・3・9・2　縦隔 mediastinum

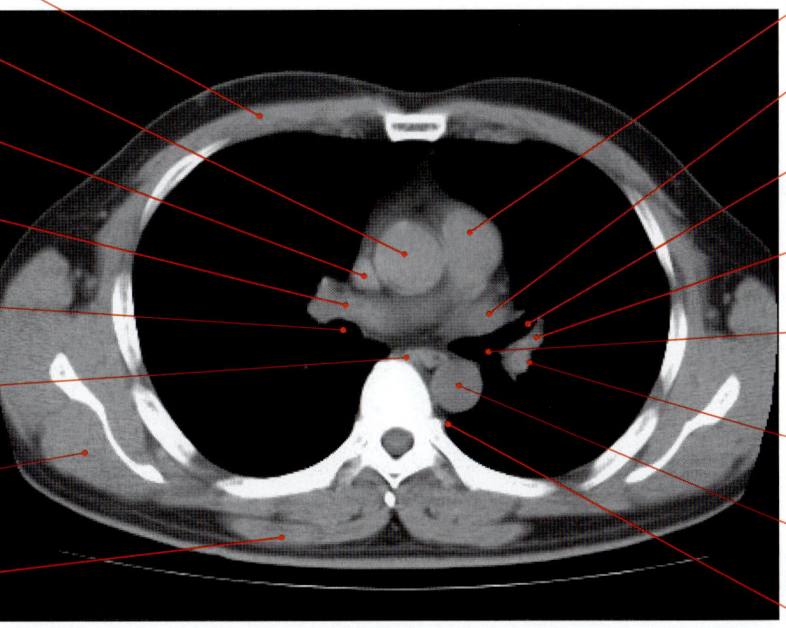

左側ラベル（上から下）:
- 胸骨体 gladiolus of sternum
- 上大静脈 superior vena cava
- 上葉静脈 upper lobe vein
- 胸背動脈 thoracodorsal artery
- 右主気管支 right main bronchus
- 奇静脈 azygos vein
- 菱形筋 rhomboideus muscle
- 脊柱起立筋 erector spinalis muscle

右側ラベル（上から下）:
- 内胸動脈 internal mammary artery
- 内胸静脈 internal mammary vein
- 上行大動脈 ascending aorta
- 肺動脈 pulmonary artery
- 上葉静脈 upper lobe vein
- 舌区気管支 lingular bronchus
- 肺動脈 pulmonary artery
- 食道 esophagus
- 胸部大動脈 thoracic aorta
- 副半奇静脈 accessory hemiazygos vein

7・3・10・2　縦隔 mediastinum

左側ラベル（上から下）:
- 大胸筋 pectoralis major muscle
- 上行大動脈 ascending aorta
- 上大静脈 superior vena cava
- 右肺動脈 right pulmonary artery
- 中間気管支幹 truncus intermedius
- 奇静脈 azygos vein
- 棘下筋 infraspinatus muscle
- 僧帽筋 trapezius muscle

右側ラベル（上から下）:
- 肺動脈幹 pulmonary artery truncus
- 上葉静脈 upper lobe vein
- 舌区気管支 lingular bronchus
- 舌区動脈 lingular division artery
- 肺底気管支 basal bronchus
- 肺底動脈幹 basal arterial trunk
- 胸部大動脈 thoracic aorta
- 副半奇静脈 accessory hemiazygos vein

第7章　CT画像解剖図譜　135

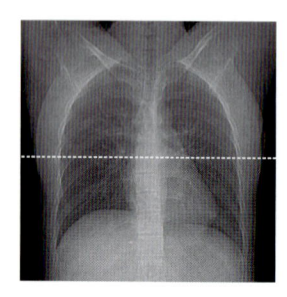

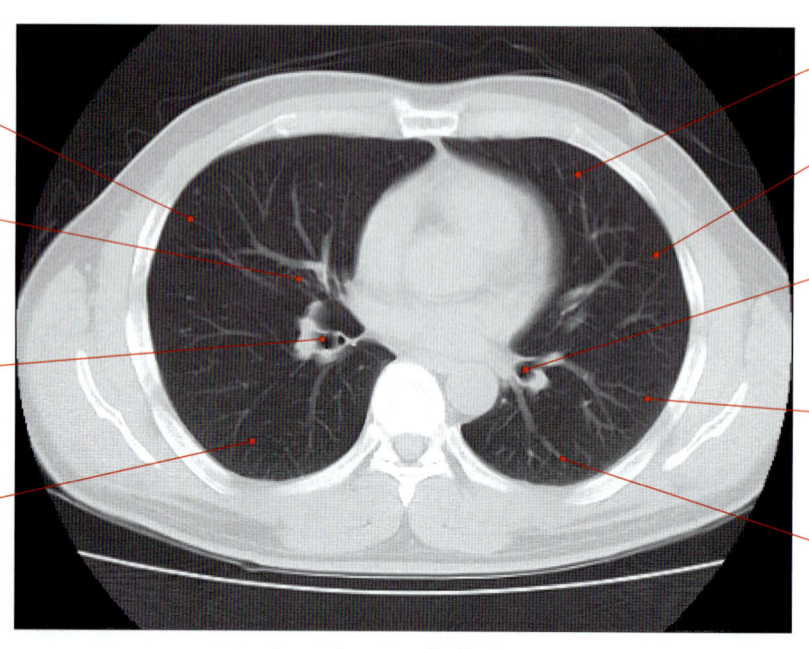

外側中葉区 S$^4$ lateral segment
中葉気管支 middle lobe bronchus
右肺底気管支 right basal bronchus
上-下葉区 S$^6$ superior segment

下舌区 S$^5$ inferior segment
上舌区 S$^4$ superior segment
左下葉気管支 left lower lobe bronchus
外側肺底区 S$^9$ lateral basal segment
上-下葉区 S$^6$ superior segment

7・3・11・1　肺野 lung

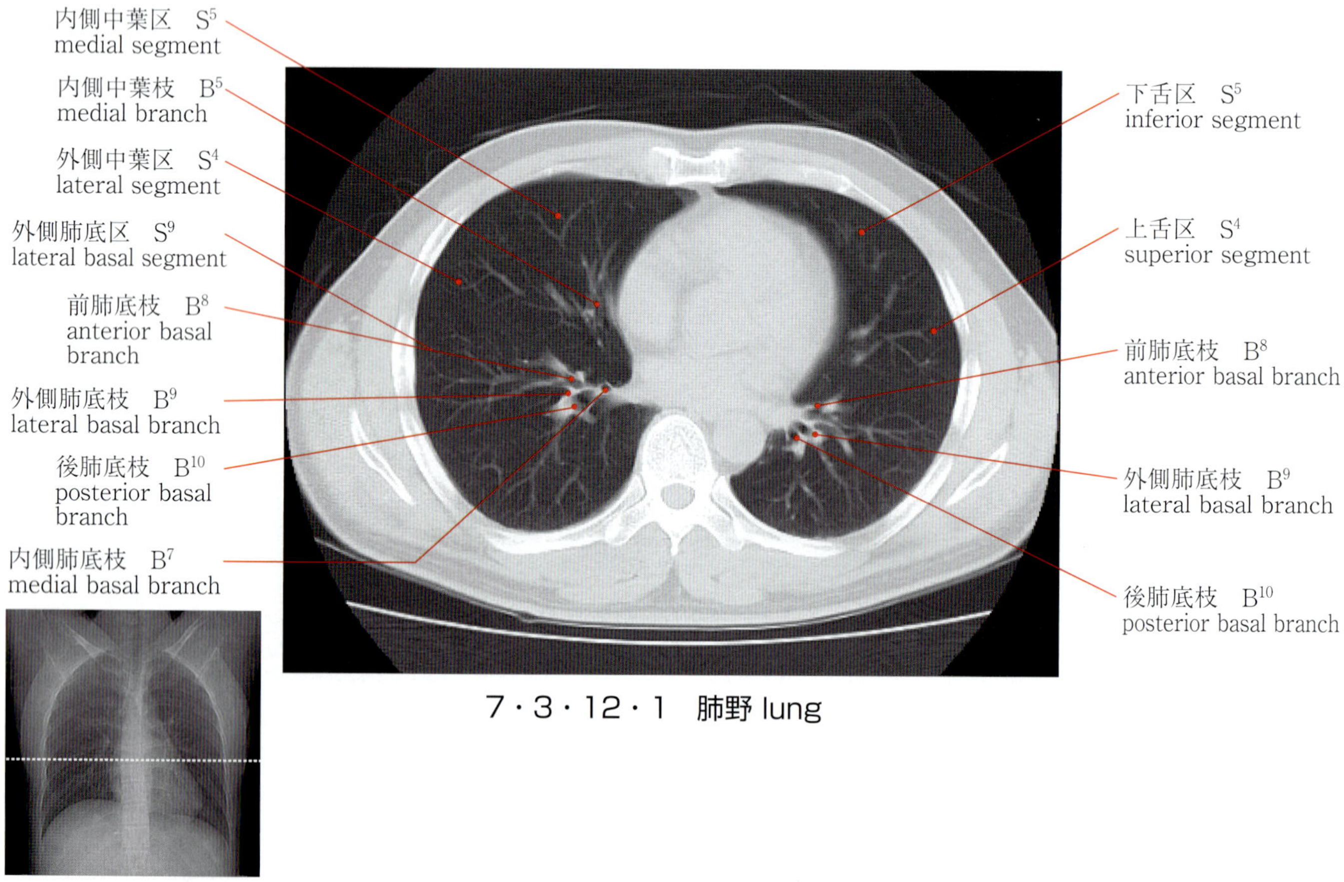

内側中葉区 S$^5$ medial segment
内側中葉枝 B$^5$ medial branch
外側中葉区 S$^4$ lateral segment
外側肺底区 S$^9$ lateral basal segment
前肺底枝 B$^8$ anterior basal branch
外側肺底枝 B$^9$ lateral basal branch
後肺底枝 B$^{10}$ posterior basal branch
内側肺底枝 B$^7$ medial basal branch

下舌区 S$^5$ inferior segment
上舌区 S$^4$ superior segment
前肺底枝 B$^8$ anterior basal branch
外側肺底枝 B$^9$ lateral basal branch
後肺底枝 B$^{10}$ posterior basal branch

7・3・12・1　肺野 lung

136　最新・X線CTの実践

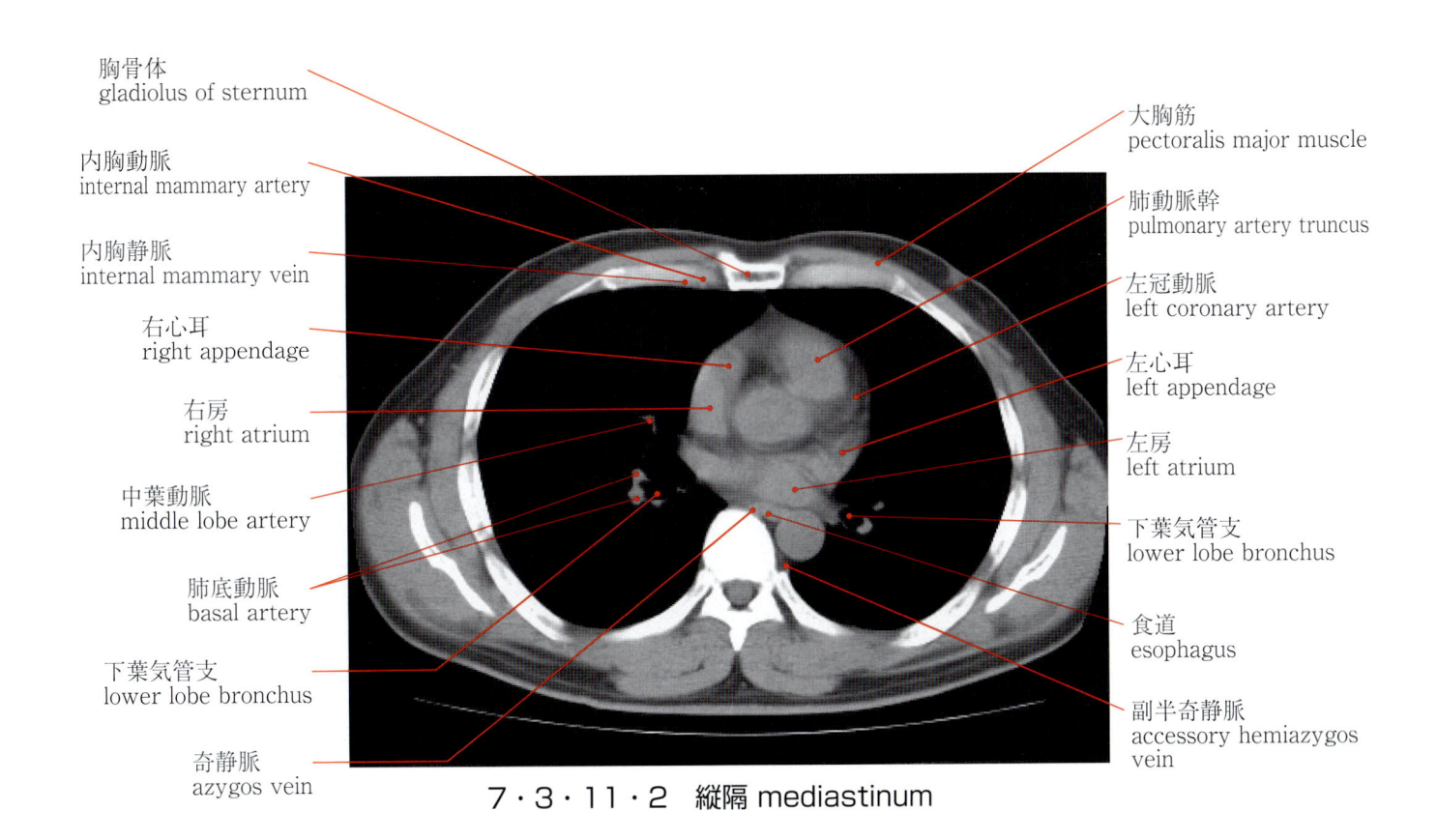

7・3・11・2　縦隔 mediastinum

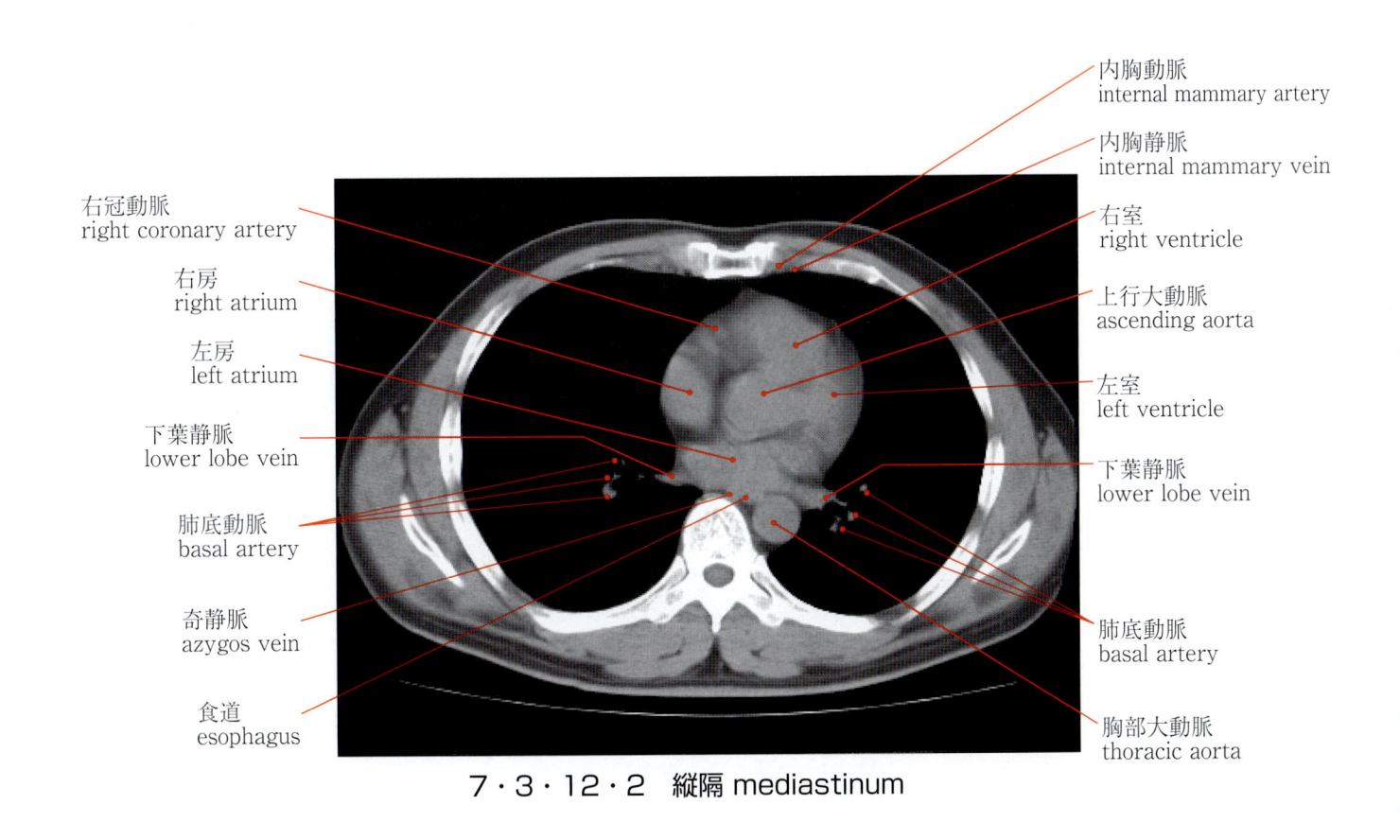

7・3・12・2　縦隔 mediastinum

| 内側中葉区　S⁵　medial segment | 下舌区　S⁵　inferior segment |
| 外側中葉区　S⁴　lateral segment | 上舌区　S⁴　superior segment |
| 前肺底区　S⁸　anterior basal segment | 前肺底区　S⁸　anterior basal segment |
| 内側肺底区　S⁷　medial basal segment | |
| 内側肺底枝　B⁷　medial basal branch | 外側肺底枝　B⁹　lateral basal branch |
| 外側肺底区　S⁹　lateral basal segment | 外側肺底区　S⁹　lateral basal segment |
| 後肺底区　S¹⁰　posterior basal segment | 後肺底枝　B¹⁰　posterior basal branch |
| | 後肺底区　S¹⁰　posterior basal branch |

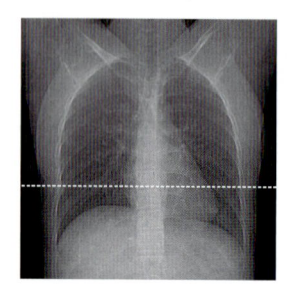

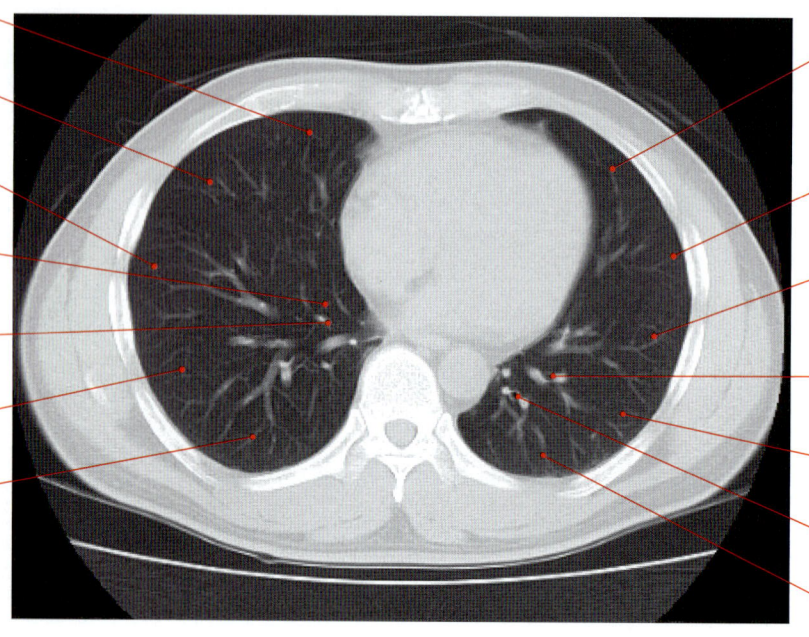

7・3・13・1　肺野 lung

| 内側中葉区　S⁵　medial segment | 下舌区　S⁵　inferior segment |
| 前肺底区　S⁸　anterior basal segment | 前肺底区　S⁸　anterior basal segment |
| 外側肺底区　S⁹　lateral basal segment | |
| 内側肺底区　S⁷　medial basal segment | 外側肺底区　S⁹　lateral basal segment |
| 後肺底区　S¹⁰　posterior basal segment | 後肺底区　S¹⁰　posterior basal segment |

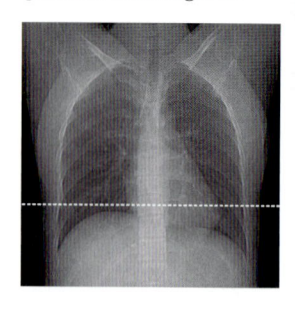

7・3・14・1　肺野 lung

138　最新・X線CTの実践

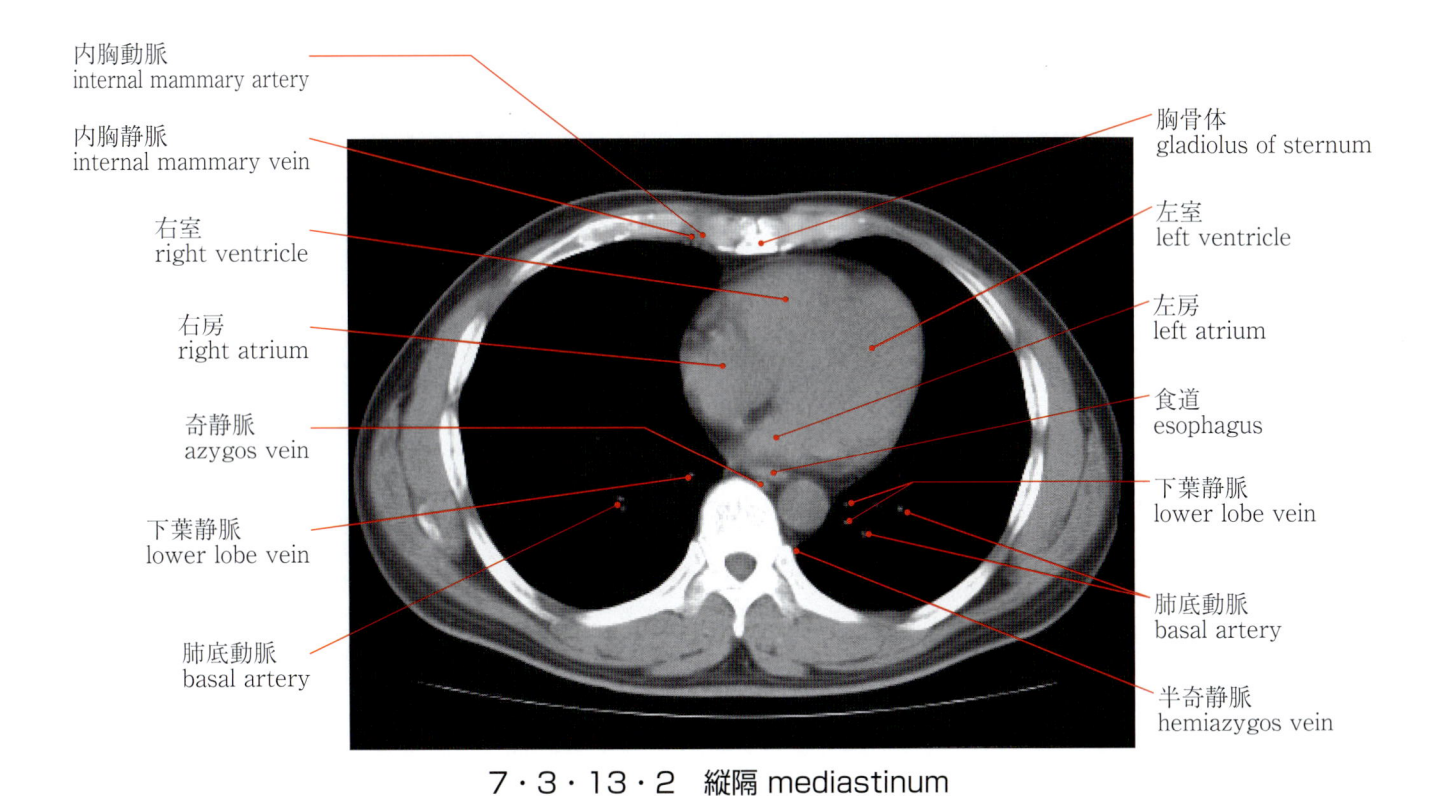

7・3・13・2　縦隔 mediastinum

7・3・14・2　縦隔 mediastinum

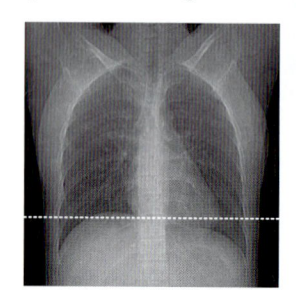

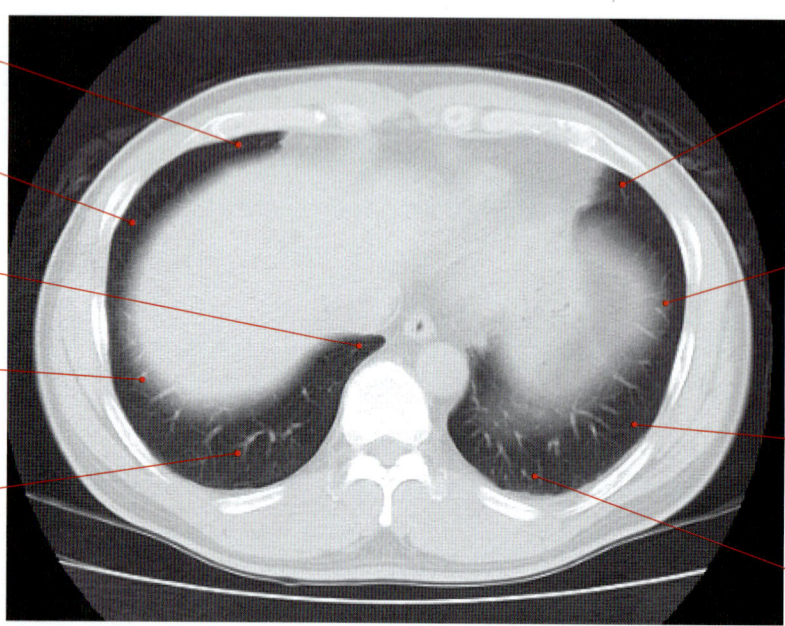

7・3・15・1　肺野 lung

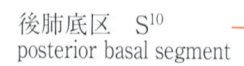

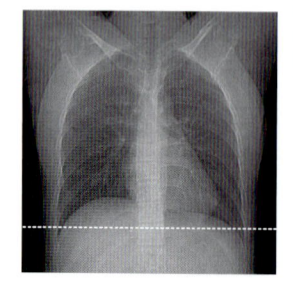

7・3・16・1　肺野 lung

140　最新・X線CTの実践

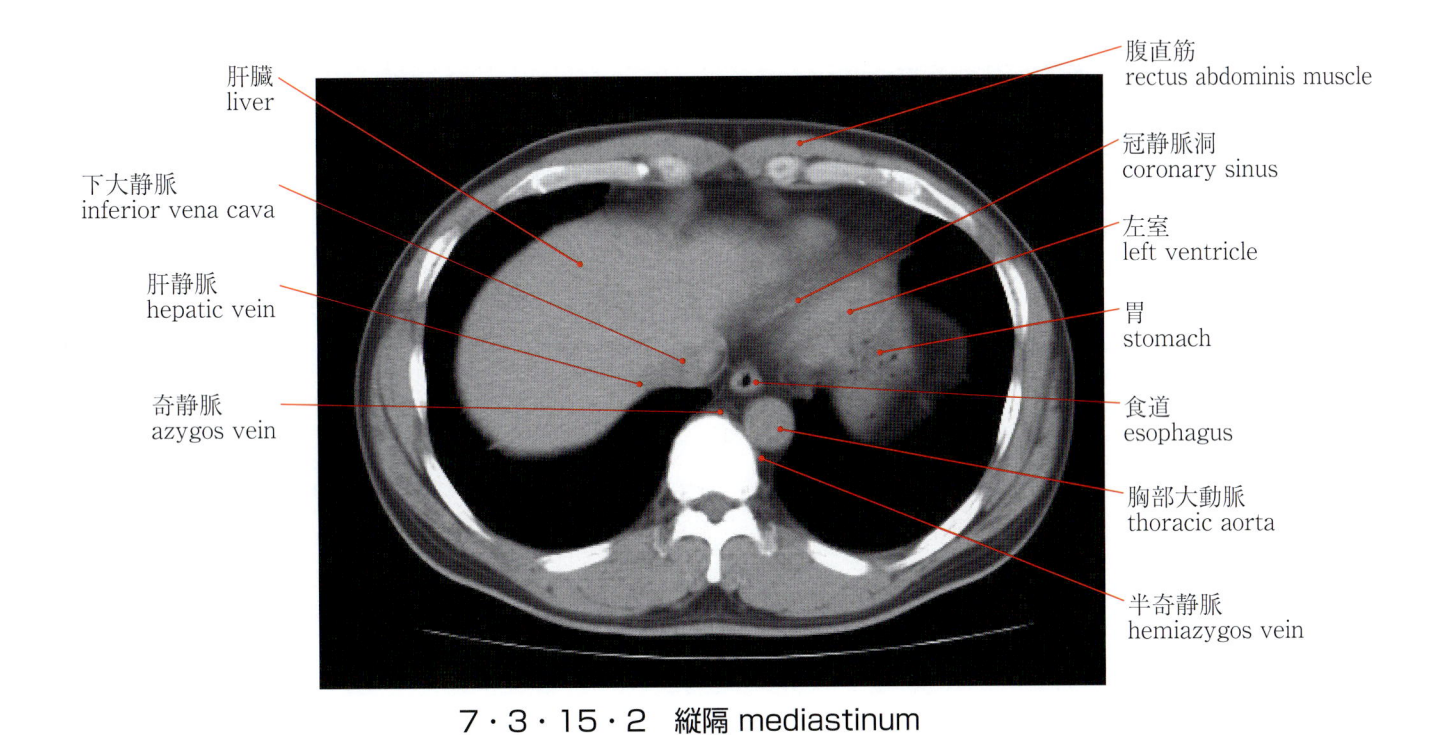

7・3・15・2　縦隔 mediastinum

7・3・16・2　縦隔 mediastinum

# 7・4 腹部　abdomen

右前上区域
S₈
right anterior superior segment

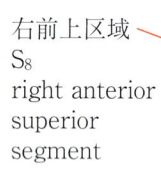

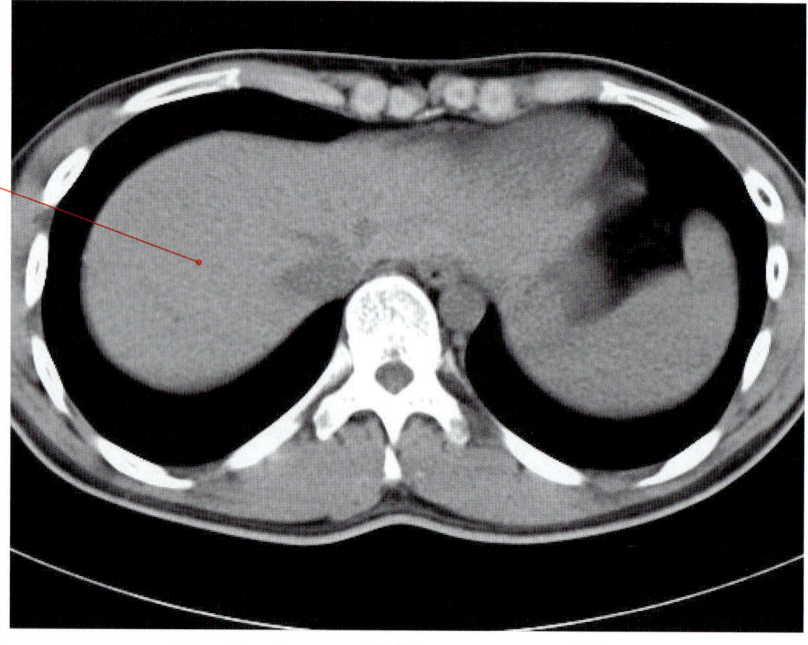

7・4・1・1　腹部 abdomen 単純

左内側区域
S₄
left medial segment

左外側下区域
S₃
left lateral inferior segment

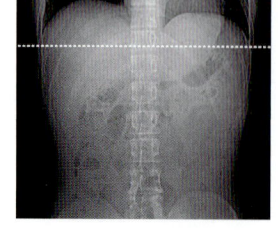

右前上区域
S₈
right anterior superior segment

右肝静脈
right hepatic vein

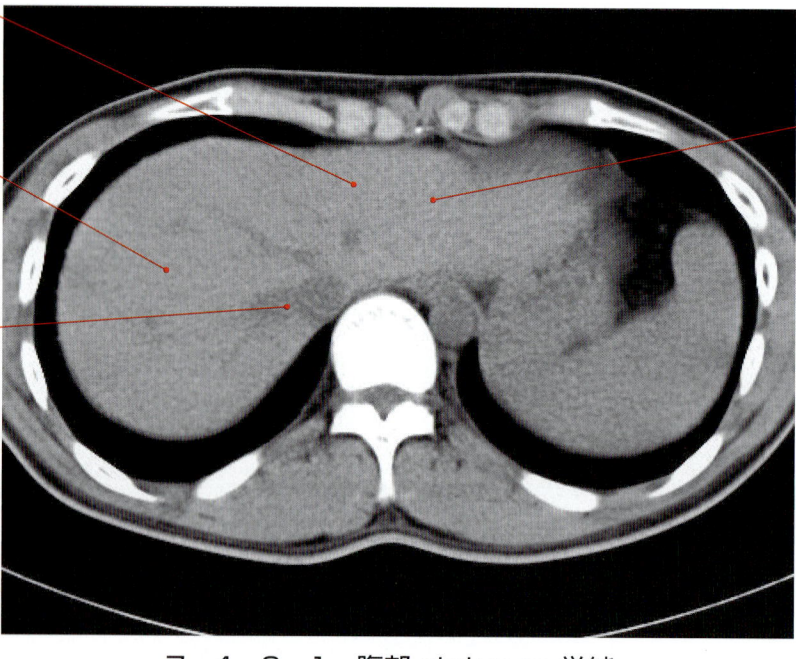

7・4・2・1　腹部 abdomen 単純

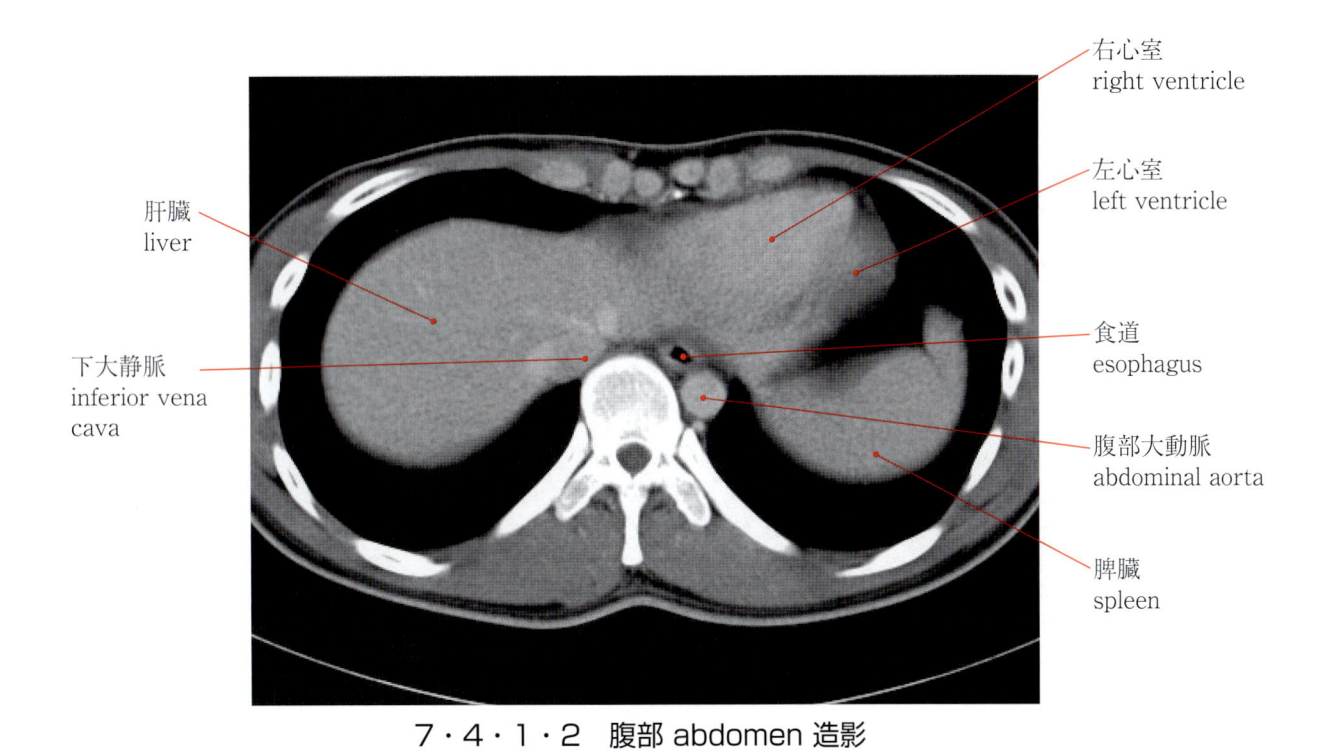

7・4・1・2　腹部 abdomen 造影

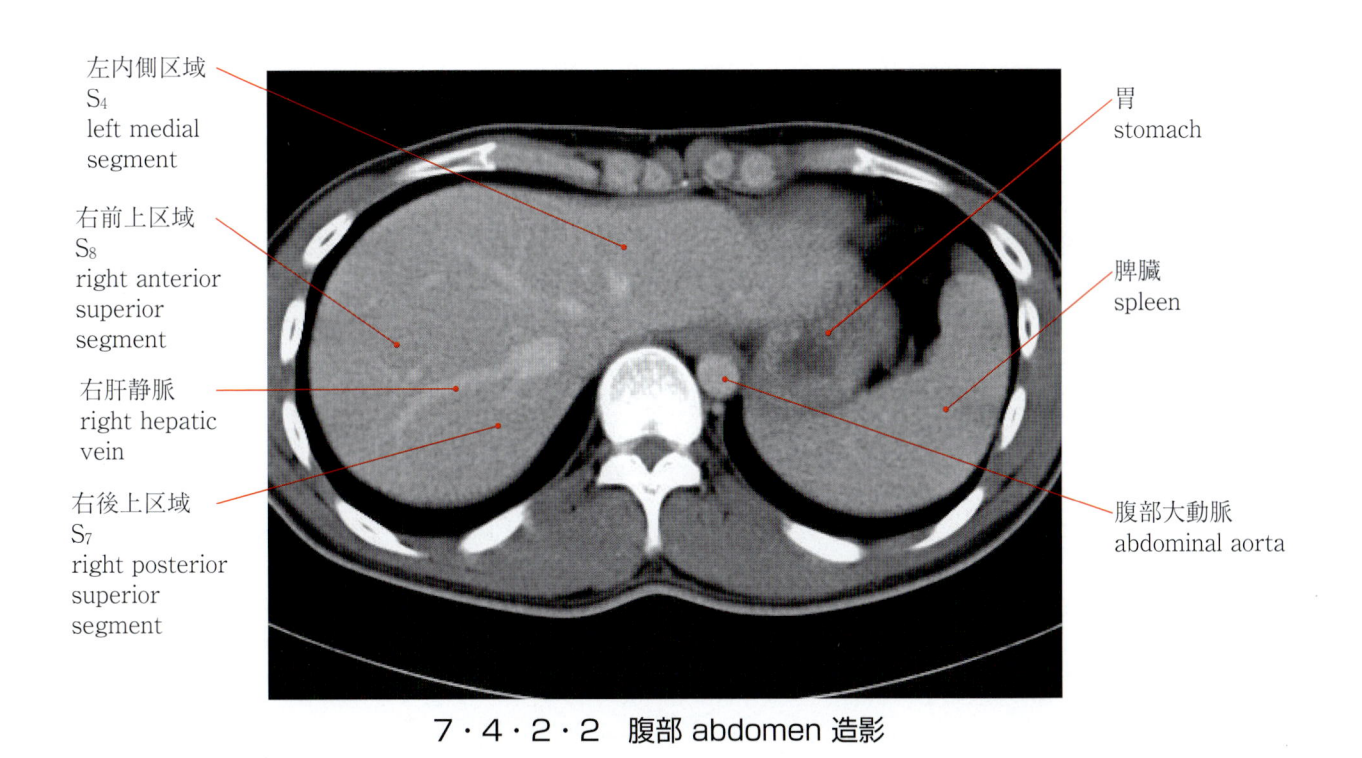

- 肝臓 liver
- 下大静脈 inferior vena cava
- 右心室 right ventricle
- 左心室 left ventricle
- 食道 esophagus
- 腹部大動脈 abdominal aorta
- 脾臓 spleen

7・4・2・2　腹部 abdomen 造影

- 左内側区域 $S_4$ left medial segment
- 右前上区域 $S_8$ right anterior superior segment
- 右肝静脈 right hepatic vein
- 右後上区域 $S_7$ right posterior superior segment
- 胃 stomach
- 脾臓 spleen
- 腹部大動脈 abdominal aorta

第7章　CT画像解剖図譜

# 副鼻腔炎 paranasal sinusitisis

## 【背景】60歳，女性．
右頸部腫脹と左顔面の異和感で来院．CT検査で副鼻腔炎を確認．保存的治療後に手術を施行．

## 【症例のポイント】
副鼻腔炎は大きく急性副鼻腔炎と慢性副鼻腔炎に分けられる．急性副鼻腔炎は通常の上気道炎などにより自然孔付近の粘膜の浮腫や炎症により腫脹が生じると，自然孔が閉鎖され副鼻腔が孤立し，細菌の混合感染によって急性の副鼻腔炎が生じる．部位別では上顎洞に最も多い．自然口の閉塞が原因となるものは一側性のことが多く，両側性でも片側の所見が強くなる傾向がある．両側が対称性に所見を呈している場合はアレルギー性が多い．CT，MRIでは洞内の粘膜腫脹のほか，滲出液，膿汁の貯留による気液界面を認めることがある．液面形成がみられるのは急性副鼻腔炎症例の半数以下ではあるが，この所見を呈した場合のほとんどは急性副鼻腔炎といえる．ただし，副鼻腔炎の治療として副鼻腔内洗浄が行われた場合には，その後の4日間ほどは気液界面像が観察されるので注意が必要である．それに対し，慢性副鼻腔炎では多くの場合，複数の副鼻腔に炎症が存在する．原因には局所的な要因と全身的な要因が考えられ，前者としてアデノイド，鼻中隔彎曲症や肥厚性鼻炎に感染が重なったもの，後者としてアレルギー素因があげられる．また合併症として骨髄炎があり，骨の部分的な粗雑化，濃度の不均一，腐骨の形成などが認められる．

## 【撮像のポイント】
副鼻腔のCT撮像は3mmより薄いスライス厚が望ましい．横断像は背臥位にて，冠状断像は腹臥位による直接像か，背臥位で撮像した横断像から再構成する．しかし，再構成画像では上顎洞内の液体貯留が自然孔に移動するため，その閉鎖の有無を評価できない．まず横断像で観察して，副鼻腔内に液体が充満し自然孔が閉塞している症例や，逆にまったくの正常例では直接冠状断は不要である．ヘリカルCTで得られた再構成冠状断像と直接冠状断像とでは，前者のほうが画質はやや劣るが，描出能にほとんど差はない．副鼻腔の矢状断CTは，自然孔の解剖学的理解がより容易となる．基本的に正常副鼻腔のCT画像は空気で満たされているが，小児の場合はこのかぎりではないので注意が必要である．横断像については直接撮影と再構成画像の比較が問題になるが，実際の撮影現場においては患者の体位による苦痛とX線被ばくの面，それに今日のCTの性能向上などから考えると再構成画像のほうが有用であると考える．

## 【画像所見】
単純CT画像（骨条件，横断像）：左上顎洞内全体に液体貯留（➡）を認める（図1）．
単純CT画像（骨条件，冠状断像）：図1と同部位に液体貯留（➡）を認める（図2）．
単純X線画像　正面像：液体貯留は確認できない（図3）．
単純X線画像　Waters法：気液界面（➡）を認める（図4）．

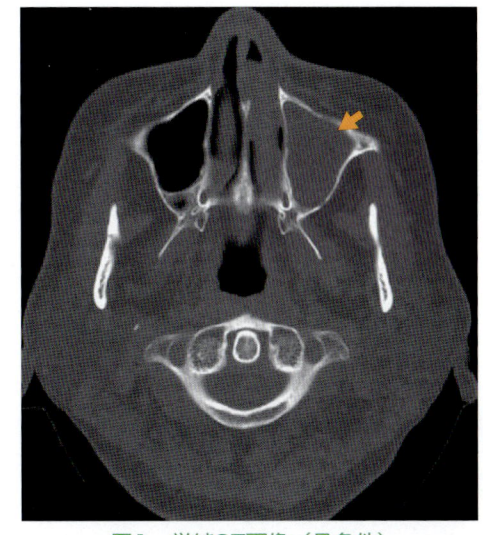

図1　単純CT画像（骨条件）

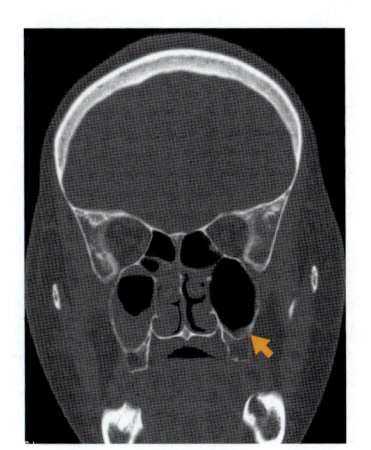

図2　単純CT画像　冠状断（骨条件）

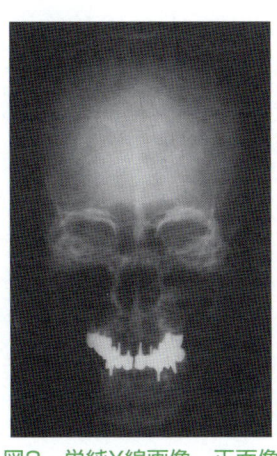

図3　単純X線画像　正面像

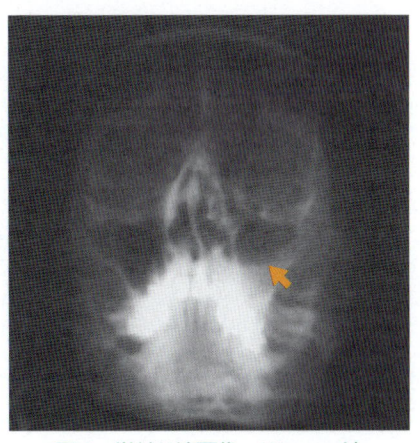

図4　単純X線画像　Waters法

# 甲状腺癌 thyroid cancer

## 【背景】60歳，女性．
以前から頸部の腫れに気付くもそのまま放置．最近，呼吸苦や嚥下障害がでてきたため来院．

## 【症例のポイント】
甲状腺結節性病変は，良性病変の腺腫と腺腫様甲状腺腫，悪性病変の癌腫と悪性リンパ腫がある．甲状腺癌には分化癌である乳頭癌・濾胞癌・髄様癌と未分化癌，さらに他臓器悪性腫瘍からの転移がある．結節性甲状腺腫の診断の基本は，触診，超音波検査および穿刺吸引細胞診である．機能性結節の診断およびBasedow病や橋本病の合併症などの検査はまず血液検査（$T_4$，$T_3$，TSH，サイログロブリン，甲状腺自己抗体）を行い，さらに穿刺吸引細胞診を超音波ガイド下で行うことで診断される．また，必要に応じてCT，MRI，核医学検査などが行われる．

乳頭癌は全体の85〜90％を占める．肉眼的には，被膜がみられず周囲甲状腺組織との境界が不明瞭なものが多いが，不均一な結合組織性被膜を伴うものもある．

## 【撮像のポイント】
甲状腺癌の単純CTは，周囲の正常甲状腺より低吸収値を示す不整形な腫瘤として描出され，造影CTは増強効果を受けて不明瞭になることが多い．石灰化はCTでよく描出できるが，微細な石灰化で数が少ないと描出できないことがある．またCTはMRIとともに周囲組織への浸潤や進展範囲の診断に役立つ．乳頭癌は明らかに浸潤していなくても周囲組織に癒着を起こすことが多く，一般に合併切除が必要となる浸潤性腫瘍は予後に不良となる．甲状腺の撮像は両上肢を下げた体位で上肢からのアーチファクトを除去する方法が一般的であり，また，造影CTは増強効果が強くなりすぎる傾向にありウインドウ幅を広げた条件で表示する．単純CTは必須である．

また，横断像の他にMPR画像を作成することによって腫瘍周囲組織への浸潤や伸展範囲の評価が容易となる．

## 【画像所見】
**単純CT画像**：右甲状腺に境界不明瞭で気管支を圧排する巨大な腫瘤（→）を認める．その内部には，散在する低吸収域が混在し，微小な石灰化（→）も認める（図1）．

**造影CT画像**：腫瘍内部は不均一な造影効果を呈し（→），気管支の圧迫（>）の他に頸動脈，頸静脈への圧排も認める（図2）．MPR（冠状断）像にて腫瘍は甲状腺狭部から右甲状腺をほぼ全域を占拠しており，気管支の圧迫（>）を認める（図3，図4）．

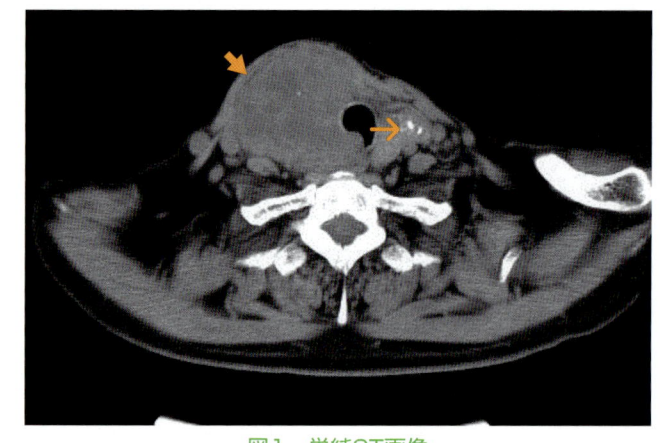

図1　単純CT画像

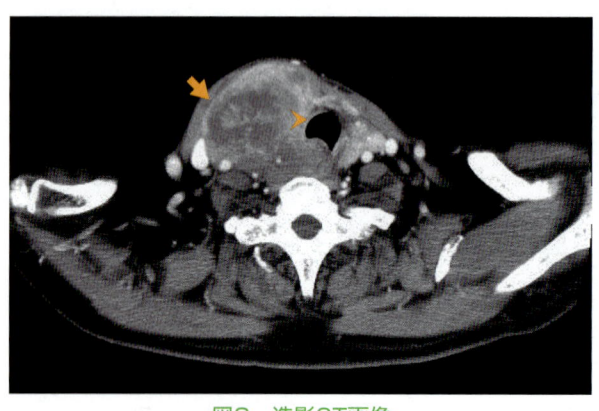

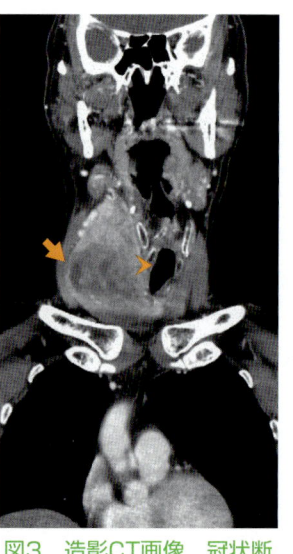

図2　造影CT画像　　図3　造影CT画像　冠状断　　図4　造影CT画像　冠状断

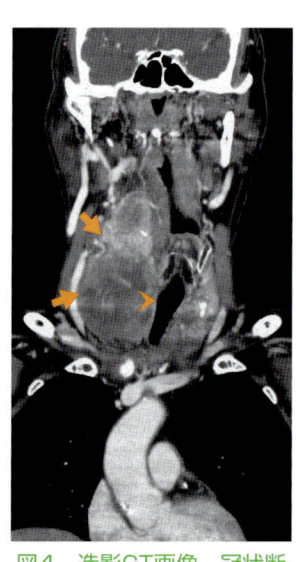

# 頸部リンパ腫　lymphoma of neck

## 【背景】65歳，男性．
右頸部の痛みと腫大で，来院．悪性リンパ腫の転移が疑われCT検査を施行．病理組織診断で非ホジキンリンパ腫と診断された．

## 【症例のポイント】
悪性リンパ腫はリンパ節細網組織を原発とする腫瘍の総称で，病理組織学的にホジキン病と非ホジキンリンパ腫に大別される．ホジキン病はリンパ節に発生し，隣接リンパ節へ連続性に進展する傾向にあるが，非ホジキンリンパ腫はリンパ節以外の節外性から発生することがあり，頭頸部領域ではWaldeyer輪，眼窩，鼻副鼻腔，甲状腺，唾液腺などからも発生する．これらは非連続的に進展し，遠隔部位にも病巣が出現する．

頭頸部悪性腫瘍の大部分を占める扁平上皮癌の診断において，最も重要なのは原発部位と頸部リンパ節への転移の評価である．原発巣の部位にかかわらず，診断時における同側，あるいは対側への孤立性リンパ節転移の存在は，それぞれ頸部リンパ節転移陰性例と比較して5年生存率を半減する．左右各1個ずつのリンパ節転移では，5年生存率は約25％となり，さらに，リンパ節病変の節外進展は局所非治癒を示唆する最も重要な所見であるのみならず，生存率を半減する．

## 【撮像のポイント】
頸部リンパ腫・頸部リンパ節転移の大きさによる診断基準は，一般的に適用されているものとして，CT横断像での最大径が上内深頸リンパ節，顎下リンパ節で15mm，その他のリンパ節で10mm以上を転移陽性としている．これによる正診率は約80％である．これらを正しく評価するCT撮像は，歯のアーチファクトを避けるために，頸部に枕などを入れ下顎を挙上して撮像する必要がある．

これらを正しく評価するには，義歯のアーチファクトを避けるために，頸部に枕などを入れ下顎を挙上して撮像することや，装置の特性によっては，チルトヘリカルスキャンを行うことで回避が可能となる．また，MPR画像を追加することで正確なリンパ節の位置や個数を確認することが容易となる．

## 【画像所見】
**単純CT画像**：右頸部に辺縁明瞭な最大径18mmのリンパ節腫大（➡）を多発性に認める（図1，図2）．MPR（冠状断）像にて，数珠状に連なる深頸リンパ節の腫大（➡）を認める（図3，図4）．

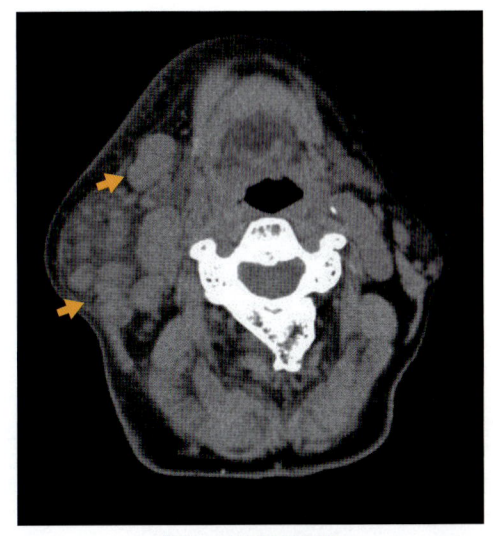

図1　単純CT画像

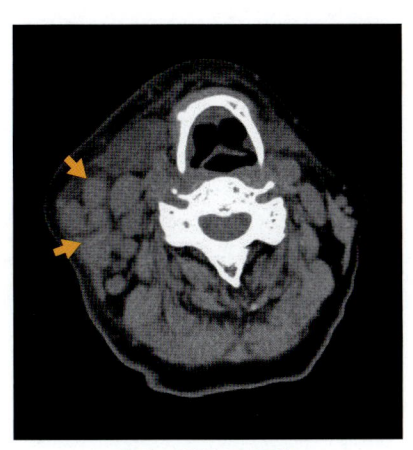

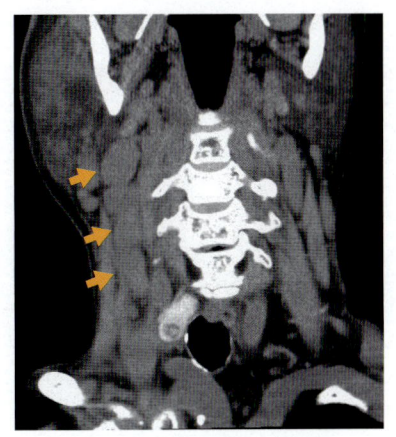

図2　単純CT画像

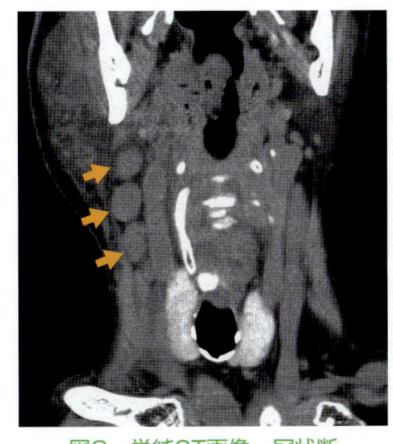

図3　単純CT画像　冠状断

図4　単純CT画像　冠状断

## 8・2 胸部（chest）　肺癌（小細胞癌）lung cancer (small cell carcinoma)

【背景】58歳，男性．
　全身倦怠感と風邪症状で来院．胸部単純X線画像にて右肺門に腫瘤陰影，上肺野に浸潤影が認められたためCTを施行．その後の経気管支肺精検（TBLB）にて肺小細胞癌と診断された．

【症例のポイント】
　小細胞癌は，肺癌全体の約15～20％を占める腫瘍で，罹患率は高齢者ほど高く，ほとんどは75歳以上である．喫煙と強い関係があり，非喫煙者が罹患することは少ない．小細胞癌の進行は速く，他の肺癌と比較して無症状で発見される頻度が低く，約80％の症例で初診時になんらかの症状を有している．咳嗽，喀痰，呼吸困難，血痰，胸痛が初発症状として多く認められるが，その他，発熱，体重減少，嗄声，全身倦怠感などさまざまな症状も認められる．
　小細胞癌は非小細胞癌と比較して，腫瘍の増殖速度が速い反面，抗癌剤，放射線治療に対する感受性が高い特徴を有している．肺門部に好発するとされているが末梢肺野に発生することもまれではない．気管支壁に沿って浸潤性に発育進展するもの，深達方向の進展が強く限局性の腫瘤を形成するものおよび両者の混合型に分けられる．気管支粘膜上皮下にもぐりこむように発育するために気管支粘膜上皮の破壊が少なく，閉塞性肺炎や無気肺の合併が少ないのが特徴である．また，原発巣が小さくてもリンパ節転移・腫張の認められることが多く，遠隔転移も多い．そのため，小細胞癌はほとんどの場合手術適応がない．
　小細胞癌の病期診断は，非小細胞癌で使われるTMN分類ではなく，限界疾患（limited disease：LD）と広範疾患（extensive disease：ED）の2つに大別する方法が世界的に広く用いられている．腫瘍が一側胸郭内，同側の肺門リンパ節，両側の縦隔リンパ節および両側の鎖骨上窩リンパ節に限局している場合を限界疾患（LD）（同側の胸水貯留例を含む），その範囲を超えて進展したものを広範疾患（ED）と定義されることが一般的であり，その進展度評価は治療方針の決定に重要である．

【撮像のポイント】
　小細胞癌は病変の主体が縦隔や肺門の腫瘤であるため，その大きさ，進展度を評価するには造影CT，横断像の他に冠状断や矢状断などのMPR画像を作成することが有用である．

【画像所見】
単純CT画像（肺野条件）：右肺門部に腫瘤陰影（→），周囲には浸潤影（→），スリガラス陰影（＞）を認める（図1）．
単純CT画像（縦隔条件）：腫瘍は不整形で右肺門部から縦隔にかけての浸潤（→）を認める（図2）．
造影CT画像：腫瘍内部は不均一に濃染（→）され，気管支への圧排，血管浸潤が認められる（図3，図4）．
胸部単純X線画像：左右の肺門に腫瘤陰影（→），上肺野に浸潤影を認める（図5）．

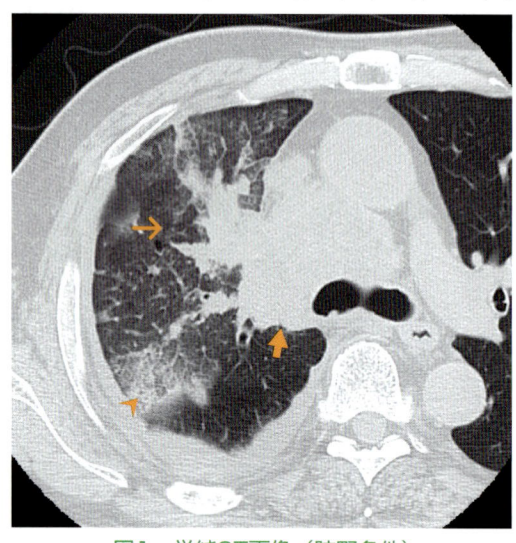

図1　単純CT画像（肺野条件）

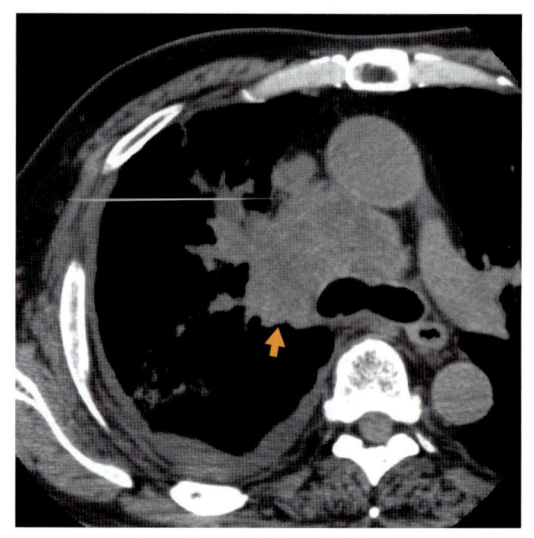

図2　単純CT画像（縦隔条件）

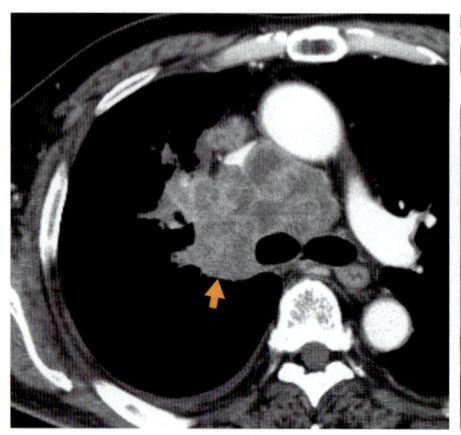

図3　造影CT画像

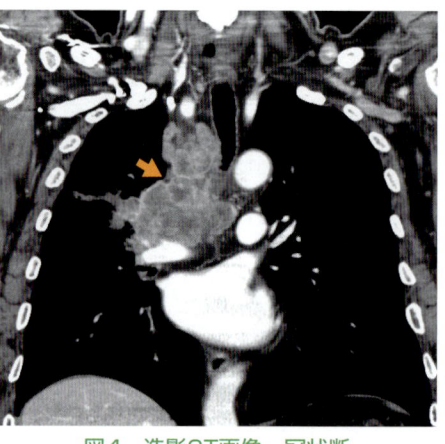

図4　造影CT画像　冠状断

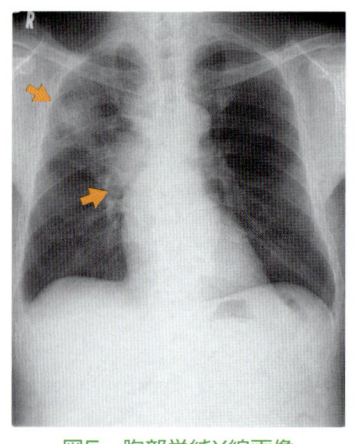

図5　胸部単純X線画像

# 肺癌（扁平上皮癌） lung cancer (squamous cell carcinoma)

## 【背景】73歳，男性．
　風邪様症状で来院．胸部単純X線写真にて左上肺野に異常陰影を指摘された．精査目的にて，単純CTおよび造影CTを施行，同部位に腫瘤を認めた．その後の気管支鏡細胞診にて扁平上皮癌と診断された．

## 【症例のポイント】
　近年，わが国では悪性新生物が死亡原因の第1位を占め，このうち肺癌の死亡率は胃癌を抜いて第1位である．
　扁平上皮癌は非小細胞癌に含まれ，発生頻度は同じ非小細胞癌に分類される腺癌に次いで多く，全肺癌のうち男性で40％，女性で15％ほどである．また，肺癌のなかでも特に扁平上皮癌は喫煙歴と強い相関があるとされている．区域支より肺門側に発生することが多く，増殖は速いがリンパ行性転移が主であるため，予後は他の組織型の肺癌に比べ比較的よい．
　肺門部発生例では，気管支腔内に結節状あるいはポリープ状の隆起を示し，気管支を狭窄あるいは閉塞することにより，肺末梢側に二次変化（肺炎あるいは無気肺）をきたす．気管支壁外に進展すると，周囲との境界明瞭な腫瘤を形成し，隣接リンパ節に直接浸潤し，随伴する肺動脈を圧排，狭窄する．また，縦隔や心囊および肺静脈内にも浸潤し，心房へ及ぶこともある．
　CT所見は，肺門型で肺門部の腫瘤と，その末梢の浸潤影あるいは無気肺として描出される．末梢型の場合は腺癌と類似し，肺野の腫瘤影の辺縁が放射状に棘状陰影を呈する癌放射（spiculation）や胸膜と腫瘤間の索状影である胸膜陥入像（pleural ingentation）がみられるが，腫瘤内部に樹枝状の透亮像（air bronchogram）様の小嚢胞や辺縁のスリガラス陰影（ground-glass opacity：GGO）を認めないことが腺癌との鑑別点となりうる．

## 【撮像のポイント】
　肺門型扁平上皮癌は，術前評価として肺門部の血管と腫瘤との関係を明確にすることが重要となるため，造影CTが必須となる．また，横断像の他に冠状断像や矢状断像などのMPR画像を作成することによって多方向からの評価が可能となる．

## 【画像所見】
単純CT画像（肺野条件）：左肺門 肺尖後枝（B1+2）に辺縁不整な腫瘤陰影（→）を認める（図1）．

造影CT画像：左肺門に辺縁不整，内部不均一に濃染される腫瘤（→）を認める．左肺動脈の境界は不明瞭で血管浸潤が示唆される（図2，図3）．

胸部単純X線画像：左上肺野から左肺門付近に腫瘤陰影（→）を認める（図4）．

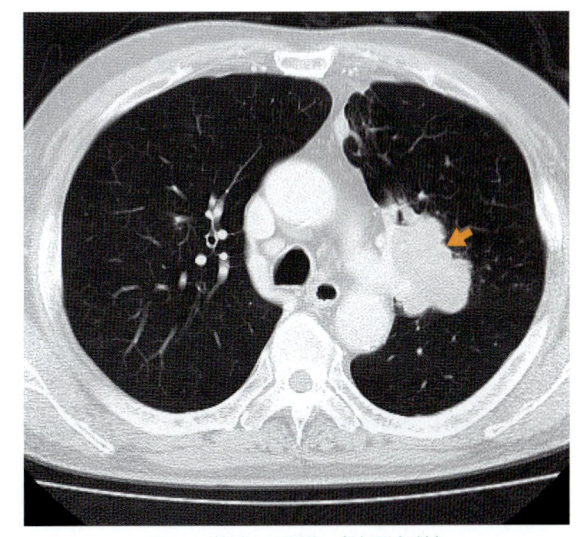

図1　単純CT画像（肺野条件）

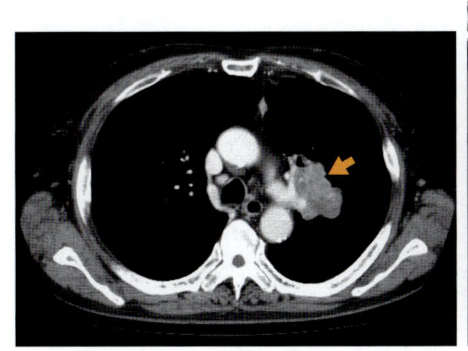

図2　造影CT画像

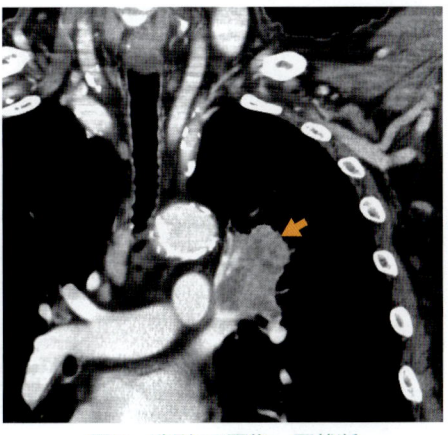

図3　造影CT画像　冠状断

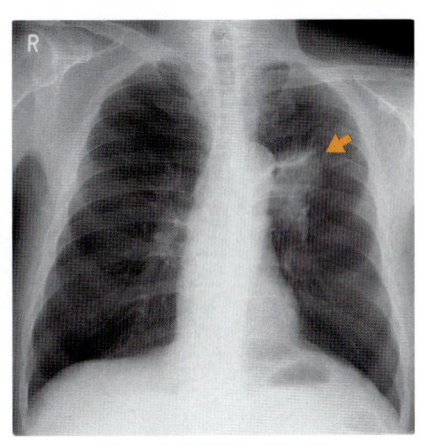

図4　胸部単純X線画像

# 肺癌（腺癌1）　lung cancer (adenocarcinoma-1)

【背景】50歳，女性．
　胸部X線画像にて，左下肺に腫瘤影を指摘された．

【症例のポイント】
　肺腺がんは，肺がんの60％程度を占めているといわれているがんで，日本において最も発生頻度が高い．腺がんは，非小細胞肺がんの一種で，喫煙との因果関係が薄いという特徴があり，喫煙が発症の直接的な原因ではないと考えられ，発生頻度も喫煙率の低い女性の方が高く，非喫煙者にも多く発症するという特徴がある．
　肺の末梢に発症するケースが大変多く，末梢型肺がんまたは肺野型肺がんとなることがほとんどである．そのため，単純X線撮影で発見しやすい傾向にある．初期段階ではなかなか自覚症状を感じることがないため，定期的ながん検診や健康診断などで偶然みつかるケースが多い．腺がんが進行してくると，空咳，血痰，喘鳴，胸の痛みなどさまざまな症状がみられるようになる．がんの進行に伴って，末梢部分でがんが大きくなるため，胸膜に影響を及ぼし，胸水が溜まるといったケースも多くみられる．また，進行が進むとリンパ節への転移や遠隔転移が起きやすいため，身体全体に酷い倦怠感や激痛を感じることもある．
　CTの特徴的な画像所見は，辺縁不整な淡い腫瘤像，辺縁のスピキュラ（spicular；棘状突起），血管や気管支の末梢集束，胸膜陥入像などである．

【撮像のポイント】
　肺腺がんは，早期にはCTでスリガラス陰影を伴う腫瘤がとして描出される．進行するにつれて充実性腫瘤になる．腫瘤周囲の引きつれや血管の構造を明瞭に描出することが重要である．造影CTにより，腫瘤の造影能判定や縦隔および肺門リンパ節転移の検索を行う．

【画像所見】
単純CT画像：左下葉S8に辺縁不整のスピキュラを伴う腫瘤（→）を認める（図1，図3）．
造影CT画像：左下葉S8の腫瘤（→）は辺縁から濃染されている（図2）．
高分解能CT（HRCT）：辺縁不整で，スピキュラ（→）を認める（図4）．
胸部単純X線画像：左下肺に腫瘤影（→）を認める（図5）．

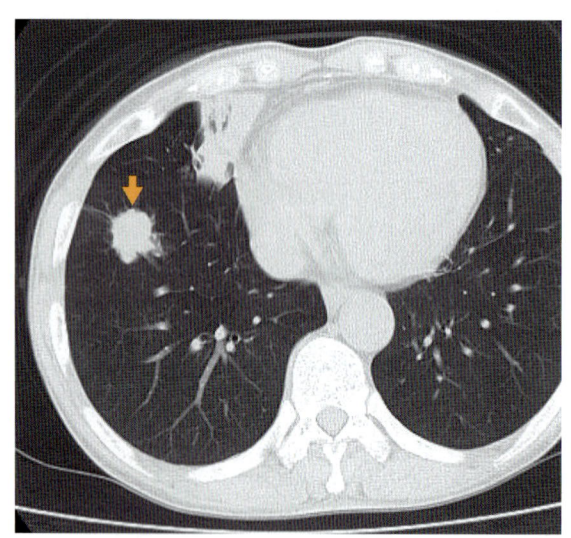

図1　単純CT画像

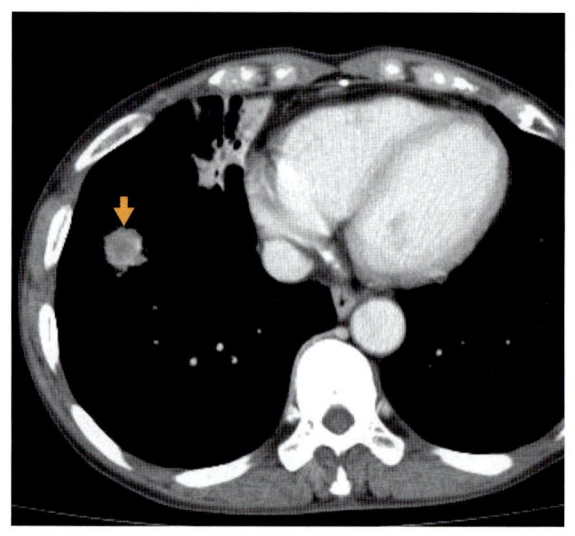

図2　造影CT画像

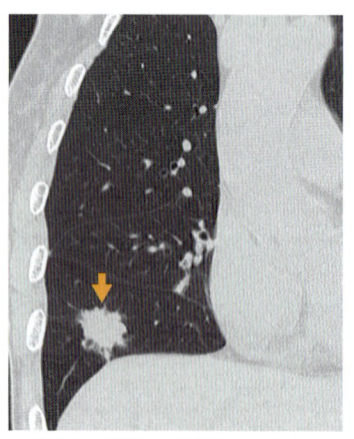

図3　単純CT画像　冠状断

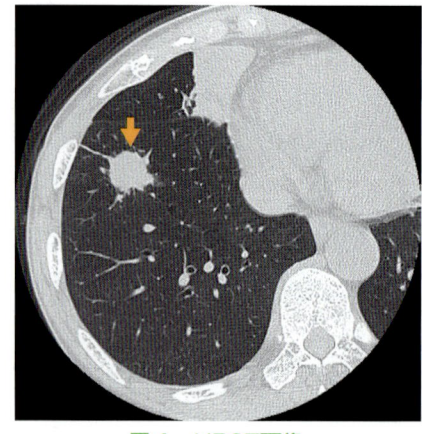

図4　HRCT画像

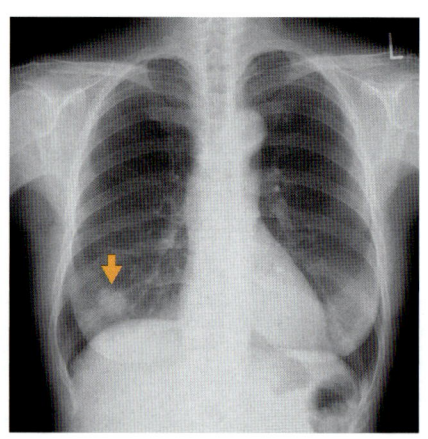

図5　単純X線画像

# 肺癌（腺癌2） lung cancer（adenocarcinoma-2）

【背景】68歳，男性．
　胸部スクリーニングCTで右上葉にスリガラス陰影（ground-glass opacity：GGO）を指摘された．その後の精査で早期肺癌（腺癌）と診断された．

## 【症例のポイント】

　原発性肺癌の組織学的分類は，小細胞癌と非小細胞癌に大別され，腺癌は非小細胞癌に分類される．癌細胞になんらかの腺管構造を示し，その配列により腺管型（tubular）と乳頭型（papillary）の2型に分類されていたが，1999年のWHO分類の改訂により，腺癌の1亜型として，1層の癌細胞が肺胞内を被っている肺胞上皮を置換する形で増殖する非浸潤性の癌として，細気管支肺胞上皮癌（bronchioloalveolar carcinoma）が独立した．細気管支肺胞上皮癌は増殖が緩やかで転移せず，局所切除にて治癒可能である．しかし，ある程度の大きさになると浸潤性増殖を始め，乳頭腺癌との混合型腺癌に進行していく．純粋な細気管支肺胞上皮癌は，細胞密度が小さく腫瘍内に含気を保つため，CT画像ではスリガラス様陰影（GGO）を呈し，辺縁に癌放射（spiculation）や胸膜陥入像（pleural indentation）を伴わない．混合型腺癌に進行していくと，GGO内部に濃度上昇を伴うようになり，腺癌の特徴所見である癌放射や胸膜陥入像を認めるようになる．HRCTでGGOを含む腫瘍陰影を観察して，腫瘍陰影全体のなかでGGOの占める割合が大きい腺癌ほど非浸潤性の細気管支肺胞上皮癌の成分が多いため，転移する傾向が低く予後良好であることがわかっている．

## 【撮像のポイント】

　肺腺癌は，通常のCTでスリガラス陰影（GGO）を伴う腫瘍が描出された場合，高分解能CT（HRCT）を追加することにより，腫瘍内部の構造が明瞭に描出でき，良悪性や進行度の判定に有用になる．また，このようなスリガラス陰影（GGO）を主体とした病変の検索に，造影CTは必ずしも必要ではないが，腫瘍の造影能判定や，縦隔および肺門リンパ節転移の検索には造影CTが有用である．

## 【画像所見】

**単純CT画像（肺野条件）**：右上葉B3に辺縁不整のスリガラス陰影（→）（GGO）を認める（図1）．
**高分解能CT（HRCT）画像**：スリガラス陰影（→）（GGO）は辺縁不整で内部には，血管や気管支の混在を認める（図2，図3）．
**胸部単純X線画像**：明らかな異常陰影は認められない（図4）．

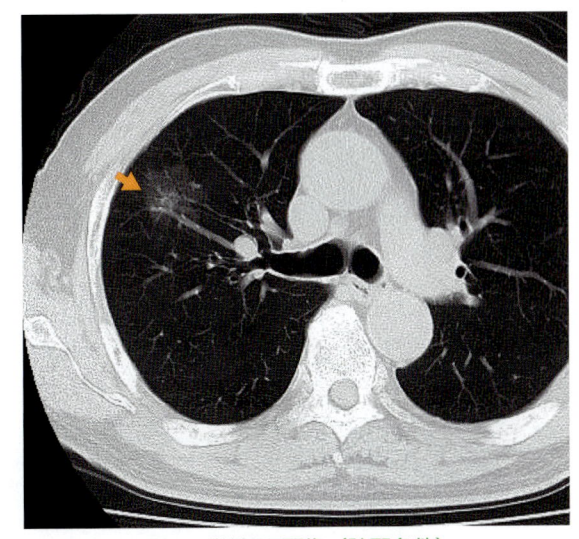

図1　単純CT画像（肺野条件）

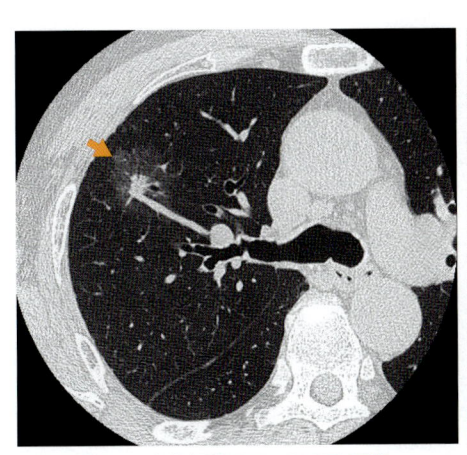

図2　高分解能CT(HRCT)画像

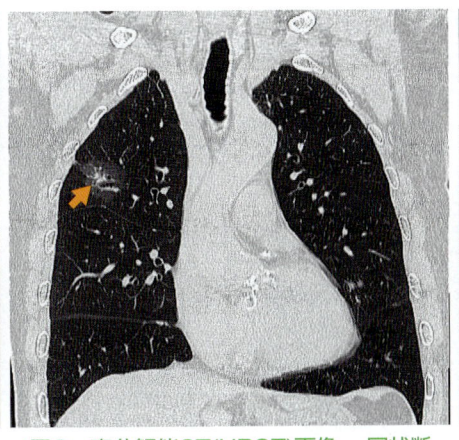

図3　高分解能CT(HRCT)画像　冠状断

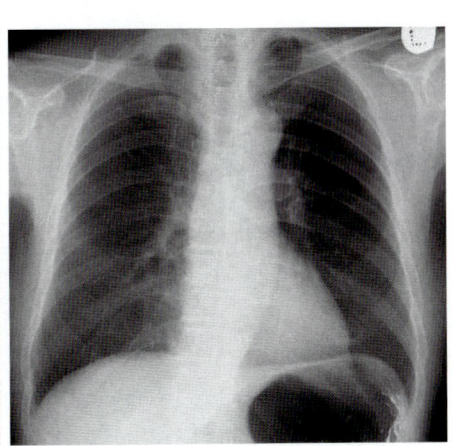

図4　胸部単純X線画像

# 悪性胸膜中皮腫　malignant pleural mesothelioma

## 【背景】78歳，男性．
　呼吸苦と風邪症状で胸部単純X線画像にて来院．胸部単純X線画像にて，左肺に腫瘤陰影を認めたためCT検査施行．左胸膜背側に異常が認められた．その後の胸膜生検で悪性胸膜中皮腫と診断された．過去25年間にアスベスト（asbestos：石綿）のばく露歴がある．

## 【症例のポイント】
　胸膜中皮腫は胸膜原発の腫瘍をいい，限局性とびまん性であり，一般に前者は良性で後者は悪性である．
　悪性胸膜中皮腫は，比較的まれな疾患であり，石綿（アスベスト）ばく露者に発生率が高い．悪性度は高く約80％に胸水貯留を伴う．
　発症早期のCT画像は，少量胸水のみの場合や局所の不整な胸膜肥厚のみを認め特異性に乏しい．しかし，病巣進展とともに不整な胸膜肥厚が一側胸膜もしくは葉間胸膜にも拡がり，胸膜全体が厚くなる．さらに腫瘍は，横隔膜・心嚢膜・胸壁などに浸潤し，肺門・縦隔リンパ節などに転移する．遠隔転移はほとんど認めないが予後不良の疾患である．
　胸膜に発生する腫瘍は，大きく原発性胸膜腫瘍と転移性胸膜腫瘍に分類される．90～95％が血行性および播種性の転移性胸膜腫瘍である．原発部位は肺癌が40％と最も高頻度である．原発性胸膜腫瘍の多くは胸膜中皮腫で，そのほかに脂肪腫・線維腫などが存在する．
　また，胸膜中皮腫は限局性とびまん性に大別され，限局性の多くは良性腫瘍であり，発生形態は有茎性が多い．また，びまん性はすべて悪性腫瘍である．

## 【撮像のポイント】
　悪性胸膜中皮腫などの不整な胸膜肥厚像の描出やリンパ節転移などの検索には造影CTが有用である．また，画像は横断像の他に冠状断像や矢状断像などのMPR画像を作成することにより，腫瘍の範囲や浸潤程度を明瞭に描出することができる．

## 【画像所見】
単純CT画像（肺野条件）：左肺背側と臓側胸膜に肥厚部（→）を認める．また，葉間胸水と一部に索状影（▷）を認める（図1）．
造影CT画像：左上葉から中葉にかけての背側胸膜に造影効果がほとんど内部にみられない腫瘤（→）を認める．臓側胸膜は肥厚（▷）がみられ，若干の造影効果を認める（図2，図3，図4）．
胸部単純X線画像：右肺に胸膜の肥厚，腫瘤陰影（→）を認める（図5）．

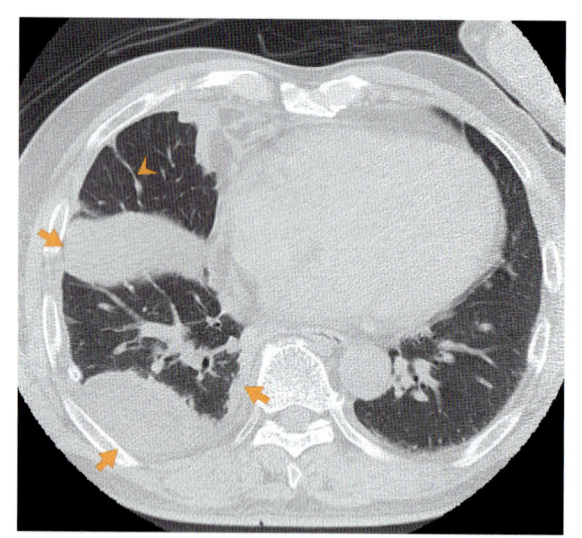

図1　単純CT画像（肺野条件）

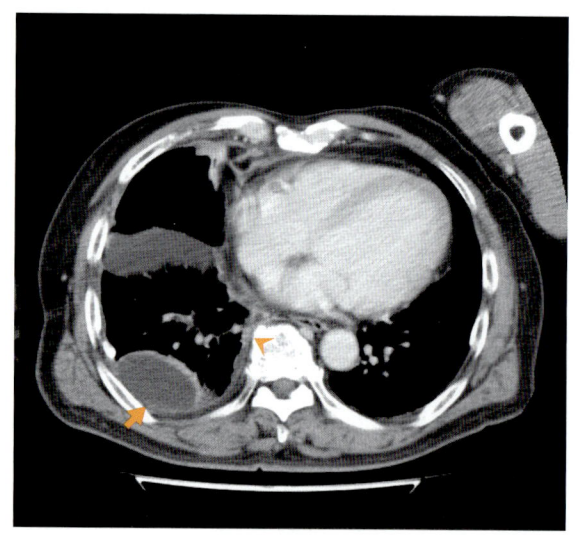

図2　造影CT画像

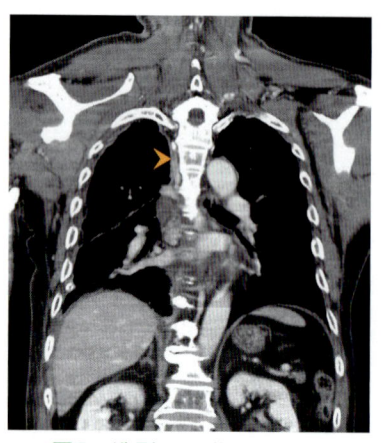

図3　造影CT画像　冠状断

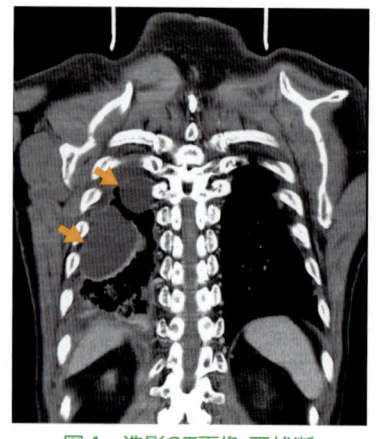

図4　造影CT画像　冠状断

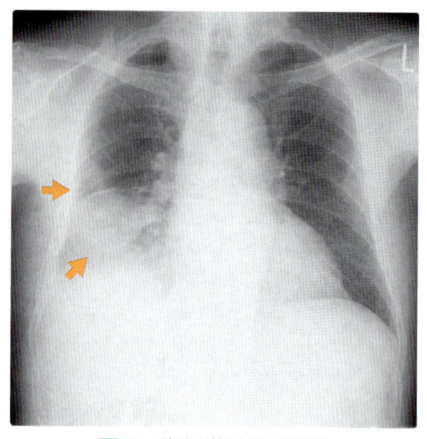

図5　胸部単純X線画像

# 転移性肺腫瘍　metastatic lung tumor

## 【背景】72歳，女性．

下血にて来院．緊急CF（colon fiberscopy）にてS状結腸に腫瘤が認められた．術前の転移巣検索目的にて全身CTを施行，肺に多発性の腫瘤が認められ転移性肺腫瘍と診断された．

## 【症例のポイント】

肺はその解剖学的構造から，他臓器の悪性腫瘍の転移が高頻度に生ずる臓器である．原発巣の静脈浸潤により静脈内に遊離した腫瘍細胞が肺の細動脈や毛細血管内に塞栓し，一部の腫瘍細胞が着床し増殖する血行性転移が主であり，原発巣別での頻度は，肺癌，乳癌，子宮癌，胃癌，大腸癌，骨肉腫，絨毛性腫などが多い．

発生部位は血行性転移のため肺野末梢に多発することが多く，癌性リンパ管炎型，肺塞栓型など特殊な場合を除き，中等度に進展した症例でも呼吸器由来の症状は生じないことが多い．高度に進展した場合には咳，痰，血痰，咳嗽，胸痛，呼吸困難などの症状をきたす．

治療法は原発巣が制御されており，他部位に転移を認めない場合には，手術が施行される．そのほかは原発巣に有効な化学療法を行い，放射線感受性のある腫瘍に対しては放射線治療が施行されることもある．

CT所見は，肺野末梢の多発性小結節影を示すことが多いが，単発の大結節あるいは無数の小粒状影であることもある．また，各々の結節は類円形で，境界明瞭，内部均一であることが多いが，原発巣によっては石灰化や空洞を有することもある．

## 【撮像のポイント】

転移性肺腫瘍の肺内病変の描出には必ずしも造影CTを必要としないが，胸膜，胸壁，縦隔への浸潤あるいは縦隔リンパ節，肺門部リンパ節の描出には造影CTが有効である．

## 【画像所見】

単純CT画像（肺野条件）：両肺野に多発性の類円形結節（→）を認める（図1，図2，図3）．
胸部単純X線画像：両肺に多発性の円形陰影（→）（coin lesion）を認める（図4）．

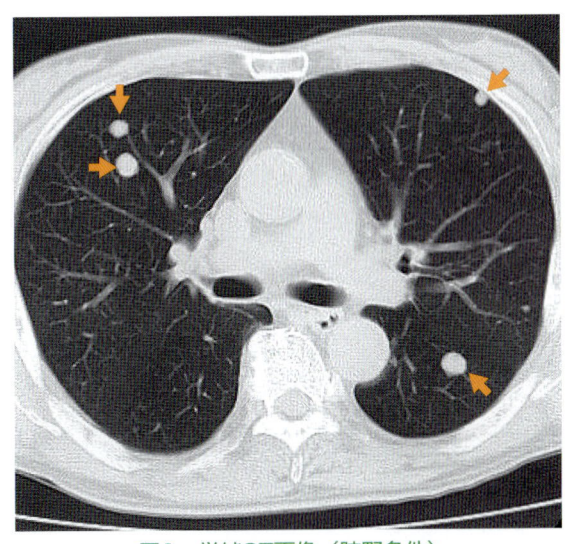

図1　単純CT画像（肺野条件）

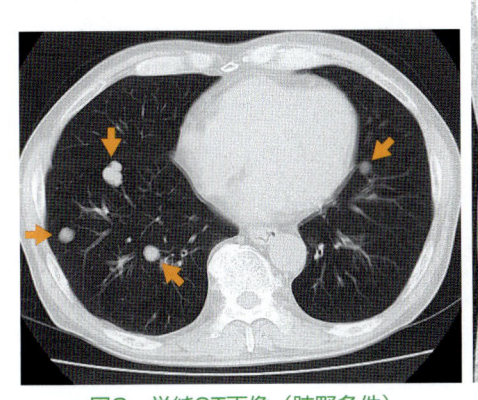

図2　単純CT画像（肺野条件）

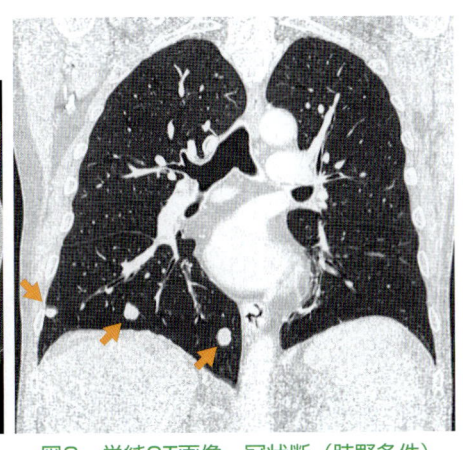

図3　単純CT画像　冠状断（肺野条件）

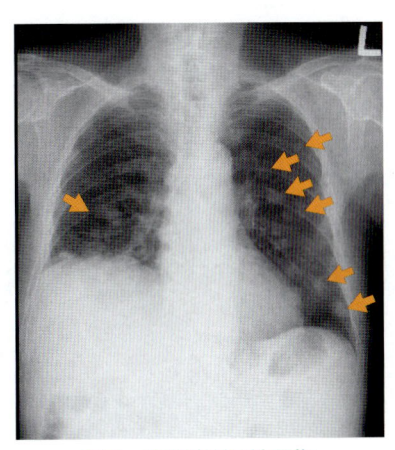

図4　胸部単純X線画像

# 悪性リンパ腫　　malignant lymphoma

## 【背景】73歳，男性．
　全身倦怠感で来院．胸部単純X線検査にて上縦隔の拡大を指摘され，CT検査を施行した．胸部上縦隔を中心にリンパ節腫大を認め，病理検査で非ホジキンリンパ腫と診断された．

## 【症例のポイント】
　悪性リンパ腫は，白血球中のリンパ球が癌化した悪性腫瘍であり，50～60歳代で多く発生する．この悪性リンパ腫は，大きくホジキンリンパ腫と非ホジキンリンパ腫に分類される．日本人の悪性リンパ腫の多くは非ホジキンリンパ腫で，ホジキンリンパ腫は全体の数％程度である．
　非ホジキンリンパ腫は，比較的高率に胸郭内病変を伴い，最も頻度の高いのは縦隔肺門のリンパ節腫大である．ホジキンリンパ腫は，前縦隔・中縦隔・内胸リンパ節など上縦隔リンパ節腫大が最も高率であり，隣接および対側のリンパ節へと進行していく．しかし，非ホジキンリンパ腫は上縦隔リンパ節腫大も伴うが，後縦隔・横隔膜リンパ節単独腫大があり，これらは進行とともに全身のリンパ系へ拡がる．また肺内病変は，きわめて多彩で非特異的あるが，病理学的には特徴的で肺内リンパ組織に沿って分布する．
　スライス厚1～2mmの高分解能CT（high resolution CT：HRCT）で認識可能な肺野病変は，胸膜直下型・気管支血管周囲型・縦隔腫瘍からの直接浸潤型・小葉間隔壁肥厚型であり，粟粒型・スリガラス陰影型・肺炎型・腫瘤および結節型はCT上，認識困難とされている．
　悪性リンパ腫の確定診断は，リンパ節・節外性腫瘤の生検にて行われる．

## 【撮像のポイント】
　悪性リンパ腫のリンパ節評価は造影CTが有用で，横断像の他に冠状断や矢状断などのMPR画像を作成することで診断能の向上を図ることができる．

## 【画像所見】
単純CT画像（縦隔条件）：右上縦隔に辺縁不整で気管（→）を圧排する腫瘤（>）を認める（図1）．
造影CT画像：同部位に辺縁不整で内部やや不均一な腫瘤（→）を認める．腫瘤は気管圧排の他，石灰化（>）を伴った腕動脈を覆うように描出され，血管浸潤（→）が示唆される（図2，図3）．
胸部単純X線画像：上縦隔の著明な拡大（→）を認める（図4）．

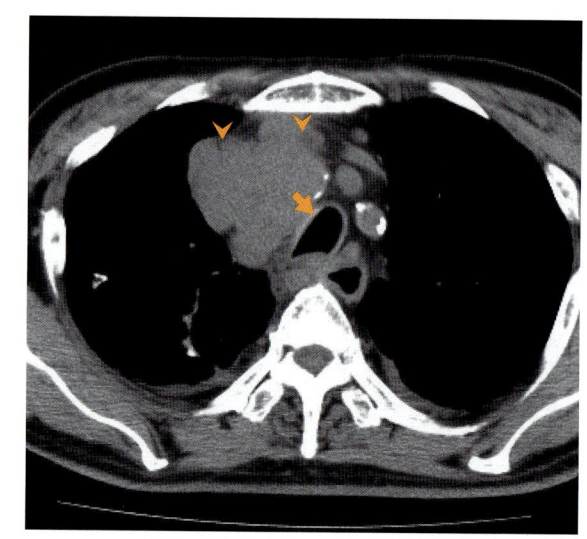

図1　単純CT画像（縦隔条件）

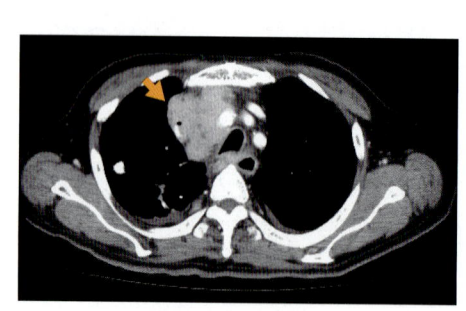

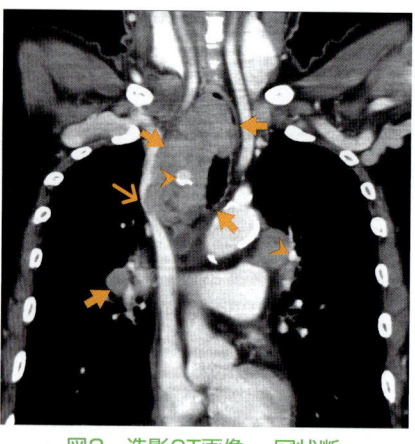

図2　造影CT画像　　　図3　造影CT画像　冠状断　　　図4　胸部単純X線画像

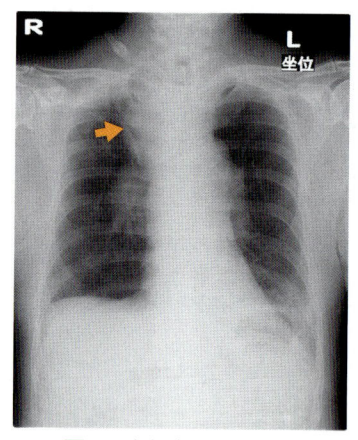

# 肺過誤腫　pulmonary hamartoma

## 【背景】62歳，男性．
　7年前に検診で右下肺野の異常陰影を指摘され精査目的で来院．胸部CT，経気管支肺生検（transbronchial lung biopsy：TBLB），および針吸引生検（needle aspiration biopsy：NAB）にて悪性所見は認めなかったためCTで経過観察を行っていた．その後の7年間の経過観察CT所見でも変化がなく，TBLBでも悪性所見は認められず過誤腫と診断．

## 【症例のポイント】
　肺過誤腫は組織奇形の一種で，組織構成分の混合異常，組織の先天性迷入，退縮すべき組織の遺残が腫瘤形成したもので，病理学的には軟骨成分，脂肪組織を中心に間葉系組織から構成され，一部辺縁の隔壁構造に呼吸細胞様上皮を認める．通常，肺野末梢にみられるが，まれに気管支内腫瘍の形をとり，ほとんどは単発であるが多発することもある．大きさは多くは4cm以下だが，まれに10cmを越える腫瘤となることもある．
　CT画像は病理所見を反映し，脂肪や石灰化，あるいはその両者が約6割の症例で認められ，腫瘤辺縁は整なことが多く，腫瘤内部に空洞を認めない．腫瘤辺縁がやや不整で，脂肪成分をCT所見で同定できない症例には肺癌との鑑別が必要である．

## 【撮像のポイント】
　肺過誤腫が疑われた場合は，腫瘤部の5mm厚以下の薄層スライス撮像（thin slice scan），腫瘤の大きさによっては2mm厚以下の高分解能CT（high resolution CT：HRCT）を追加することにより，腫瘤内部の組成（石灰化や脂肪成分）を同定するに有効となる．

## 【画像所見】
初診7年後単純CT画像：右肺野下舌区（S⁵）に正円形の腫瘤（13×12mm）（→）を認める（図1）．
初診7年後単純CT画像：腫瘤の表面は平滑で，スピキュラ（spiqular；棘状突起）や血管の巻き込みはみられず，腫瘤内部の一部には石灰化（→）を認める（図2）．
初診7年後単純CT画像（拡大像）：内部に脂肪濃度域（→）は認めない（図3）．

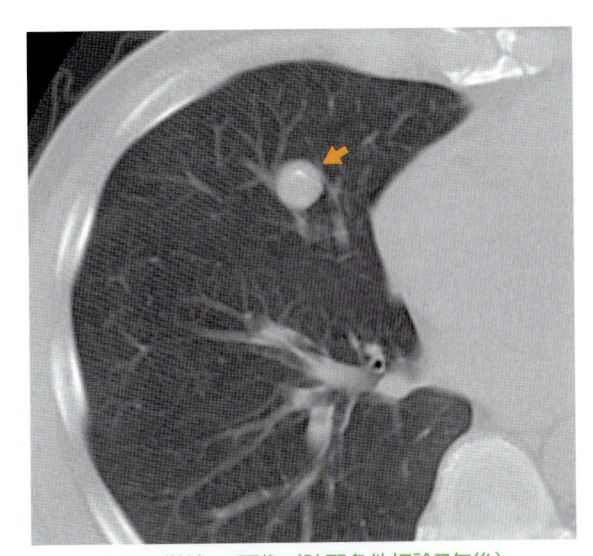

図1　単純CT画像（肺野条件初診7年後）

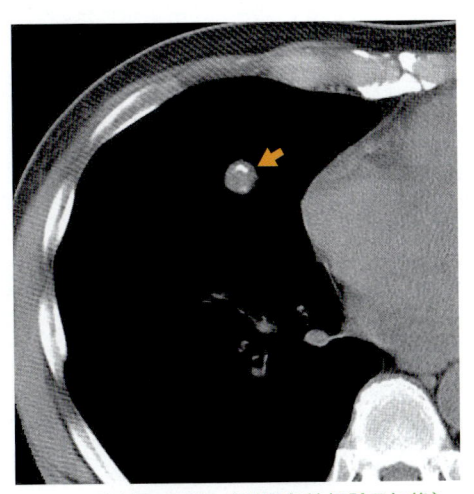

図2　単純CT画像（縦隔条件初診7年後）

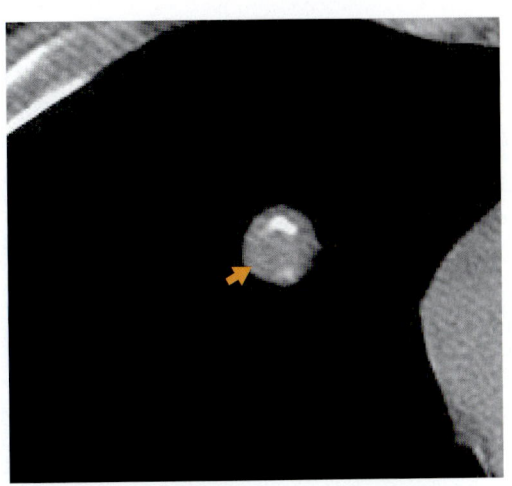

図3　単純CT画像（拡大像初診7年後）

# 細菌性肺炎　bacterial pneumonia

【背景】72歳，女性．
　発熱と咳，呼吸苦にて来院．胸部単純X線画像にて浸潤影が認められたため，CT検査施行となった．

【症例のポイント】
　肺炎は，発症状況の違いにより，起炎微生物が大きく異なるため，市中肺炎と院内肺炎に分類される．市中肺炎とは通常の生活を社会で営んでいる原則として健常者に，急性に発症する肺実質の感染症であり，本項では細菌性の市中肺炎に限定するが，通常健康なヒトの気道系の感染防御機構を打ち破って感染発症するもので，感染力の強力な，いわゆる強毒菌であることが多い．細菌性肺炎の主な原因菌としては，肺炎球菌，インフルエンザ菌，モラクセラ・カタラーリス，嫌気性菌などがあげられ，最も頻度が高く重要な病原菌は肺炎球菌である．
　肺炎の診断で最も重要なことは，胸部一般写真上の浸潤影の新たな出現を確認することであり，CT検査を併せて実施することにより診断精度は増す．区域性を持つ比較的濃く均等な浸潤影（consolidation）の存在は，細菌性肺炎を強く示唆するが，前治療がある場合では，気管支に沿った散在性の小葉中心性陰影（気管支肺炎）を呈することもある．炎症が胸膜に及ぶと胸水の貯留も認められる（胸膜肺炎）．浸潤影に伴う空気気管支像（air bronchogram）とは，気管支周囲の肺胞腔の含気が消失し，気管支が透亮像としてみえることをいい，気管支透亮像とも呼ばれ，肺実質病変（主に肺胞性病変）を表す．

【撮像のポイント】
　細菌性肺炎など呼吸器疾患ではCT撮影での息止めは困難な場合が多い．短時間での撮影や，酸素吸入などで息止め可能になる工夫をする必要がある．

【画像所見】
単純CT画像（肺野条件）：左下葉，心臓背側に浸潤影，その内部に空気気管支像（→）（air bronchogram）を認める（図1，図2，図3）．
胸部単純X線画像：左下葉に若干の浸潤影を認める（図4）．

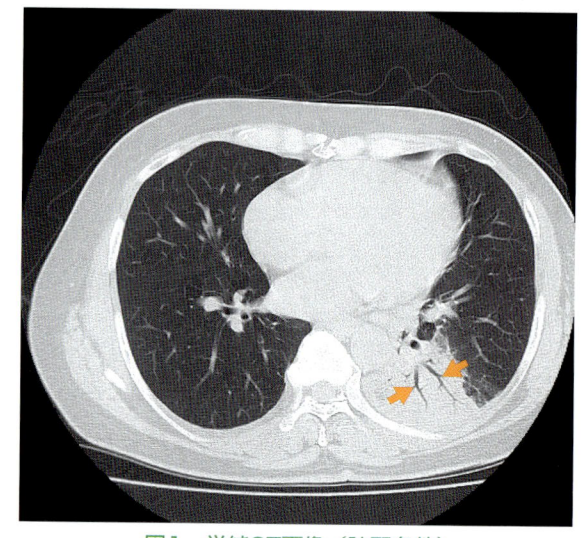

図1　単純CT画像（肺野条件）

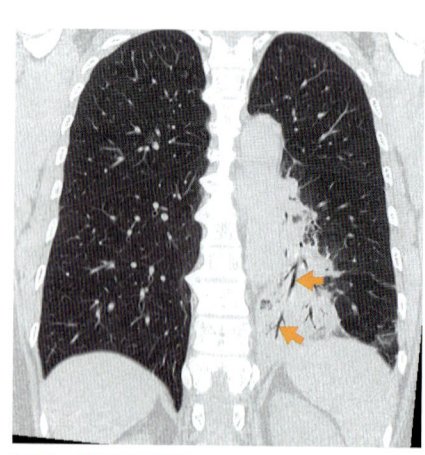

図2　単純CT画像　冠状断（肺野条件）

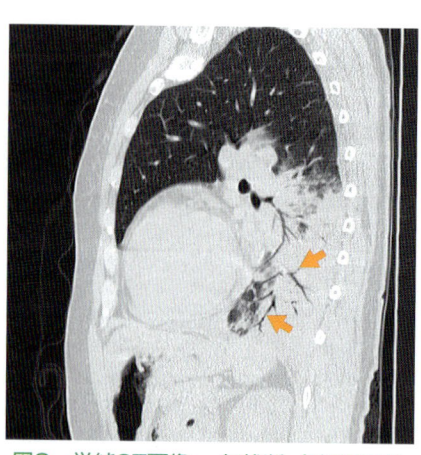

図3　単純CT画像　矢状断（肺野条件）

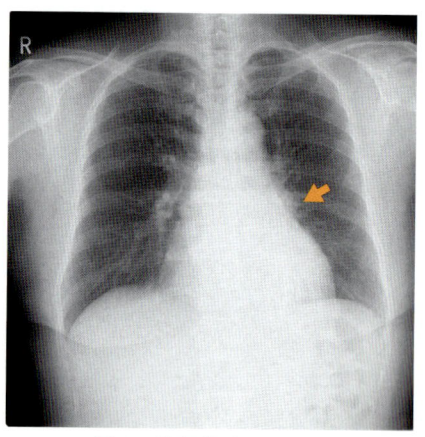

図4　胸部単純X線画像

# カリニ肺炎　carinii pneumonia

【背景】47歳，男性．
　発熱，リンパ節腫脹，咽頭痛にて来院．同性間交渉歴27年．胸部単純X線画像にて両肺にスリガラス陰影を認め，CT検査を施行した．

【症例のポイント】
　カリニ肺炎は，真菌の一種とされるニューモシスチスカリニ（カリニ肺胞嚢虫）の感染症とされ，最初は未熟児の間質肺炎として認識されたが，エイズ，ステロイドなどの免疫抑制剤を使用した血液疾患や悪性腫瘍の患者にしばしば日和見感染として重篤な肺炎を起こし注目されている．間質性肺炎に特有な肺胞隔浮腫，上皮細胞の増殖と壊死，リンパ球や形質細胞の浸潤がみられる．発熱，乾性咳嗽，息切れが発症初期の症状である．
　胸部X線画像やX線CTの主な所見は，気管支末梢の粒状と網状影ではじまり，全肺野に網状影を主とした多彩な陰影となる．

【撮像のポイント】
　カリニ肺炎など，胸部単純CT検査にて間質性肺炎の特徴的所見を描出したときは，薄層スライスで高分解能CT画像を作成し，多彩なスリガラス様陰影や網状影を明瞭に描出する必要があり，胸部単純X線画像と併せて，病巣の範囲などを確認することが必要である．

【画像所見】
単純CT画像（肺野条件）：両肺野にびまん性のスリガラス陰影（➡）を認める（図1，図2，図3）．
胸部単純X線画像：単純CT同様に両肺にびまん性のスリガラス陰影を認める（図4）．

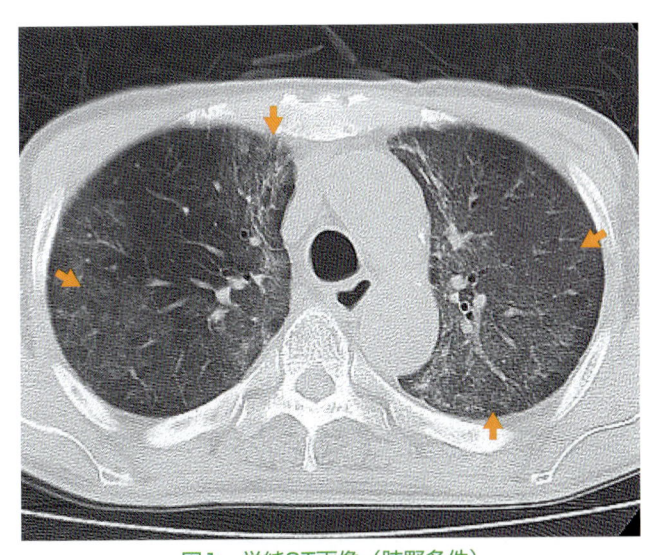

図1　単純CT画像（肺野条件）

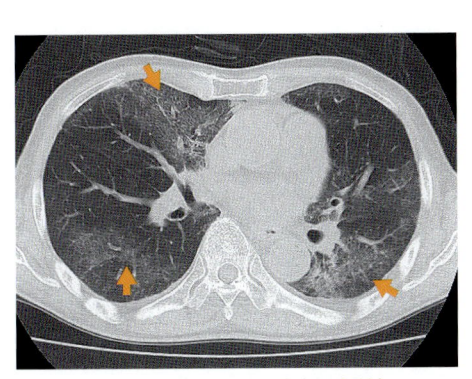

図2　単純CT画像（肺野条件）

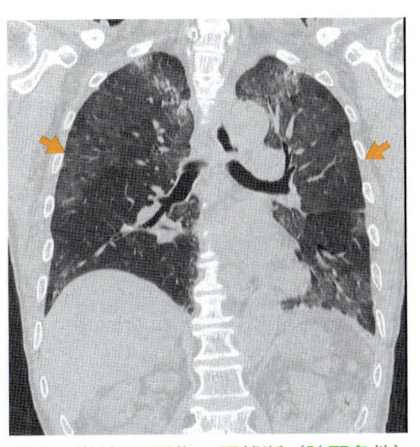

図3　単純CT画像　冠状断（肺野条件）

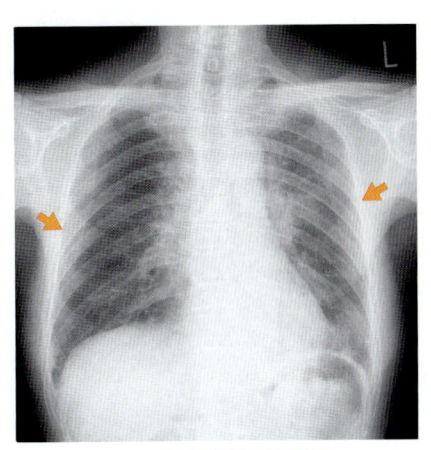

図4　胸部単純X線画像

# 肺アスペルギルス症　aspergillosis

## 【背景】50歳，男性．
　リウマチ加療中に感冒症状と少量の血痰で来院．胸部X線画像にて両肺尖に菌球症（fungus ball）様の陰影を認め肺真菌症を疑い入院．矢状面での脊椎彎曲異常（円背；hump back）姿勢でCT検査を施行した．気管支肺胞洗浄（BAL），経気管支肺生検（TBLB）にて原因真菌を確定し，肺アスペルギルス症と診断．

## 【症例のポイント】
　真菌類はヒトに感染症を引き起こすことがあるが，日和見感染の形をとることが多い．肺真菌症の原因として最も多いのが空中浮遊真菌であるアスペルギルス属である．肺アスペルギルス症はアスペルギルスの胞子が経気道的に吸入され増殖し，肺に病巣を形成したものをいい，血痰や喀血は他の呼吸器感染症より多いが，無症状にて胸部単純写真の異常陰影で発見される症例が最も多い．アスペルギルス腫，慢性壊死性肺アスペルギルス症，侵襲性アスペルギルス症，アレルギー性気管支肺アスペルギルス症の4型に分類される．
　陳旧性肺結核による肺の空洞，嚢状気腫（bulla）の内部で菌球が形成されたものを，菌球症（fungus ball）または下肢が慢性に腫脹し瘻孔を形成し，瘻孔からの排出液中に顆粒が存在する状態の足菌腫（mycetoma）といい，アスペルギルスが原因の場合はアスペルギローマ（aspergilloma；アスペルギルス腫）と呼ばれる．空洞内に球状の陰影と空洞壁との間に空気層が残存する．
　X線診断学上この空気の層は円形陰影のなかに三日月形の透亮像で三日月サイン（air crescent sign）または半月徴候（meniscus sign）と呼ばれ特徴的である．アスペルギローマは胸部X線画像やCTで典型的な菌球が認められれば，診断は比較的容易である．

## 【撮像のポイント】
　肺真菌症，肺アスペルギルス症などの経過観察時の定期検査は，スライス厚，スライス間隔，撮像条件，スライス位置などを同一にして，再現性を保つことが必須である．

## 【画像所見】
単純CT画像・胸部単純X線画像：両上葉に空洞（cavity）を認め（➡），空洞内には真菌球（fungus ball）と思われる腫瘤影（＞）を認める．その右上葉の腫瘤内には半月徴候（meniscus sign）（➡）を認める．また，左上葉の胸膜につながる索状の陰影と近傍胸膜の軽度肥厚（➡）を認める（図1，図2，図3，図4）．

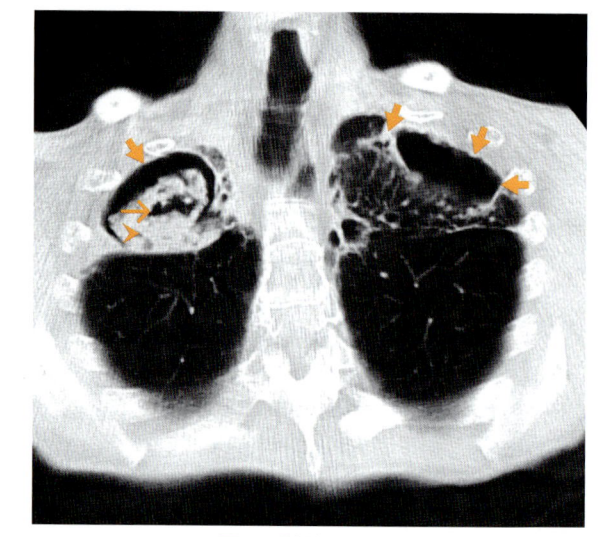

図1　単純CT画像

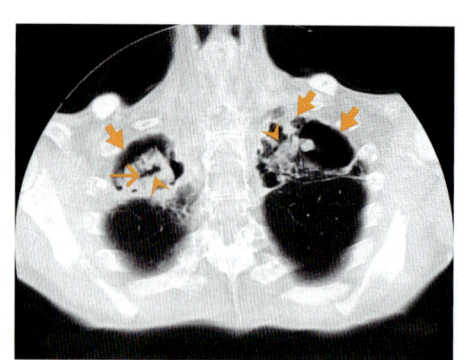

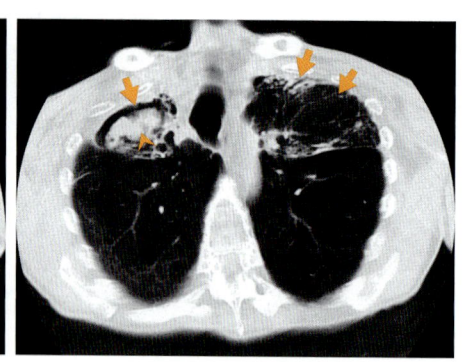

図2　単純CT画像　　図3　単純CT画像　　図4　胸部単純X線画像

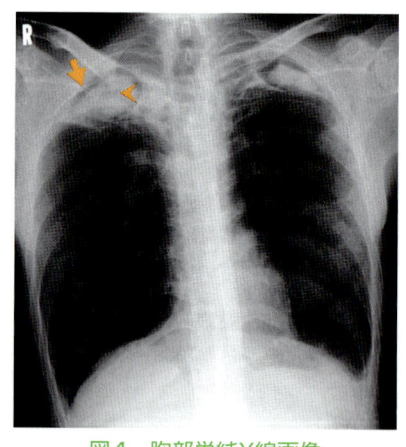

# 肺結核症　pulmonary tuberculosis

【背景】67歳，男性．
　咳，痰を主訴に来院．胸部単純X線画像にて左上肺野に腫瘤性陰影を認め，CT検査を施行した．喀痰検査にてガフキー5号が検出され肺結核症と診断された．

【症例のポイント】
　肺結核症とは，結核菌の空気感染による慢性感染症である．しかし，感染してそのまま発病する一次結核はせいぜい5％にすぎない．感染した結核菌は宿主の体内で，おそらく代謝活動を停止した「冬眠状態」で残存し，宿主の免疫機能が低下した際に，この冬眠していた結核菌が目覚め，分裂増殖を開始し発病（二次結核）する．
　一次結核は小児に好発し，CT所見は肺門縦隔リンパ節腫脹を伴う中葉，下葉の濃度の高い浸潤影が特徴で，空洞形成の頻度は低い．二次結核は肺の上葉肺尖区（S$^1$），上葉後上区（S$^2$），下葉上-下葉区（S$^6$）に好発し，CT所見は経気管支散布による小葉中心性の小結節影や分枝状線状影，空洞性病変が特徴的である．この小結節影は，細気管支あるいは細気管支周囲の乾酪壊死を表しており，木の芽生えのようにみえることからtree in bud（樹木の芽）様陰影と呼ばれる．
　結核症は単一菌の感染症でありながら，その感染，発病，進展はきわめて複雑で，CT画像所見も，大空洞と周囲のair bronchogram（肺門から末梢肺野に向かう樹枝状の透亮像）を伴う浸潤影，両側肺野に広範囲な細かい結節状の散布影で描出されるtree in bud像など，さまざまな要素が併存複合し構成される．
　陳旧性肺結核では，線維化巣や石灰化巣，気管支拡張の混在した像を示すことが多いとされる．

【撮像のポイント】
　肺結核症，特に経過観察時の定期検査は，スライス厚，スライス間隔，撮像条件，スライス位置などを撮像に際して常に同一とし，再現性を保ちCT画像による経過観察を容易にする必要がある．

【画像所見】
単純CT画像（肺野条件）：左上肺野に胸膜の引きつれを伴う腫瘤性陰影（→）を認め，内部には空洞形成（▷）を認める（図1，図2，図3）．
胸部単純X線画像：左上肺野に腫瘤性陰影を認める（図4）．

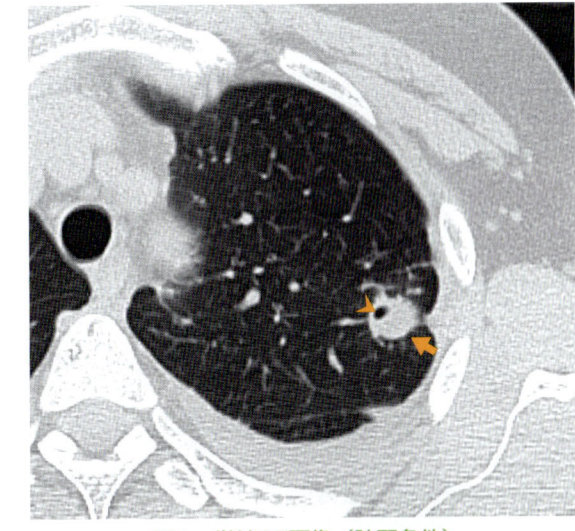

図1　単純CT画像（肺野条件）

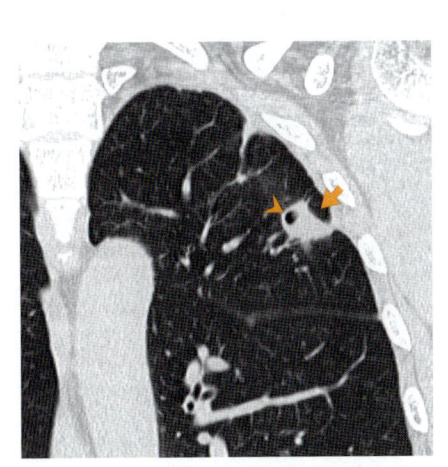

図2　単純CT画像　冠状断（肺野条件）

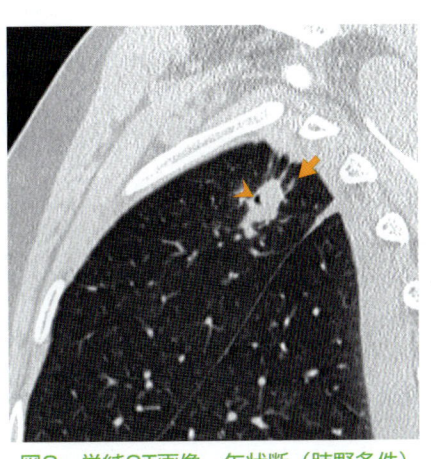

図3　単純CT画像　矢状断（肺野条件）

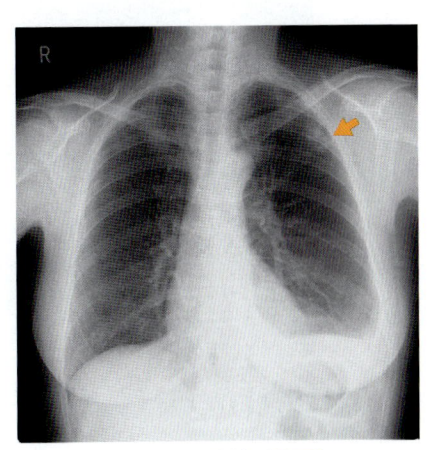

図4　胸部単純X線画像

# じん肺症　pneumoconiosis

【背景】64歳，男性．
21〜60歳までマンガン鉱山作業の職歴があり，42歳頃からじん肺症と認定され，CT検査などで経過観察中．

【症例のポイント】
じん肺症とは，粉塵を吸入することによって肺に生じた線維性増殖性変化を主体とする疾病と定義される．肺胞内に達した吸入粉塵の粒子はマクロファージに貪食され，肺間質のリンパ系に移行し，肺門部のリンパ節や胸膜下領域に達する．その過程でマクロファージが破綻し自己融解を起こし，粉塵粒子が露出するとさまざまな形態の線維性増殖変化を生じる．粉塵の化学的性質，粒子の大きさ，濃度，ばく露時間，個人的素因によるもよるが，吸入後5〜20年でじん肺症が発現・発症する．代表的な疾患は，珪肺，石綿（アスベスト）肺である．

【撮像のポイント】
じん肺症の特徴的所見であるびまん性小粒状影の評価には，高分解能CT（HRCT：2mm以下のスライス厚）が有効である．

【画像所見】
単純CT画像（肺野条件）：両肺野にびまん性で多数の小粒状影（➡），一部胸膜の肥厚（▷）も認める（図1，図2，図3）．
胸部単純X線画像：胸部全体に粒状影を認める（図4）．

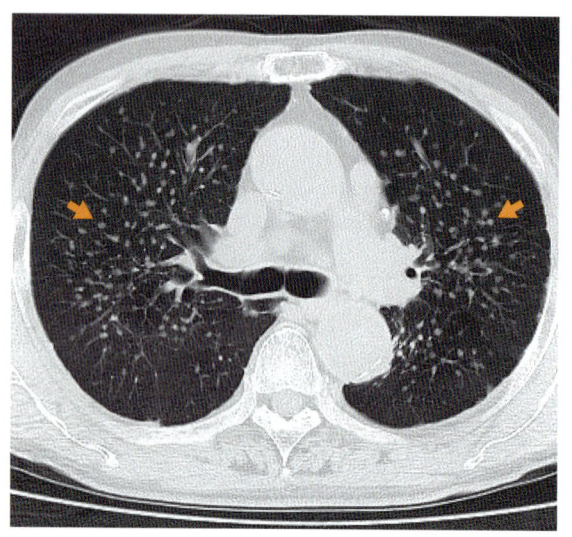

図1　単純CT画像（肺野条件）

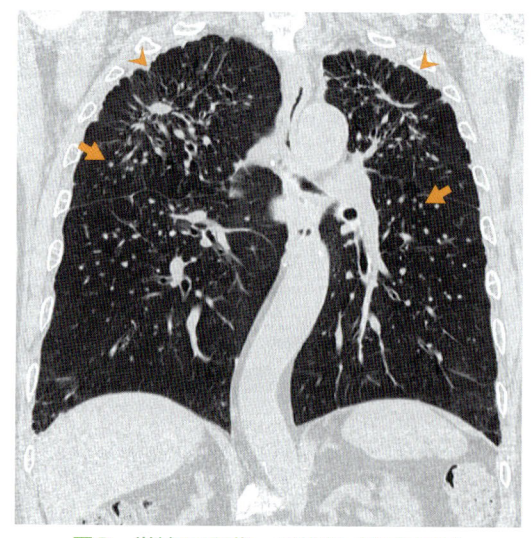

図2　単純CT画像　冠状断（肺野条件）

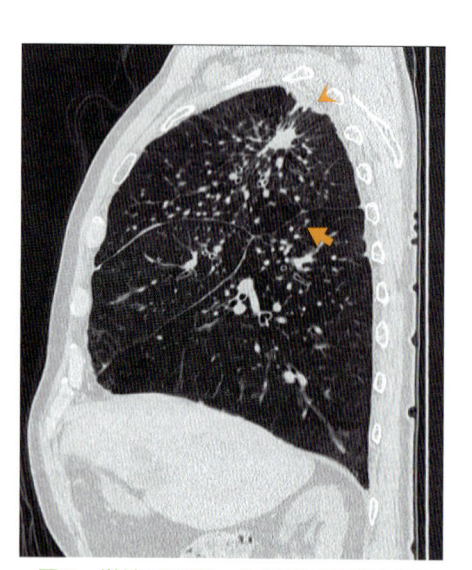

図3　単純CT画像　矢状断（肺野条件）

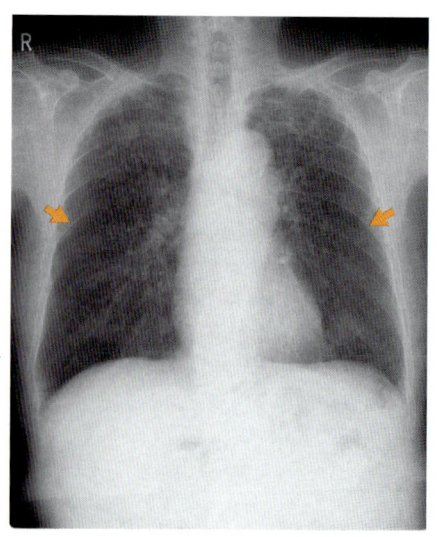

図4　胸部単純X線画像

# サルコイドーシス　sarcoidosis

【背景】45歳，女性．
　咳にて来院．胸部単純X線画像にて肺門部の腫大を指摘されCT検査を施行した．結果，縦隔と肺門部のリンパ節腫脹が疑われ精査目的にて造影CT検査とガリウムシンチグラフィを施行．サルコイドーシスと診断された．

【症例のポイント】
　サルコイドーシスは主として肺やリンパ系を冒す全身性肉芽腫性疾患で，原因不明の多臓器疾患である．若年と中年に好発し，両側肺門リンパ節，肺，皮膚の罹患頻度が高いが，肝，脾，リンパ節，唾液腺，心臓，神経系，筋肉，骨やその他の臓器が罹患することもある．診断は臨床所見に胸部X線画像およびCT所見に加えて，罹患部位から採取した組織標本に非乾酪性類上皮細胞肉芽腫が存在すれば確実となる．抗酸菌，α溶連菌などが原因として提唱されているが，いずれも確証は得られていない．本症の70%の症例は発病2年以内に自然寛解するが，残りの症例は長期間病変が残存し5〜10%の症例は，進行性の難治症例となる．臨床症状は呼吸器症状（咳・息切れ），眼症状（霧視），皮膚症状（丘疹）などを認め，胸郭内病変における臨床所見は①胸部X線・CT所見（両側肺門リンパ節腫脹，びまん性陰影，血管・胸膜の変化など），②肺機能所見，③気管支鏡所見，④気管支肺胞洗浄液所見，⑤胸腔鏡所見（結節，肥厚，胸水など）があげられる．

【撮像のポイント】
　サルコイドーシスの特徴的な画像所見は，縦隔リンパ節，両側肺門リンパ節の腫大が主で造影CTによる評価が有用である．横断像の他に冠状断像や矢状断像などのMPR画像を作成することで，リンパ節腫大の程度や拡がりが観察しやすくなる．その他には，気管支血管周囲と胸膜下に分布した広範囲に拡がる小結節や小葉間間質の肥厚の所見も認められる．これらの評価には高分解能CT（HRCT）が有用である．

【画像所見】
造影CT画像：縦隔，両肺門リンパの著明な腫大（→）を認める（図1，図2）．
ガリウムシンチグラフィ：縦隔，両肺門に著明な集積（→）を認める（図3）．
胸部単純X線画像：両側肺門部の腫大（→）を認める（図4）．

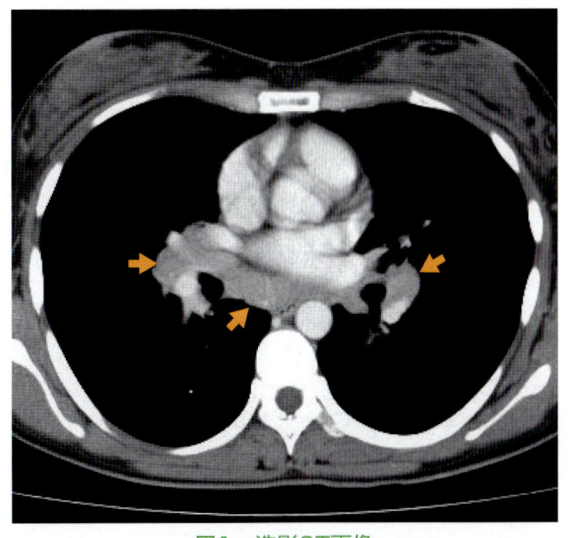

図1　造影CT画像

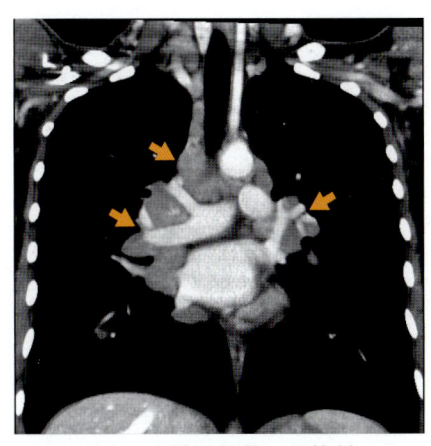

図2　造影CT画像　冠状断

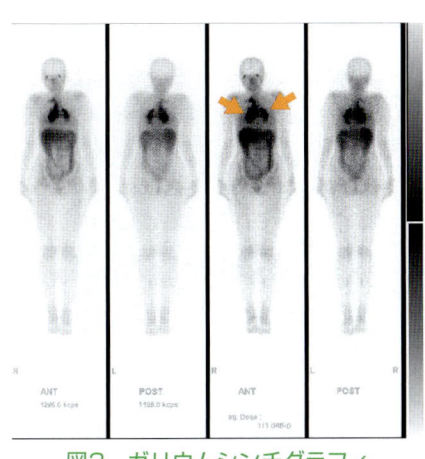

図3　ガリウムシンチグラフィ

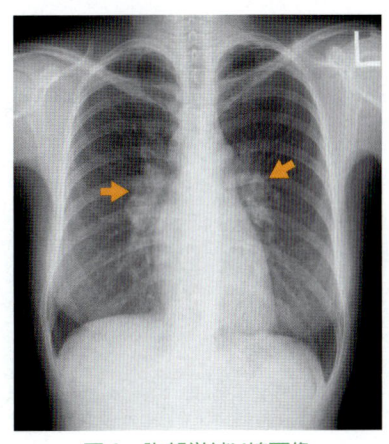

図4　胸部単純X線画像

# 肺膿瘍（肺化膿症） lung abscess

## 【背景】78歳，男性．

血痰を伴う吸気時の左胸痛が頻発し来院．胸部単純X線画像より左胸水が疑われ，胸部単純CTが施行された．CT画像所見から，肺膿瘍が疑われた．

## 【症例のポイント】

肺化膿症は，肺膿瘍や肺壊疽などのように細菌による肺の化膿性あるいは壊死性疾患の総称で，肺に炎症が生じた結果壊死に陥り，融解した壊死組織が貯留し，それ以上には疾患が拡がらぬよう周囲の肺組織が壁をつくり空洞を形成した状態をいう．原因は，麻痺や長期臥床者などの吸引性の口腔内物や異物の誤飲で発症する場合に多く認められるが，ときには細菌性肺炎が遷延する際も発症する．そのほかにも肝膿瘍からの横隔膜を介しての化膿性感染や，血行性に他臓器よりの化膿性疾患からの転移，既存の肺嚢胞が感染するもの，食道癌や肺癌で食道・気管支に瘻孔が生ずる場合などがある．起因菌は嫌気性菌を中心とした好気性菌との混合感染で，嫌気性菌が有意の場合は呼気，喀痰ともに悪臭を放つ．起因菌はグラム陰性桿菌，黄色ブドウ球菌，嫌気性菌としてはバクテロイデス（Bacteroides），フソバクテリウム（Fusobacterinm）などがあげられる．症状は，倦怠感や発熱で発症し，ときには胸膜痛を伴う．その後，次第に高熱となり呼吸困難も認められ，チアノーゼも出現する．痰は膿性となり悪臭や血液を伴ったりする．また本症に合併して膿胸を認めることも少なくない．

肺膿瘍の画像所見は肺組織の壊死に由来し，炎症に囲まれた空洞（cavity）内部に液体（膿）を蓄えた空洞性病変として描出される．この液体貯留面を空気液面（air-fluid level）もしくは気液界面（niveau；ニボー）と総称し本症の特徴的所見のひとつとされ，周囲に炎症所見を反映したスリガラス陰影や濃度上昇を伴う．空洞形成（cavity）は肺癌・肺結核などに，気液界面は膿胸などにも描出されるため診断に注意を要する．

## 【撮像のポイント】

肺膿瘍などは発熱を伴うことが多い．したがって，被検者の撮影時の息止めは困難なことが多く，短時間での撮影や酸素吸入などにより息止めが容易になる工夫が必要である．

## 【画像所見】

**単純CT画像（肺野条件）**：左下葉にガス像（▶）を有する腫瘤性陰影（➡）を認める（図1）．
**単純CT画像（縦隔条件）**：腫瘤（➡）内部には気液界面（▶）（niveau）を認める（図2，図3）．
**胸部単純X線画像**：左胸部に胸水貯留を疑わせる異常所見を認める（図4）．

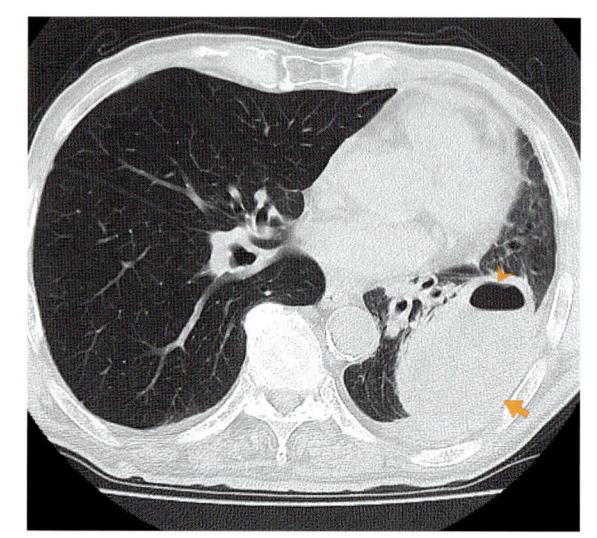

図1　単純CT画像（肺野条件）

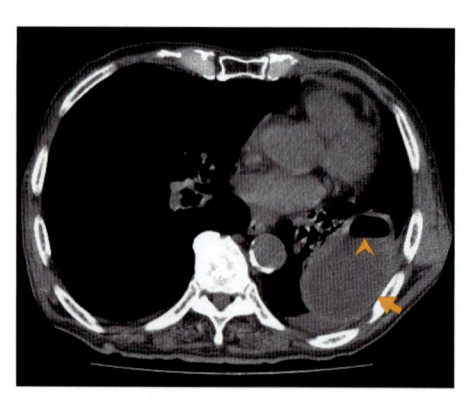

図2　単純CT画像（縦隔条件）

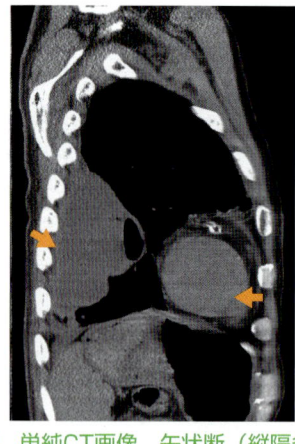

図3　単純CT画像　矢状断（縦隔条件）

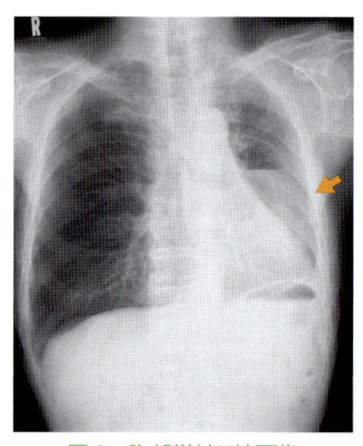

図4　胸部単純X線画像

# 膿胸　pyothorax

【背景】68歳，女性．
　発熱と呼吸苦にて来院．胸部単純X線画像にて右肺に胸水貯留を認め，CT検査を施行．その後の胸水穿刺にて嫌気性菌が検出され，膿胸と診断された．

【症例のポイント】
　膿胸は，胸膜の感染により胸膜腔に膿汁の貯留した病態で，化膿性胸膜炎とも呼ばれる．原因には，肺炎・結核などの呼吸器感染，身体の他部位感染巣からの血行性感染，近接臓器膿瘍からの連続波及などが考えられる．また膿瘍形成を生じやすい因子には，化学療法・放射線治療による感染に対する防御機構の低下を伴っている場合や，癌，糖尿病，肝硬変，火傷などの免疫力が低下する基礎疾患を伴っている場合に多く生じやすい．症状には，急性膿胸では，発熱・胸痛・全身倦怠感などがみられ，慢性膿胸では，胸膜肥厚や胸膜に沿った石灰化を認め，左右の胸郭が非対称となる．また重症になると脊柱の彎曲なども認める．
　CT画像では，比較的高率で胸膜肥厚を伴い，器質化の程度・粘調度・出血の有無などによりCT値が異なる．膿胸は被胞化された液体貯留として認められ，通常の胸水との鑑別は困難である．鑑別方法には，胸水培養や膿汁色および膿汁の臭いなどによりなされる．また胸膜下の肺膿瘍と膿胸も鑑別が困難な場合があるが，肺膿瘍は壁が厚く不整であるのに対し，膿胸では壁は比較的整い，かつ膿瘍の存在により臓側と壁側胸膜が分離されるといった違いがある．
　治療として，急性膿胸では，細菌学的検索により起炎菌の同定にて抗生物質の決定を行い，その後，膿瘍穿刺・排膿して抗生物質の投与などの化学療法を行う．しかし必ずしも菌の同定がなされるとはかぎらず，推定診断で治療を開始することもある．慢性膿胸は，外科的手術が行われる場合もある．

【撮像のポイント】
　膿胸のCT検査は，肥厚胸膜と内腔の液体とのコントラストを明瞭に描出し，胸膜性病変との鑑別が必要な場合は造影CTが有用である．

【画像所見】
単純CT画像（肺野条件）：右肺野に胸膜の肥厚と被胞化された液体貯留像（→）を認め，内部には空洞形成（▷）が認められる（図1，図2，図3）．
胸部単純X線画像：右肺広範囲にわたる胸水貯留像（→）を認める（図4）．

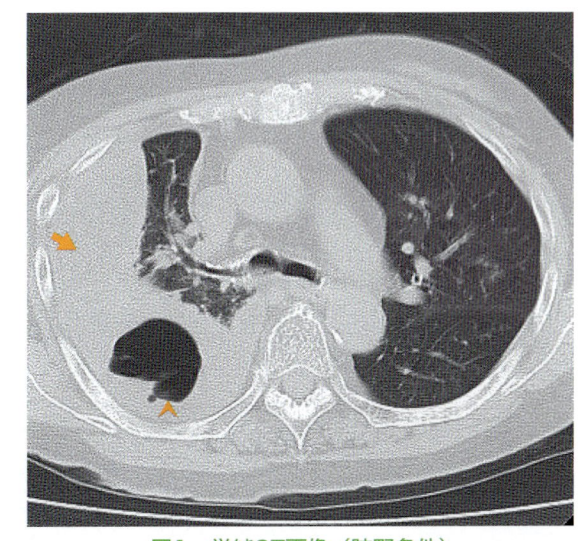

図1　単純CT画像（肺野条件）

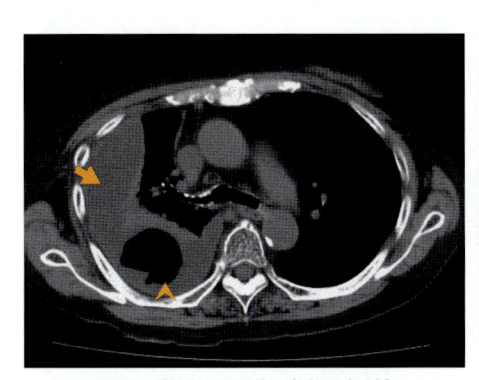

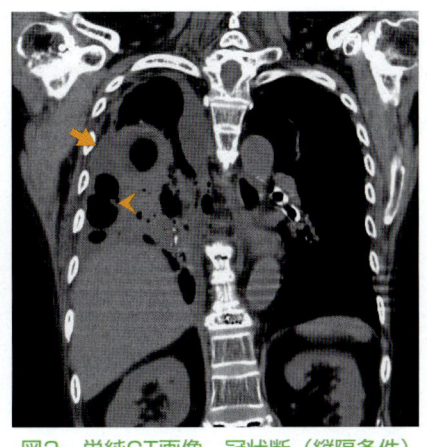

図2　単純CT画像（縦隔条件）　　図3　単純CT画像　冠状断（縦隔条件）　　図4　胸部単純X線画像

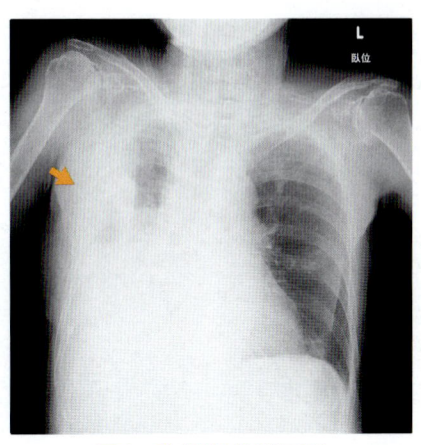

# 胸水　pleural effusion

【背景】82歳，男性．
　呼吸苦にて来院．胸部単純X線画像にて両側胸水が認められたため，精査目的にてCT検査が施行された．

【症例のポイント】
　胸水は元々正常な状態でも数ml胸膜腔に存在するものであるが，胸腔内の液体産生亢進あるいは吸収抑制が生じ，液体が異常に貯留した状態である．成分から滲出性と漏出性に分類される．滲出性胸水は，肺や胸膜の炎症や感染，悪性腫瘍などによって生じるものである．主な原因疾患として，胸膜炎，細菌性肺炎，肺悪性腫瘍などが挙げられる．漏出性胸水は，肺内の圧力障害によって生じるものである．主な疾患として，うっ血性心不全，ネフローゼ症候群などが挙げられる．
　CT所見としては，縦隔条件で，胸壁と肺の間に低吸収領域の胸水を認める．通常仰臥位の場合には，背側に三日月型に貯留するが，胸膜の癒着で胸水が背側に移動しないこともある．胸水のCT値は通常+20HU以下であるが，血性の場合には，そのCT値は+30HU以上に上昇することが多い．炎症が強い場合は，胸水の肺側または胸壁側，あるいは両側に胸水よりやや高濃度の胸膜肥厚を認める．

【撮像のポイント】
　通常，胸水の診断は単純CT検査で可能であるが，血性胸水の場合には胸膜の肥厚，萎縮肺とのCT値に差が少なく，胸水量を明確に把握できないことがある．その際には造影CT検査を追加し胸膜と萎縮肺の濃度上昇させることにより，血性胸水の量を把握することが可能になる．

【画像所見】
単純CT画像（肺野条件）：両側肺野背側に肺野欠損（→）を認める（図1）．
単純CT画像（縦隔条件）：両背側に低吸収域（→）を認める（図2，図3，図4）．
胸部単純X線画像：両肺に胸水（→）を認める（図5）．

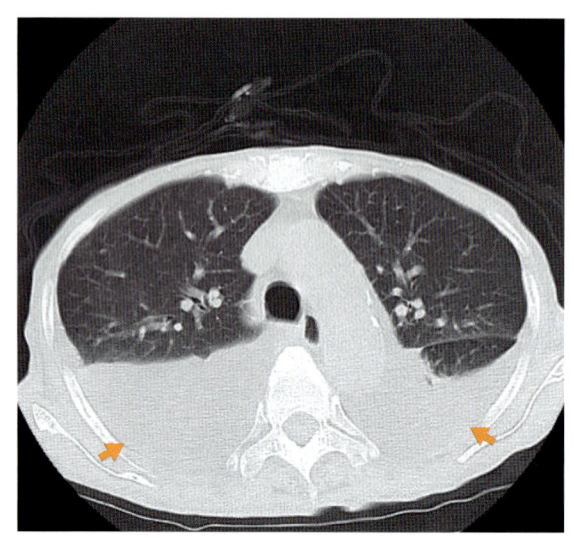

図1　単純CT画像（肺野条件）

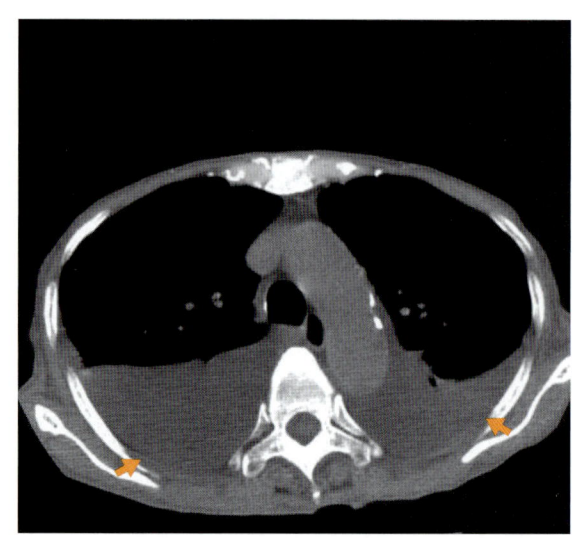

図2　単純CT画像（縦隔条件）

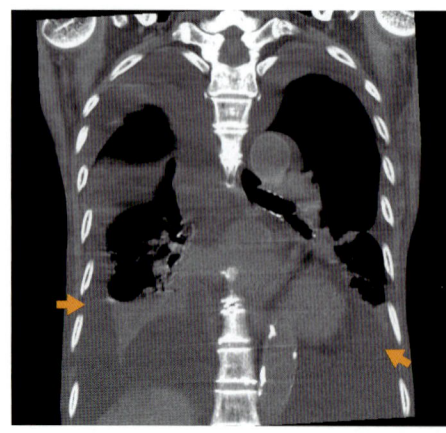

図3　単純CT画像　冠状断（縦隔条件）

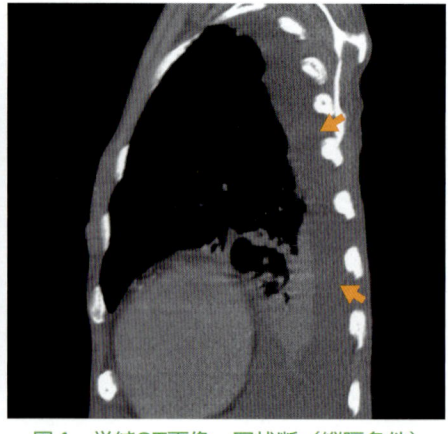

図4　単純CT画像　冠状断（縦隔条件）

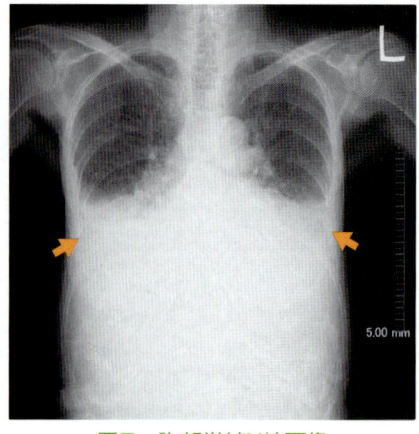

図5　胸部単純X線画像

# 間質性肺炎　interstitial pneumonia（IP）

## 【背景】75歳，男性．
咳，呼吸苦にて来院．CT検査にて間質性肺炎（IP）と診断された．

## 【症例のポイント】
　間質性肺炎は肺胞壁や細気管支，肺動静脈周囲など間質の病変を主座とする疾患である．病因には各種薬剤，放射線照射，ウイルス感染，細菌感染，無機塵・有機塵などの吸入，エアロゾル吸入のほかに，進行性全身性硬化症（PSS），全身性エリトマトーデス（SLE），慢性関節リウマチ（RA）などの膠原病など，さまざまである．特に原因不明なものを特発性間質性肺炎（idiopathic interstitial pneumonia：IIP）といい7病型（ATS/ERS分類）に分かれ，①特発性肺線維症（IPF），②非特異型間質性肺炎（NSIP），③特発性器質化肺炎（COP）/閉塞性細気管支炎・器質化肺炎（BOOP），④急性間質性肺炎（AIP），⑤剥離性間質性肺炎（DIP），⑥呼吸細気管支炎を伴う間質性肺疾患（RB-ILD），⑦リンパ球性間質性肺炎（LIP）がある．また，心不全や感染症，特に肺気腫に合併した感染症は，間質性肺炎と類似の画像所見を呈することもあるので注意が必要である．さらに間質性肺疾患のなかの過敏性肺炎やサルコイドーシス，肺ランゲルハンス症なども鑑別の対象となる．
　間質性肺炎の自覚症状は一部を除き，ほかの呼吸器疾患にもみられる労作時息切れに伴う呼吸困難に始まることが多く，間質性肺炎における鑑別診断の重要性には病理組織学的な質と量が臨床経過と密接に関連し，病理型とその病変の範囲が，治療反応性・予後に影響する．治療には，禁煙，ステロイド療法，免疫抑制薬治療，在宅酸素療法，肺移植までさまざまである．
　CTにおける画像所見は，①網状影，②粒状影，結節影，③肺野濃度上昇域，肺野高吸収域，④嚢胞性病変，肺野低吸収域の4項目がある．さらに，HRCTによる定型的な所見としては，網状影・蜂巣肺・牽引性気管支拡張・細気管支拡張・気管支壁肥厚・スリガラス影・不規則線状影・浸潤影・薄壁嚢胞がみられる（図4）．

## 【撮像のポイント】
　間質性肺炎などびまん性肺疾患では，スライス厚2mm以下のHRCTを撮像することで肺野内部の構造が細かく描出され，定型的な画像所見の鑑別に有効である．HRCTの撮像は全肺野を対象とするが，間引きして（スライス間隔を広く取る）撮影を行うことにより被ばくを軽減することも考慮に入れておくとよい．

## 【画像所見】
単純CT画像（肺野条件）：両肺野にスリガラス陰影を伴う網状（➡）を認め，一部に蜂巣影（▶）が認められる（図1）．高分解能CT（HRCT）にてスリガラス陰影を伴う網状影や蜂巣化した壁構造が明瞭である（図2，図3）．
胸部単純X線画像：両肺に全体にスリガラス陰影（➡）を認める（図4）．

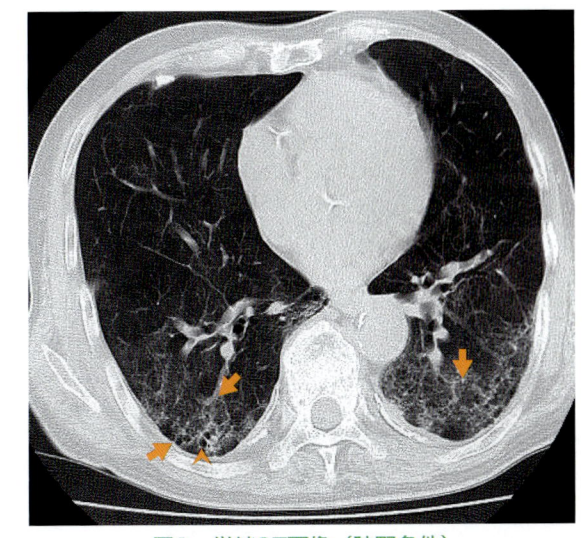

図1　単純CT画像（肺野条件）

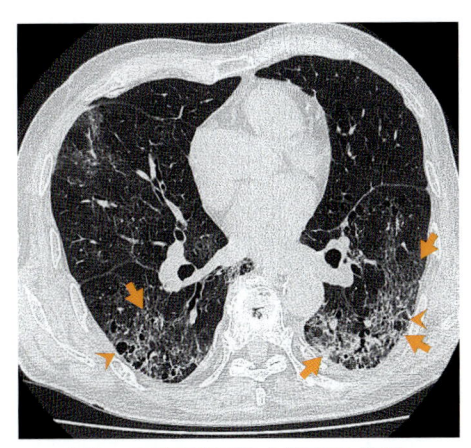

図2　高分解能CT（HRCT）画像（肺野条件）

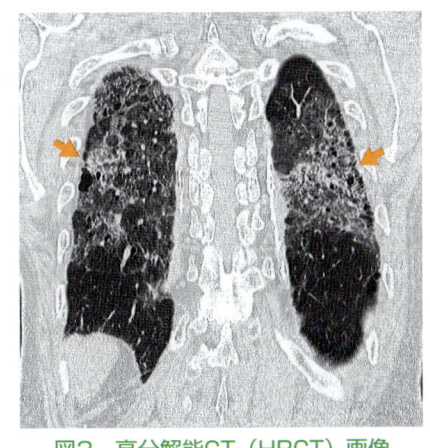

図3　高分解能CT（HRCT）画像　冠状断（肺野条件）

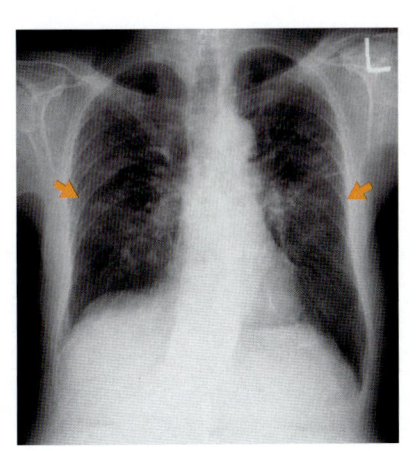

図4　胸部単純X線画像

# 特発性肺線維症　idiopathic pulmonary fibrosis (IPF)

## 【背景】56歳，男性．
　労作時の呼吸苦を主訴に来院．膠原病などの既往はなく，ばち状指を認め，胸部X線写真・CTの画像所見にて特発性肺線維症と診断．

## 【症例のポイント】
　肺線維化病態の分類は最近大幅に変更され，特発性間質性肺炎（IIPs）は，全体の総称として，また特発性肺線維症（IPF）は，IIPsのなかで最も頻度が高く病理学的に通常型間質性肺炎（UIP）の所見を呈する病態の呼称と位置づけられる．特発性肺線維症の発症原因には異物吸入，ウイルス感染，喫煙，環境因子，遺伝的要因の複合的な関与が推察されるが，膠原病，薬剤性，職業性，感染性要因の関与は除外される．発症・発見時の年齢は通常50歳以上で，男性にやや多い．無症状で，健康診断時に胸部X線写真で異常影を指摘されて発見されることも多い．典型的なCT所見は，両側性，肺底区胸膜下優位の小葉内間質肥厚像と小葉間隔壁の肥厚からなる網状影である．病変の所見や分布は不均一である．スリガラス陰影（ground-glass opacity：GGO）は欠如するが限局性であり，牽引性気管支拡張や細気管支拡張，蜂窩肺は線維化の進行とともに顕著になる．

## 【撮像のポイント】
　特発性肺線維症に高分解能CT（HRCT：2mm以下のスライス厚）は必須で，小葉間隔壁，牽引性気管支拡張，蜂窩肺の構造およびスリガラス陰影（GGO）の有無，病変の拡がりなどの描出に有用である．

## 【画像所見】
高分解能CT（HRCT）画像（肺野条件）：両側肺野にスリガラス陰影（→）を認め，両下肺野を中心に蜂巣状陰影（>）を認める（図1，図2，図3）．
胸部単純X線画像：両肺に著明な浸潤影を認める（図4）．

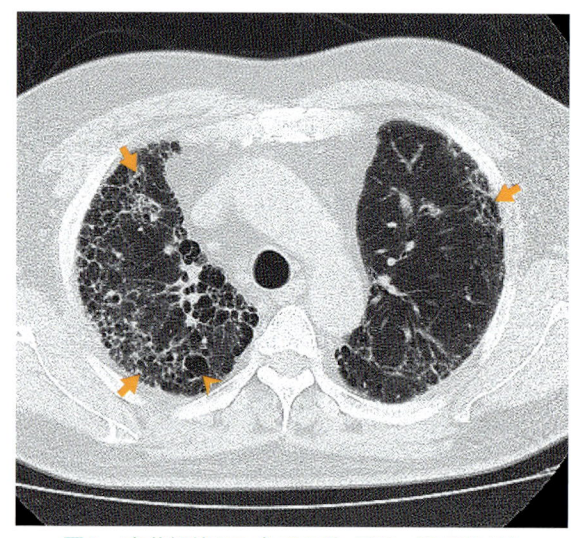

図1　高分解能CT（HRCT）画像（肺野条件）

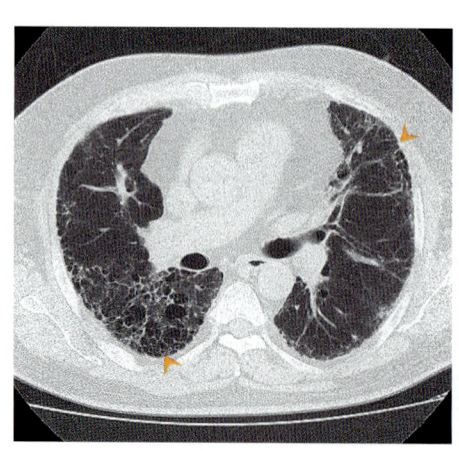

図2　高分解能CT（HRCT）画像（肺野条件）

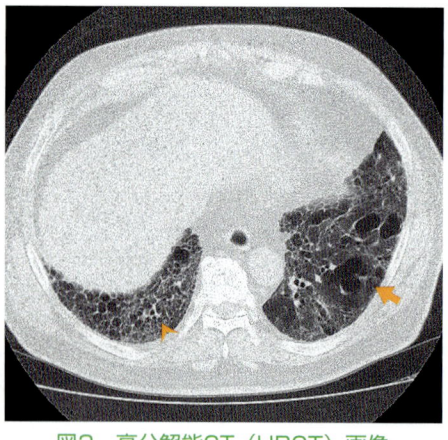

図3　高分解能CT（HRCT）画像（肺野条件）

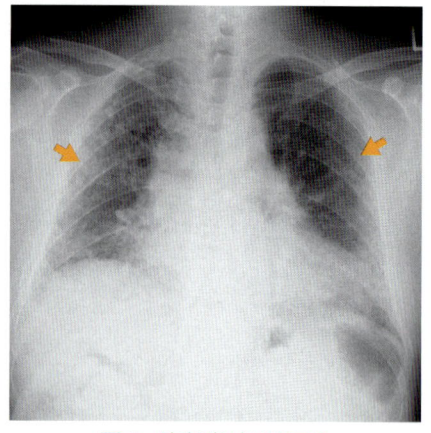

図4　胸部単純X線画像

# 閉塞性肺疾患 chronic obstructive pulmonary disease (COPD)・慢性肺気腫 chronic pulmonary emphysema (CPE)

## 【背景】75歳, 男性.
　喫煙歴20本/日/50年, 労作時の呼吸苦を主訴に来院. 胸部X線写真で肺気腫が疑われ, 肺機能検査, 胸部CT検査を施行. 肺機能検査にて肺活量84.6%, 努力性呼気肺活量の1秒率60.1%, 努力性呼気肺活量の1秒量62.8%と低下しており, 閉塞性肺疾患と診断された.

## 【症例のポイント】
　喫煙が原因とされる細葉(小葉)中心性肺気腫は慢性閉塞性肺疾患(COPD)の画像診断が中心である. 初期の病理像は細葉中心に限局した構造破壊であり, ①病変と周囲肺実質の間に被膜を欠く, ②病変に肺動脈の末梢枝が接する, ③病変から肺静脈, 小葉間隔壁, 上位の気管支・肺動脈まで数mmの距離があるなどの特徴を持ち, これらはHRCTにて描出可能である. HRCTにて細葉中心性の低吸収像は互いに離れて認められるが, 進行例では融合した低吸収域がみられ, 内部の肺血管影が狭小化する. 細葉中心性肺気腫は上葉優位であり, 上葉でも肺を内外層に2分すると内層に優位である. 他方胸膜下に肺気腫が偏在するものもあり, 傍隔壁型と呼ばれる.
　肺気腫のCT像にみられる特徴的な変化は低吸収域の存在と血管影の異常である. 低吸収域は正常肺野と比較するうえで視覚的に判断が可能で, 症例ごとに大きさと分布の程度に差がみられるが, ほぼ円形から類円形のものが主体である. 気腫性病変の程度の違いにより肺気腫のCT像は多様である.

## 【撮像のポイント】
　閉塞性肺疾患・慢性肺気腫の低吸収域の描出には, 高分解能CT画像(HRCT)が有用で, 気腫内を走行する血管影を描出して肺血管の狭小化の有無と状況を評価することが求められる. また近年では画像診断に加え, Goddard法などの定量解析も行われてきている.

## 【画像所見】
**高分解能CT(HRCT)画像(肺野条件)**：両肺野にびまん性に肺胞構造の破壊が認められ, 透過性が亢進した低吸収域(➡)を認める. また, 気腫内を走行する狭小化した血管影も認められる(図1, 図2).
**Goddard法による定量解析**：解析結果より, 中等度のCOPDと評価された(図3).
**胸部単純X線画像**：両肺に肺紋理の消失している箇所(➡)がみられ透過性が亢進している(図4).

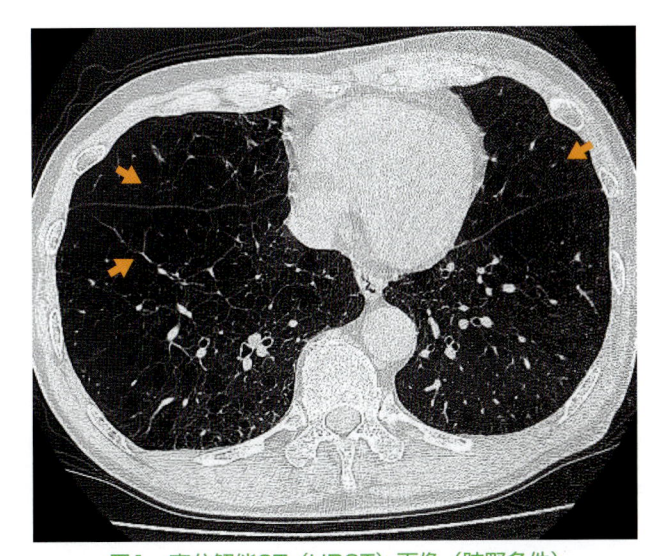

図1　高分解能CT(HRCT)画像(肺野条件)

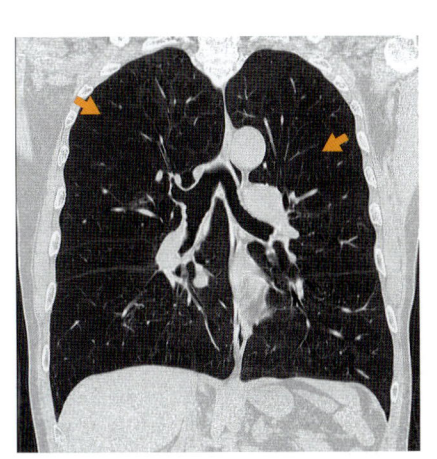

図2　高分解能CT(HRCT)画像　冠状断(肺野条件)

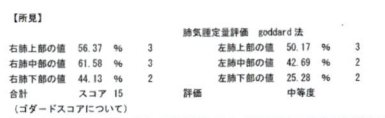

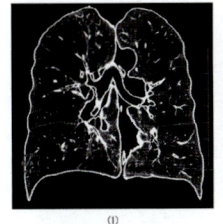

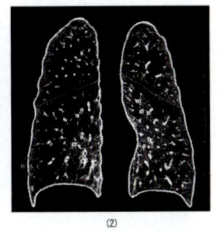

図3　肺気腫定量解析(goddard法)

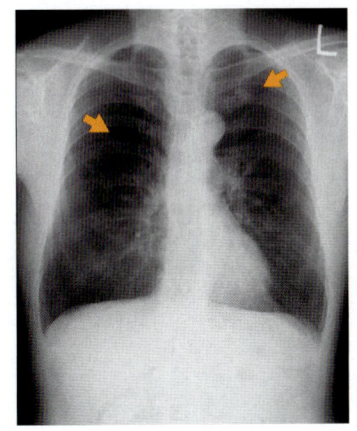

図4　胸部単純X線画像

# 気管支拡張症　bronchiectasis

## 【背景】67歳，女性．
血痰，発熱にて来院．胸部単純X線画像，胸部CTにて気管支拡張症と診断された．

## 【症例のポイント】
気管支拡張症は「気道壁の破壊を伴う不可逆的な気道の拡張」という状態と定義され，気管支拡張症は形態学的に定義された疾患である．気道の形態の変化は種々の要因によってもたらされるため，気管支拡張症は疾患名ではなく症候群であると考えられ，気管支拡張と呼ぶほうが妥当であるとの意見もある．気管支の拡張変化をもたらした原疾患が明らかな場合には，気管支拡張症よりも原疾患名が使用される．通常，区域枝あるいは亜区域枝が冒される．気管支軟骨欠損による先天性気管支拡張症（例えばWilliam-Campbell症候群）も報告されているが，ほとんどの症例は気管支の慢性反復性炎症による二次的変化である．

気管支壁の軟骨，平滑筋，弾性線維などが破壊され，一部は線維化される．気管支壁への気管支動脈血流は増加し，喀血の原因となる．拡張した気管支に支配される末梢肺組織は，肺炎，気腫，無気肺，線維化などを示す．これに対し，可逆的な気管支の拡張を偽気管支拡張症（pseudobronchiectasis），あるいは可逆性気管支拡張症（reversiblebronchiectasis）という．これは一般に，化膿性肺炎や無気肺に伴って，その区域の気管支が円柱状に拡張するもので，肺炎や無気肺が改善すれば3～4か月で正常化する．しかし，炎症が遷延したり反復すると拡張は非可逆的になり，気管支拡張症となる．このように気管支拡張症は，長期間にわたる気管支の炎症を主な原因とするため，慢性気管支炎，びまん性汎細気管支炎，結核などの慢性炎症や免疫低下や繊毛運動低下などの気管支壁の防御機能を損なう疾患（免疫グロブリン欠損症，原発性繊毛運動不全症，囊胞性線維症，アレルギー性気管支肺アスペルギルス症，William-Campbell症候群など）に，特に合併しやすい．形態的に円筒状（cylindrical），静脈瘤様（varicose），囊胞状（cystic）の3型に分類される．胸部CTではスライス面と平行な気管支拡張は気管支壁が発症や周囲の線維化により肥厚した線路状陰影であるトラムライン（tramline）として，スライス面と垂直な気管支拡張は壁の厚い円形透亮像として観察される．拡張した気管支内に液面形成を認めることもある．

## 【撮像のポイント】
気管支拡張症は，高分解能CT画像（HRCT：2mm以下のスライス厚）を作成することにより，気管支の詳細な拡張構造を明瞭に描出できる．

## 【画像所見】
単純CT画像（肺野条件）：左右の下葉気管支の壁肥厚（→）を認め，蜂巣状（→）に描出されている（図1，図2，図3）．
胸部単純X線画像：両下肺野に浸潤影（→）を認める（図4）．

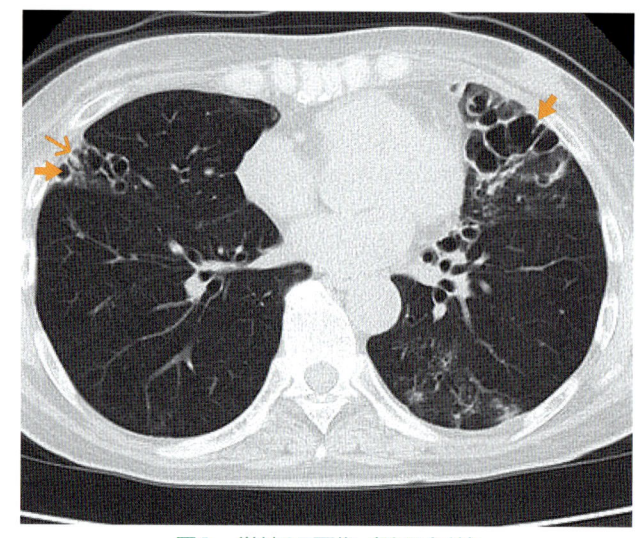

図1　単純CT画像（肺野条件）

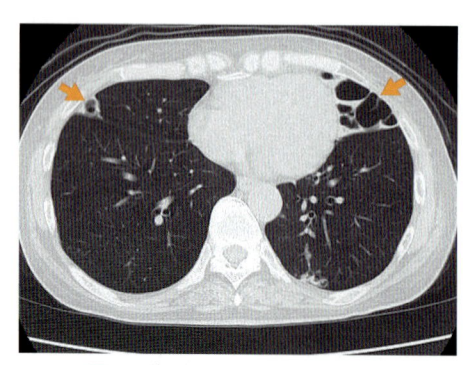

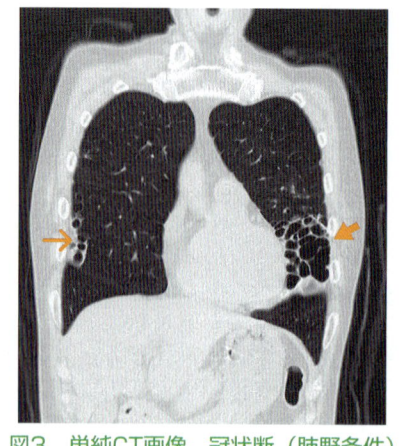

図2　単純CT画像（肺野条件）　　図3　単純CT画像　冠状断（肺野条件）　　図4　胸部単純X線画像

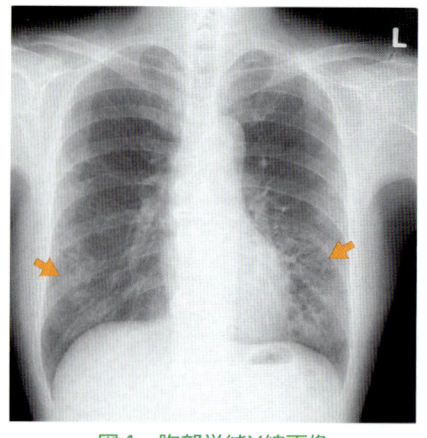

# 肺塞栓 pulmonary embolism

## 【背景】 79歳，男性．
2日前より労作時に呼吸困難が出現．心臓超音波検査（ultrasound cardiography：UCG）で肺動脈・右心房に血栓を認め，また動脈酸素飽和度（$SPO_2$）および血液ガス分析（blood gas analysis：BGA）の低下により肺塞栓が疑われCT検査を施行．肺動脈に血栓が確認され血栓溶解剤の投与，下大静脈フィルタ（inferior vena cava filter：IVC filter）を留置した．

## 【症例のポイント】
肺塞栓は，下肢や骨盤部の静脈内から移動してきた塞栓因子が，肺動脈を閉塞し肺循環障害をきたす疾患である．症状は突然の呼吸困難・胸痛を伴う．塞栓因子には，血栓子・脂肪栓子などがある．原因には，産後や術後に下肢および骨盤静脈に血栓が存在した場合に高い頻度で発症しやすい．また危険因子として，腹部・骨盤腔などの術後や骨折，下肢深部静脈炎，悪性腫瘍，避妊薬の服用，長期臥床，肥満，長時間飛行機で移動したときなどがあげられる．

肺塞栓の造影CT画像は，肺動脈内に低吸収域が認められ，また急性期には肺野条件にて塞栓因子が存在した領域および分枝の末梢側に，楔状もしくは胸壁を底辺とした台形の陰影を示すが，肺塞栓が改善するとともにこの陰影は薄れていく．近年，MDCTの進歩により肺塞栓は確定診断可能とされ，治療は，血栓溶解剤投与や下大静脈の腎静脈直下に金属製のフィルタを留置する下大静脈フィルタ留置術がある．

正常な心肺状態の患者は，塞栓領域が肺血管床の50%を超えなければ死亡することは少ないとされている．しかし，最初の塞栓が致命的な場合は，1～2時間で死亡することも多く，早期診断・早期治療が大切である．

## 【撮像のポイント】
肺塞栓を臨床症状や臨床検査で疑う場合や経過観察に，幅広い血管内の状態把握に造影CTが必須である．また冠状断像などのMPR画像の追加は詳細なる画像診断・評価に有用である．

## 【画像所見】
造影CT画像（縦隔条件横断像・冠状断像）：左右の肺動脈内に低吸収域（→）を認める（図1，図2）．
造影CT画像（肺野条件横断像）：血栓により塞栓された領域の右中葉（S4）分枝の末梢側に，胸壁を底辺とした台形陰影（→）を認める（図3）．

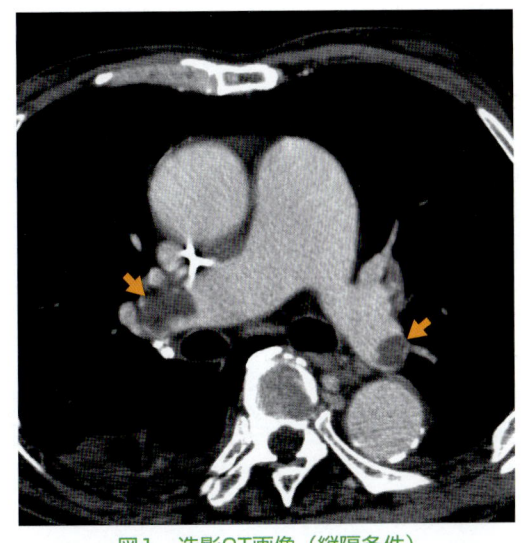

図1　造影CT画像（縦隔条件）

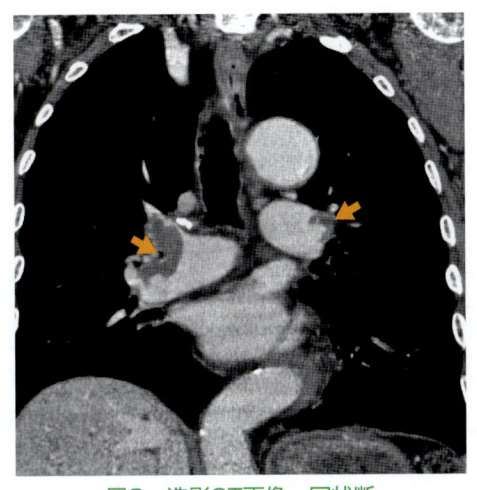

図2　造影CT画像　冠状断

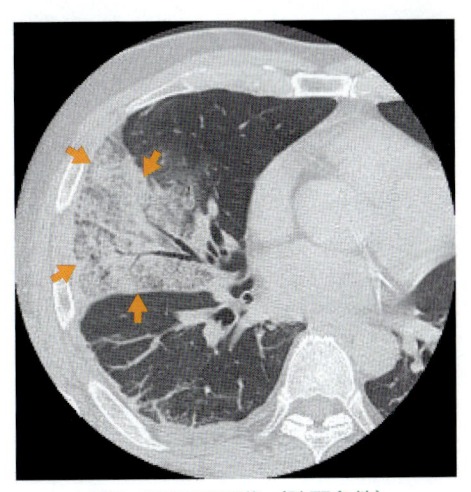

図3　造影CT画像（肺野条件）

# 胆管癌 common bileduct cancer

## 【背景】70歳，男性．
黄疸で来院．腹部超音波検査にて肝内胆管の拡張を認めた．

## 【症例のポイント】
胆管癌は胆管粘膜上皮細胞より発生した悪性腫瘍で，占拠する部位によって肝内胆管癌と肝外胆管癌（肝門部，上部，中部，下部）に分類される．好発年齢は60歳代で，男女比は3：1と男性に多い．好発部位は総胆管で十二指腸乳頭部に多く，次いで肝管左右の胆管，上部胆管を含む肝門部である．肝外胆管癌の多くは閉塞性黄疸によって発見される．肉眼的形態分類では乳頭型，結節型，浸潤型に分類され，組織像の80％以上が腺癌である．比較的早期より胆管の長軸方向に沿った間質浸潤をきたし，門脈，肝動脈などに浸潤することが多く，大きな腫瘤を形成することは少ない．一般的には根治手術が困難で予後は悪い．

## 【撮像のポイント】
胆道系疾患のCT画像の特徴は，病変末梢側の胆管の拡張などの二次性変化と閉塞部位の腫瘤像の描出である．大きな腫瘤形成は少なく，特に小さな腫瘤の描出は困難なこともある．

造影CTは，胆管癌が線維成分に富んでいることにより，平衡・後期相で高吸収域を示し描出は容易である．癌病巣の胆管長軸方向への進展範囲の描出は，マルチスライスCTの薄スライス厚での撮像，多断面再構成法（multiplanar reconstruction：MPR），最大値投影法（maximum intensity projection：MIP），VR（volume rendering）を活用することで，より詳細で正確な画像情報を得ることができる．またCT仮想内視鏡像は，内視鏡観察とほぼ同様な画像を得ることもできる．

## 【画像所見】
単純CT画像：上部総胆管に正常胆管よりやや高吸収（➡）な胆管を認める（図1）．
造影CT画像（動脈優位相）：濃染された腫瘤（➡）を認める（図2）．
造影CT画像（門脈優位相）：濃染された腫瘤（➡）を認める（図3）．
造影CT画像（平衡相）：濃染された腫瘤（➡）を認める（図4）．
造影CT画像（門脈優位相，冠状断）：上部総胆管に濃染された腫瘤（➡）を認め総胆管内の進展を認める（図5）．

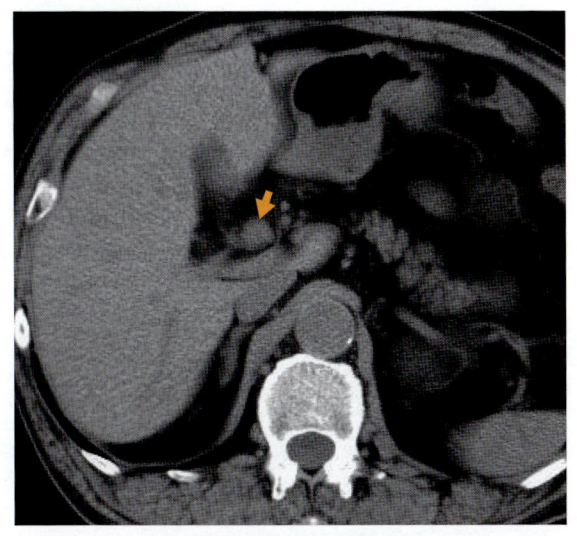

図1　単純CT画像

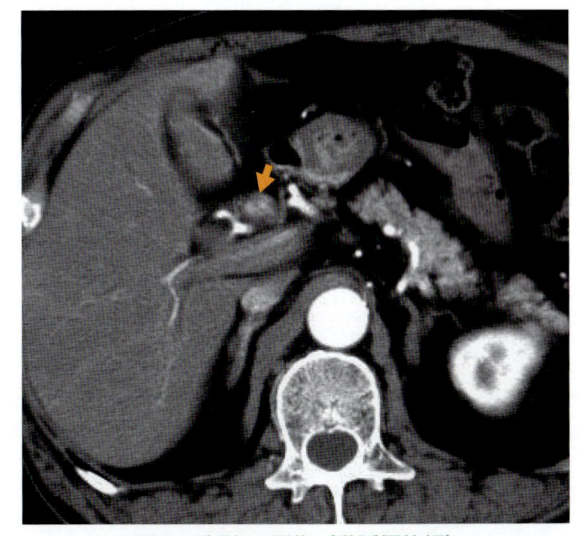

図2　造影CT画像（動脈優位相）

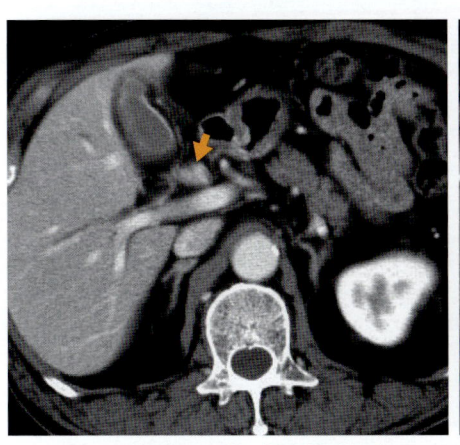

図3　造影CT画像（門脈優位相）

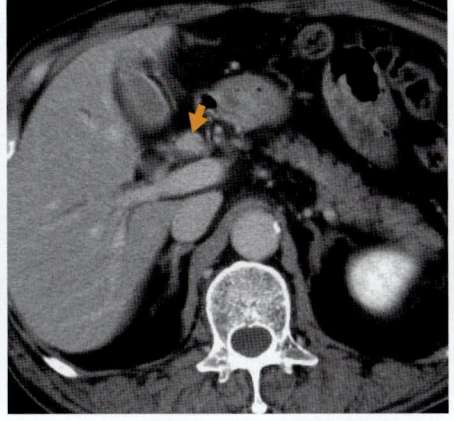

図4　造影CT画像（平衡相）

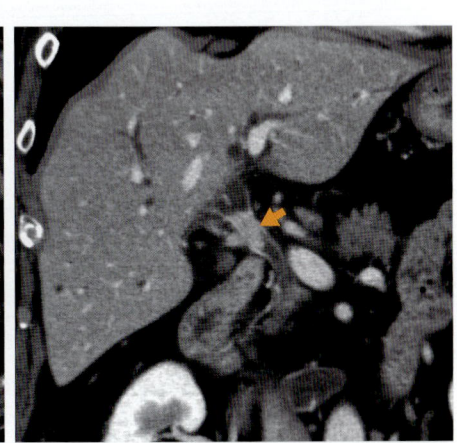

図5　造影CT画像　冠状断（門脈優位相）

## 膵臓癌－1　cancer of pancreas-1

### 【背景】75歳，男性．
食後の胸のつかえ感，褐色尿などの黄疸症状もあり来院．

### 【症例のポイント】
　膵癌の80～90％は膵外分泌腺の膵管上皮より発生する膵臓癌で，膵外分泌腺の腺管細胞から発生する膵管細胞癌，膵内分泌細胞から発生する腺管細胞癌は少ない．膵管癌の多くは小膵管型の管状腺癌で悪性度は高い．発生部位は膵頭部が約60％と最も多く，膵頭部癌は黄疸や上腹部痛，体重減少を主訴とし，原因には，原因不明の膵炎，糖尿病などとされる．
　膵臓癌は乏血性腫瘍で線維性の間質が多く，浸潤性の発育傾向が強く，膵実質が皮膜を有さないことにより比較的小さな癌でも早期より周囲臓器に進展する．癌腫瘤による主膵管の閉塞は随伴性膵炎を誘発し，腫瘤より尾側の膵管拡張や膵実質の萎縮を示す傾向が強く，仮性嚢胞をつくることもある．

### 【撮像のポイント】
　膵臓癌の単純CTは膵臓癌の腫瘍部が正常膵実質とほぼ同程度のX線吸収値を示し，識別が困難なことが多く，造影CT検査は必須である．造影CTは膵実質で最も造影効果が高い膵実質相で撮像する必要がある．
　造影CTの早期相で多くの癌は膵実質内の低濃染領域として描出され，時間経過とともに腫瘍周囲の線維化の強い部分も徐々に濃染される．しかし，造影CTで膵癌は正常膵実質とほとんど等濃度を示すこともあり，これは正常膵実質を残しながら膵癌が浸潤性発育を示すものや間質量が少ないものにその傾向が強い．一方，壊死傾向の強いものは，嚢胞様の膵癌像を呈すなどまれな所見を示す．
　主膵管より離れた部位にある鉤部や尾部先端の腫瘍は，膵管に影響を与えないこともある．薄層スライスでの撮像は必須の検査である．

### 【画像所見】
造影CT画像：膵頭部に低吸収域を呈する腫瘍（➡）を認め，腫瘍より末梢の膵管は拡張（▷），膵実質は萎縮している（図1）．
単純CT画像　冠状断：著明に拡張した胆管（➡）と，腫瘍による胆管の狭窄（▷）を認める．また胆嚢は腫大し胆泥の貯留（➡）を認める（図2）．
超音波画像（心窩部横走査）：CTと同部位の腫瘍（➡）と膵管の拡張（▷）を認める（図3）．
ERCP画像：腫瘍による膵管の閉塞・途絶像（➡）を認める（図4）．

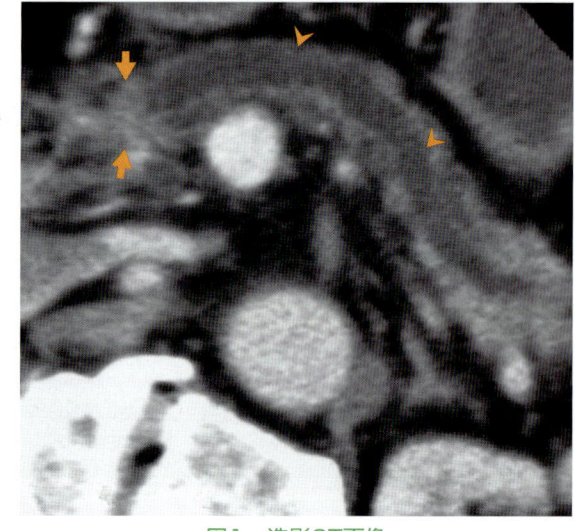

図1　造影CT画像

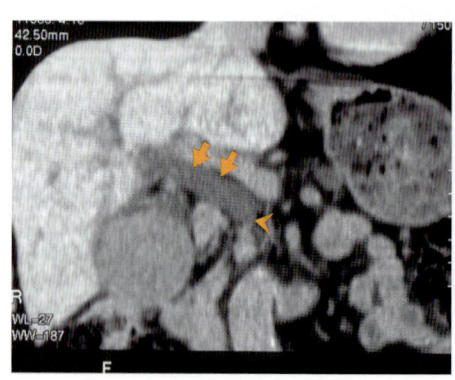

図2　単純CT画像　冠状断

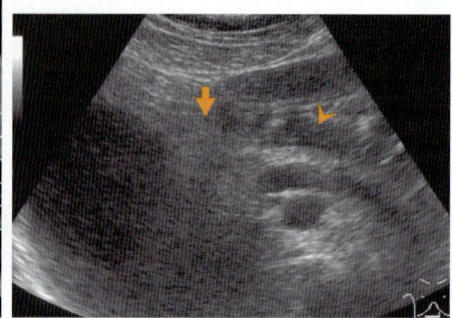

図3　超音波画像

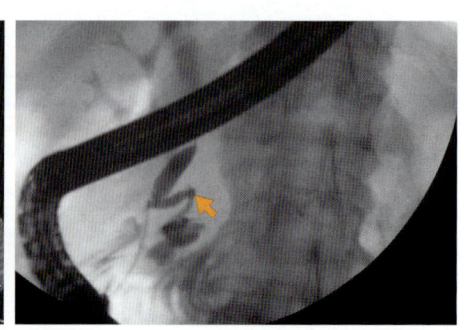

図4　ERCP画像

# 膵臓癌-2　cancer of pancreas-2

【背景】65歳，男性．
　上腹部痛にて来院

【画像所見】
単純CT画像：膵尾部に，膵実質と比べやや低吸収の腫瘤（→）を認める（図1）．
造影CT画像（膵実質相）：正常膵実質が濃染され，腫瘤は濃染されていない（→）．膵管の拡張は認めない（図2）．
造影CT画像（門脈優位相）：腫瘤の周囲から少しずつ濃染（→）されている（図3）．
造影CT画像（平衡相）：肝実質相よりさらに腫瘤中心に向かって濃染（→）されている（図4）．
造影CT画像（CPR）：膵尾部に腫瘤（→）を認める．膵管の拡張，脾臓への浸潤は認めない（図5）．

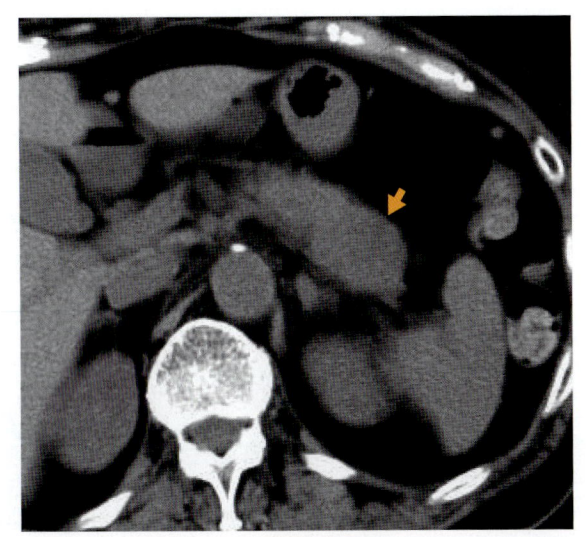

図1　単純CT画像

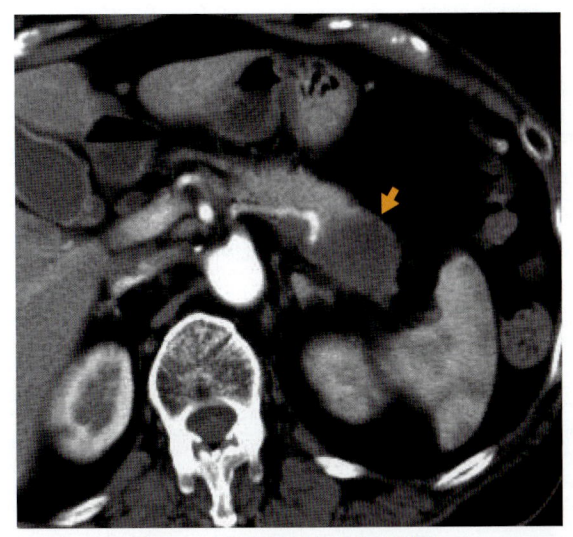

図2　造影CT画像（膵実質相）

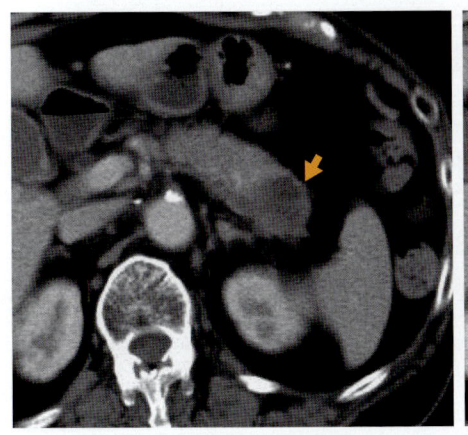

図3　造影CT画像（門脈優位相）

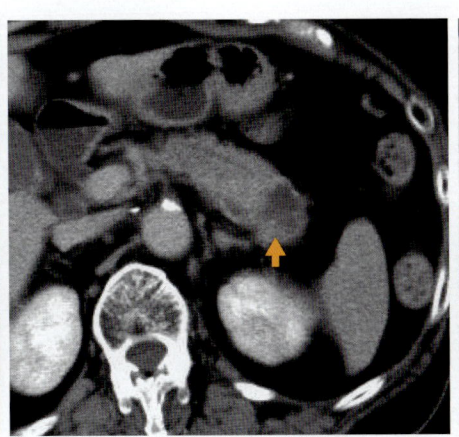

図4　造影CT画像（平衡相）

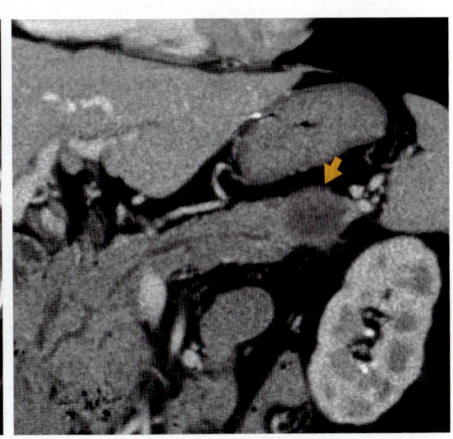

図5　造影CT画像　CPR（膵実質相）

# 膵管内乳頭粘液性腫瘍　intraductal papillary mucinous tumor of the pancreas（IPMT）

## 【背景】75歳，男性．

心窩部不快感にて来院．腹部超音波検査・CT検査にて主膵管の拡張は認めないが膵体部に囊胞性腫瘍を認め，さらに超音波内視鏡検査にて膵管との連続性が確認され，膵管内乳頭粘液性腫瘍（分枝型）と診断．

## 【症例のポイント】

膵囊胞は囊胞内腔を被覆する上皮を有するものを真性囊胞，有しないものを仮性囊胞として分類される．腫瘍性囊胞は真性囊胞の範疇に入り，漿液性囊胞腺腫（serous cystic tumor：SCT），粘液性囊胞腺腫（mucinous cystic tumor：MCT）が代表的なものである．充実性偽乳頭腫（solid pseudopapillary tumor）や，膵内分泌腫瘍における中心部の壊死によるものは二次性囊胞とされる．

粘液を産生する膵腫瘍のうち，粘液性囊胞腺腫と膵管内乳頭粘液性腫瘍（分枝型）はいずれも膵管上皮由来で同一の組織像を示す．膵管内乳頭粘液性腫瘍（分枝型）の約60%は切除せずに経過観察が可能である．画像診断的に膵管内乳頭粘液性腫瘍の分枝型は拡張した膵管分枝が集合したもので，全体の外郭は球形ではなく不整形（凹凸）である．粘液性膵囊胞腫瘍は膵管との交通がないことが多く，膵管内乳頭粘液性腫瘍の分枝型は膵管との交通がよく保たれている．

膵管内乳頭粘液性腫瘍はこれまで粘液産生膵腫瘍と呼ばれていたものに相当し，その特徴として，大量の粘液産生とそれによる十二指腸Vater乳頭部の開大および主膵管拡張，良好な予後などがあげられる．男女比は2：1と男性に多く，男女ともに高齢者に多く認められる．主膵管の拡張を主体とする主膵管型と膵管分枝の拡張を主体とする分枝型に2大別され，主膵管型に悪性のものが多く約80%は悪性であり，分枝型の悪性の頻度は約20%である．

## 【撮像のポイント】

膵管内乳頭粘液性腫瘍のX線CT画像再構成は，2〜3mmの薄い画像再構成厚を用いることが大切である．また，MPR画像（特にカーブドMPR像）は膵囊胞および膵管の描出に有用性が高い．

造影CT検査は，造影剤注入開始後40〜50秒後の膵実質相と70秒後の肝実質相の撮像が膵囊胞性腫瘍との鑑別のために重要である．

## 【画像所見】

造影CT画像：膵体部に均一な低吸収域の腫瘍像（→）が認められ，造影膵実質相および肝実質相ともに腫瘍は濃染されず，多房性の構造が明瞭となっている（図1，図2）．
MPR画像（膵実質相）：腫瘍は主膵管と接しており（→），主膵管との交通が疑われる（図3）．
超音波画像：膵体部に無エコーな腫瘍像（→）を認める（図4）．

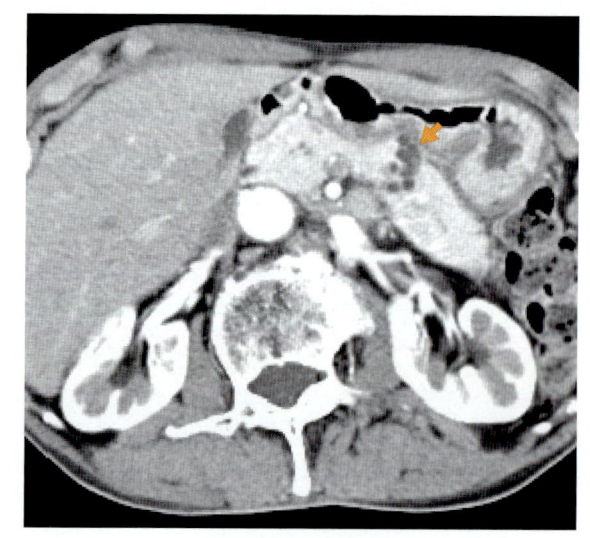

図1　造影CT画像

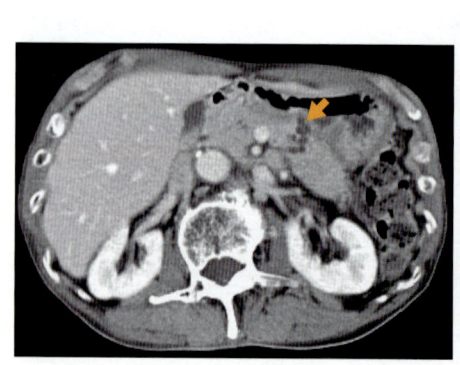

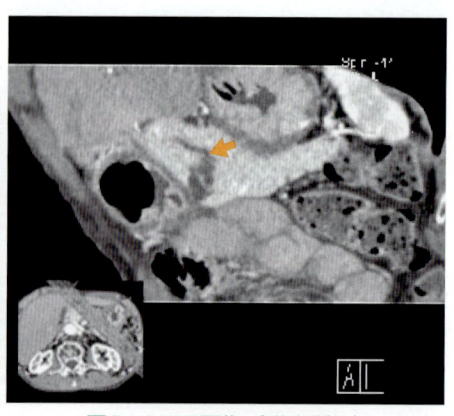

図2　造影CT画像　　図3　MPR画像（膵実質相）　　図4　超音波画像

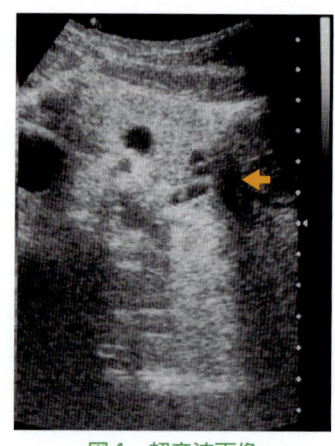

# 膵石症　pancreatolithiasis

## 【背景】80歳, 男性.
以前より慢性膵炎にて経過観察中. 現在は特に症状なし.

## 【症例のポイント】
膵石症は慢性膵炎の経過中に多くの症例で石灰化を示すが, アルコール性膵炎に多い. 糖尿病の合併率も高く, 胆道系疾患, 家族性膵石症, 副甲状腺機能亢進症によるものもある.

膵石はアルコール性慢性膵炎では分枝膵管にびまん性石灰化 (びまん型) でみられ, 非アルコール性慢性膵炎では主膵管に大きな膵石 (主膵管型) としてみられるのが特徴である.

慢性膵炎で膵石合併膵癌の頻度は2.5〜14.8%といわれており, 主膵管内に大きな結石を合併する特発性のものに多い傾向がある.

## 【撮像のポイント】
膵石有無の検索にCT検査は最も有効な診断法で, 微小石灰化の同定も可能である. また, 造影CT検査は膵管の描出能の向上, 膵石症と膵癌の合併症の検出能にも優れ, 必須の検査法のひとつである.

一方, 慢性膵炎の膵石症と鑑別すべきものは, 古い結核などによる膵周囲のリンパ節の石灰化, 動脈硬化による脾動脈の石灰化などがあり, CT検査により慢性膵炎の膵石症である膵管内の石灰化を同定することにより, 両者の鑑別は容易となる.

## 【画像所見】
単純CT画像：膵頭部に多数の石灰化像 (→) を認める (図1).
造影CT画像：単純CTと同部位に石灰化像 (→) を認め, 膵実質は均一に濃染されている (図2, 図3, 図4).

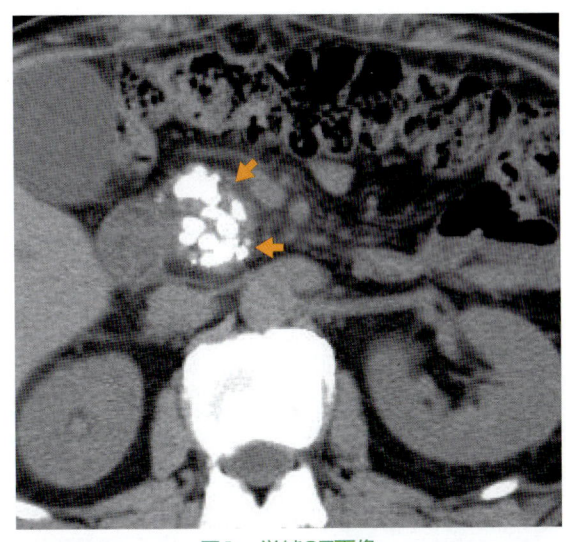

図1　単純CT画像

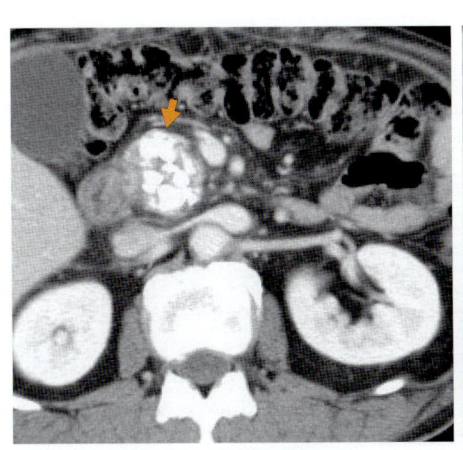

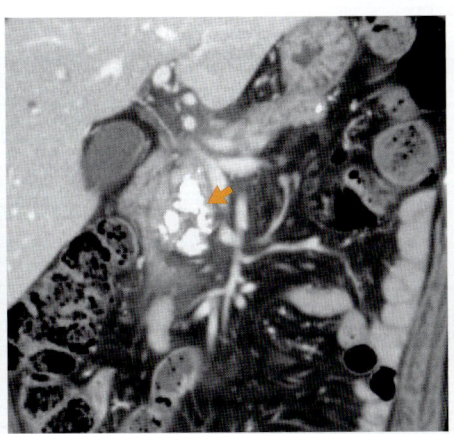

図2　造影CT画像　　図3　造影CT画像　冠状断　　図4　造影CT画像　冠状断

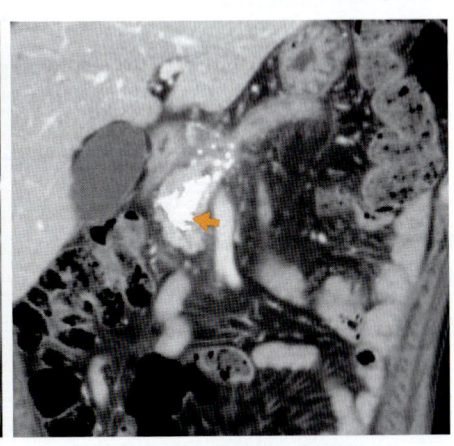

# 急性膵炎　acute pancreatitis

【背景】49歳，男性．
腹痛，嘔吐の繰り返し，寒気もあって来院．CT，超音波検査などで急性膵炎と診断．

【症例のポイント】
　急性膵炎は膵酵素の膵内活性化による膵の自己消化により生じる膵臓の急性炎症である．原因には，アルコール，胆道系結石，特発性などがある．
　病理学的に浮腫性膵炎（軽症急性膵炎）と壊死性膵炎（重症急性膵炎）に大別される．浮腫性膵炎は膵周囲の脂肪壊死と間質の浮腫が主体であるのに対し，壊死性膵炎は膵内外の脂肪壊死，膵実質壊死と出血を認める．浮腫性膵炎と壊死性膵炎では臨床経過が大きく異なるため，重症度の判断と適切な治療が必要であり，画像所見は重要な意味を持つ．
　単純CTの急性膵炎の画像所見は，膵腫大，膵実質内部の変化，膵周囲への炎症の波及が主である．膵の腫大は，膵頭部で1椎体横径以上，体尾部では2/3椎体横径以上とする基準が一般的である．膵実質内部の変化について，浮腫性膵炎は単純CTで均一な像を示し，造影CTにおいても造影不良域を認めることは少ない．壊死性膵炎は単純CTにおいて不均一な濃度を示し，出血により高吸収域を認める場合がある．造影CTは境界明瞭な造影不良域として描出される．
　膵周囲への炎症波及は，軽症例では単純CTにより膵周囲に限局した脂肪組織の濃度上昇および輪郭の不明瞭化を認め，炎症が進むにつれて膵周囲に浸出液貯留（acute fluid collection）を認める．これは，急性期に出現する膵内および膵周囲（網嚢を含む腹腔内または前腎傍腔）への浸出液体貯留で，線維性の壁を有しない均一な低吸収域であり，造影により境界は明瞭となる．

【撮像のポイント】
　急性膵炎のCT検査は，膵の大きさ，実質の変化の描出は薄いスライス像が必要で，膵周囲の脂肪組織の病態変化も描出できる正常膵より低いwindow level（WL）を設定する．撮像範囲は炎症性変化や浸出液貯留の膵外進展が下腹部まで波及することを考慮して，広範囲の撮像で対応する必要がある．さらにMDCTによるMPR（multiplanar reconstruction）像はCT検査での診断能の向上に役立つ．

【画像所見】
単純CT画像：膵辺縁は不明瞭で膵周囲脂肪組織の濃度上昇（→）を認める．前腎傍腔から結腸間膜にかけて低吸収域（▷）を認める（図1）．
造影CT画像（膵実質相）：膵臓は均一に濃染（→）されている（図2，図3，図4）．

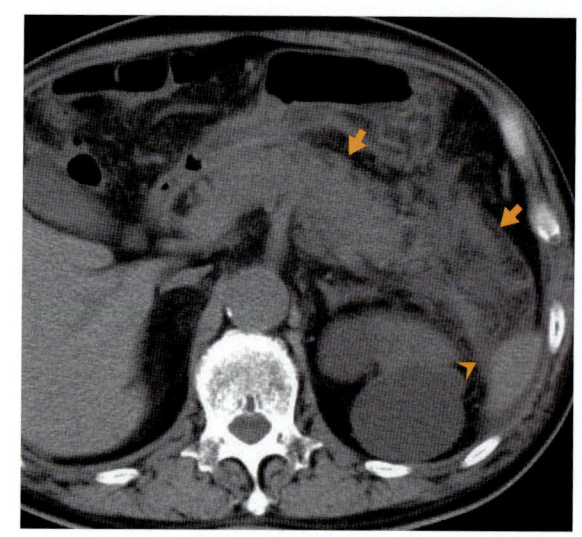

図1　単純CT画像

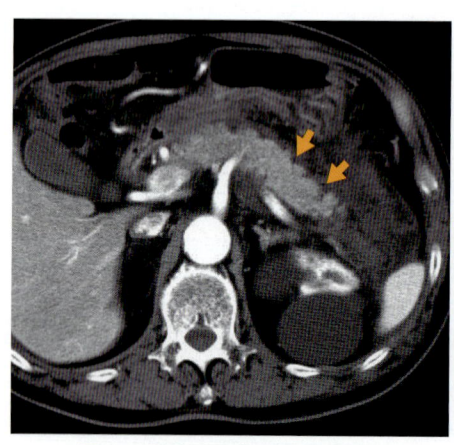

図2　造影CT画像（膵実質相） 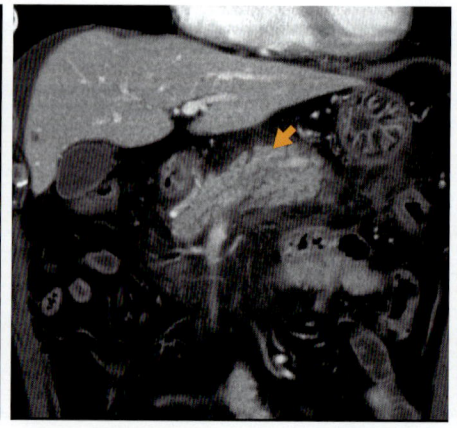　　図3　造影CT画像　冠状断（膵実質相） 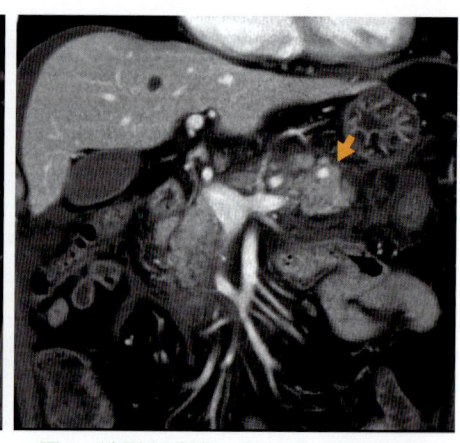　　図4　造影CT画像　冠状断（膵実質相）

# 腫瘤形成型膵炎　tumor-forming pancreatitis

## 【背景】
59歳，男性．
過去にアルコール性慢性膵炎による膵炎発作あり．今回は慢性膵炎の増悪による腹痛で来院．輸液，鎮痛剤投与で症状は改善し退院するも，黄疸が出現し再入院．

## 【症例のポイント】
腫瘤形成型膵炎は限局性の膵腫大を呈する慢性膵炎．結合組織の増生や急性憎悪による浮腫などで形成される．膵頭部に形成されることが多く，それより尾側膵管は拡張傾向を示す．

臨床的には膵癌との鑑別が問題になる．CT検査や超音波検査で鑑別点は，①大きい割に周囲への浸潤傾向が少ない．②リンパ節腫大，肝転移はない．③主膵管の拡張が軽度で腫瘤内を貫通する導管貫通徴候（duct penetrating sign）を85％に認める．膵腫大の多くは3か月以内に縮小，消失する．

膵臓に発生する腫瘍の多くは血流に乏しく，炎症による腫瘤か膵癌であるかの鑑別は容易ではないが，臨床症状や血液検査（血清アミラーゼ，腫瘍マーカーなど）や画像所見などで確診していく必要がある．

## 【撮像のポイント】
腫瘤形成型膵炎のCT検査は膵癌との鑑別診断のためにも多時相での造影撮像による検索（造影剤注入後30，60，120秒後にてスキャン），薄層スライスHRCT，MPR画像などで管腔構造や膵導管貫通徴候を描出することが重要である．

## 【画像所見】
造影CT画像：膵頭部に慢性膵炎に合併する小石灰化像と，不均一に濃染された約4cm径の辺縁が比較的明瞭な腫瘤像（→）を認める（図1）．
単純CT画像：腫瘤内に小石灰化像（→）を認めるが，膵周囲への浸潤傾向はなく，リンパ節腫大・肝転移は認めない（図2）．
超音波画像（心窩部横走査）：肝内胆管の拡張（→）を認める（図3）．
ERCP画像：腫瘤による膵管（→）および胆管（>）の狭窄を認める．膵管，胆管壁は，平滑であり浸潤像などは認めない（図4）．

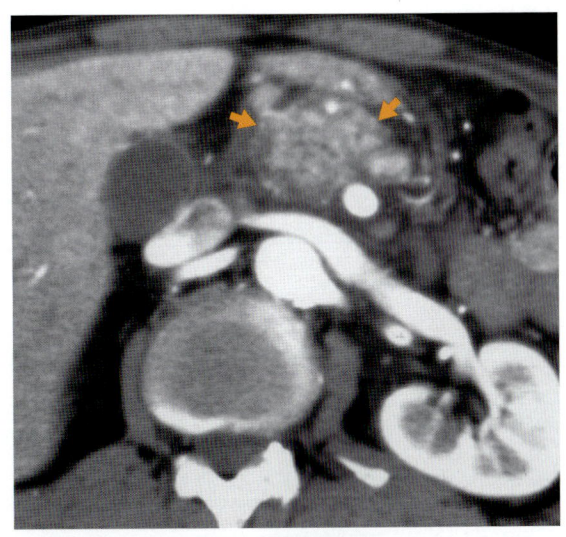

図1　造影CT画像

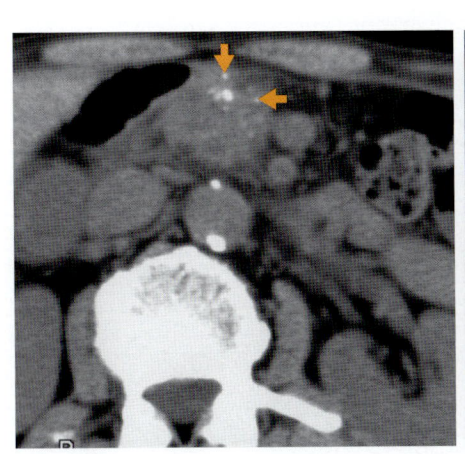

図2　単純CT画像

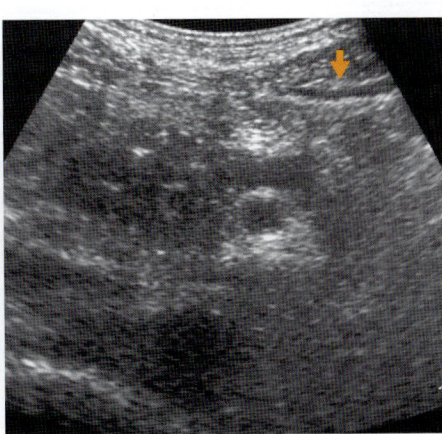

図3　超音波画像

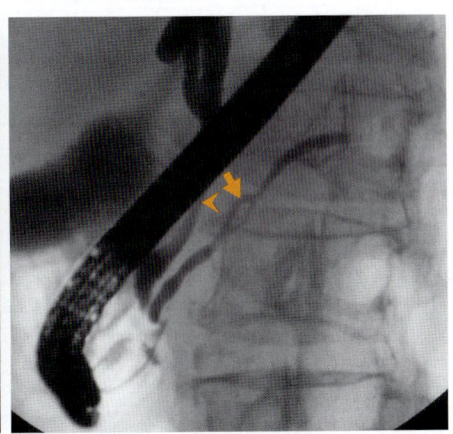

図4　ERCP画像

# 腎細胞癌　renal cell carcinoma

## 【背景】55歳，男性．
　糖尿病，高血圧の治療中に右下腹部痛と肉眼的血尿が発現し来院．腹部単純撮影で右尿管結石が疑われ，超音波，腹部単純CT検査にて右軽度水腎症と左腎腫瘤を認め，腹部造影CT検査にて腎細胞癌を疑う．

## 【症例のポイント】
　腎細胞癌はクラヴィッツ腫瘍（Grawitz tumor）ともいわれ，近位尿細管に由来する腎の上皮性悪性腫瘍をいう．腎の実質性腫瘍の約90%は腎細胞癌である．比較的高齢者（50～70歳代）に多く発生し，男女比は2～3：1で男性に多い．片側性に発生するものがほとんどで，両側性のものは1～3%に過ぎない．
　腎細胞癌は被膜・隔壁を有し，膨張性に成長し，腎細胞成分と血管の多い腫瘍で壊死・嚢胞成分も多い．線維性被膜を有し境界明瞭であるが，進行してくると被膜を破壊して腎臓実質に浸潤すると同時に周囲のリンパ節に転移する．特に静脈へ進入し拡がるのが特徴で，腎静脈や下大静脈（4～10%）にまで腫瘍塞栓を形成することがある．血行性による遠隔転移は肺が最も多いが，骨への転移病巣から先に発見されることもまれでなく，次いで肝に転移する．比較的小さな腎細胞癌は膨張型が圧倒的に多く，周囲の非腫瘍部との境界は明瞭で高頻度に偽被膜形成をみる．

## 【撮像のポイント】
　腎細胞癌のCT検査は，単純CT画像のみで腎細胞癌の鑑別診断は困難である．造影CT画像は皮質髄質相（皮質が濃染され髄質には造影剤が達していない造影早期相）では壊死・嚢胞成分を除いて濃染し，大きな腫瘍になると中心壊死・出血・嚢胞変性のため低吸収部を有する．実質相（皮質と髄質がほぼ均一に造影された相）では病変部は強い濃染効果を呈する．正常実質に比し腫瘍濃染効果は弱く，正常部とのコントラストが良好になり鑑別診断に有用である．また静脈浸潤の評価は，その有無とともに，浸潤の先端，進展範囲を把握することが重要である．腫瘍塞栓は強く造影されることが多く，造影早期に濃染する腎静脈との区別が難しいことがある．また，下大静脈は造影早期に造影剤を含んだ腎静脈からの還流と，下腹部，下肢からの造影剤を含まない血流とが混在し不均一な造影状態を示し，腫瘍塞栓の評価が難しい．したがって，静脈塞栓の評価は造影後期で行うことが重要である．

## 【画像所見】
**単純CT画像**：左腎に腎実質に比べやや低吸収の腫瘤（→）を認める（図1）．

**造影CT画像（動脈優位相）**：腫瘤は不均一に濃染（→）される（図2）．

**造影CT画像（腎実質相）**：動脈相で濃染された腫瘤は，造影剤がやや洗い出され腎実質に比べ低吸収域（→）として認められる（図3，図4）．

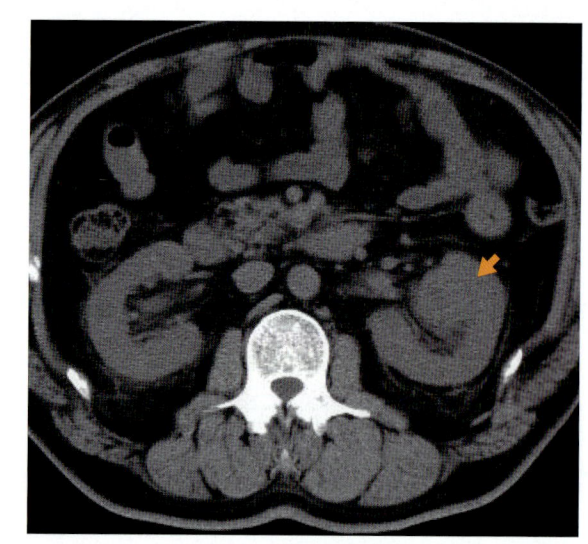

図1　単純CT画像

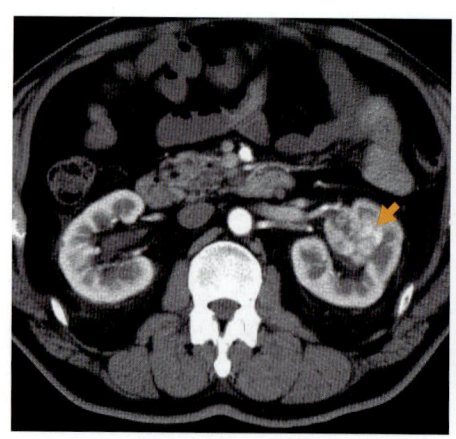

図2　造影CT画像（動脈優位相）

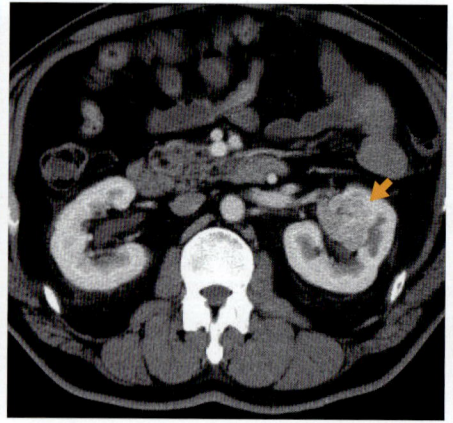

図3　造影CT画像（腎実質相）

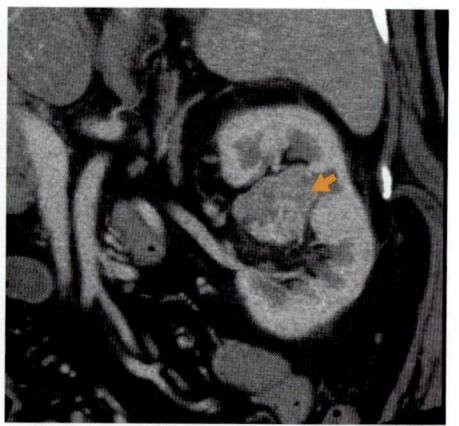

図4　造影CT画像　冠状断（腎実質相）

# 腎盂腫瘍（腎盂癌） renal pelvic tumor (renal pelvic carcinoma)

## 【背景】65歳，男性．
右背部痛と肉眼的血尿で来院．逆行性腎盂造影（retrograde pyelography：RP）のCT検査で腎盂腫瘍と診断．

## 【症例のポイント】
腎盂腫瘍は腎盂粘膜より発生する移行上皮性腫瘍が大部分であり，扁平上皮癌や腺癌はきわめて少ない．
腎盂癌は尿路系腫瘍のうち腎癌に次いで発生頻度が高く，男性に多い傾向がある．
以下に腎盂癌の病的分類を示す．
stage Ⅰ：腫瘍の浸潤が腎盂粘膜または固有層にとどまる．
stage Ⅱ：腫瘍の浸潤が筋層内に及ぶが，外膜に達しない．
stage Ⅲ：腫瘍の浸潤が外膜の脂肪組織あるいは腎実質に及ぶ．
stage Ⅳ：遠隔転移が認められる．
それぞれのCT所見を以下に示す．
stage Ⅰ，Ⅱ（CT上，鑑別不可能）：腎盂壁の肥厚や腎盂内の造影欠損像として認められる．
stage Ⅲ：腎洞部脂肪組織の消失が認められる．腎実質へ浸潤した場合，通常，浸潤性発育を示し，腎の腫大や不均一な造影像として認められる．

## 【撮像のポイント】
腎細胞癌のCT所見は，膨張性発育で腎実質との境界は明瞭であり，ダイナミックCTでは濃染が強い（hypervascular）．一方，腎盂癌は浸潤性発育で腎実質との境界は不明瞭，ダイナミックCTでは濃染しない（hypovascular）のが特徴である．

## 【画像所見】
単純CT画像：左腎盂内に突出した腫瘤（➡）を認める（図1）．
造影CT画像（動脈優位相）：腫瘤は濃染されない（図2）．
造影CT画像（腎実質相，冠状断）：わずかに腫瘤が濃染（➡）される（図3）．
造影CT画像（排泄相）：腫瘤は淡く濃染（➡）されている（図4）．

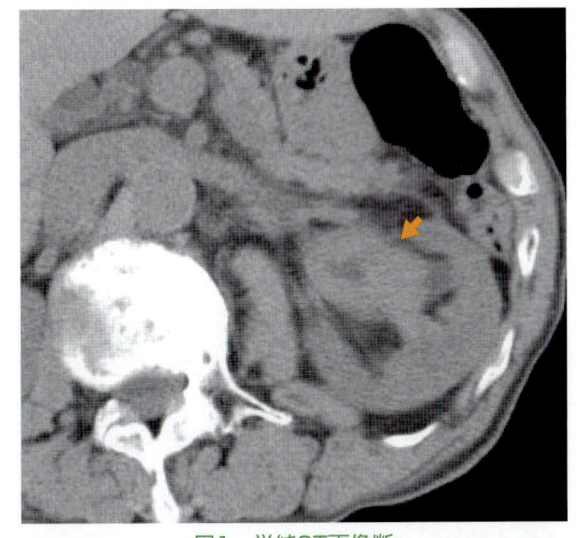

図1　単純CT画像断

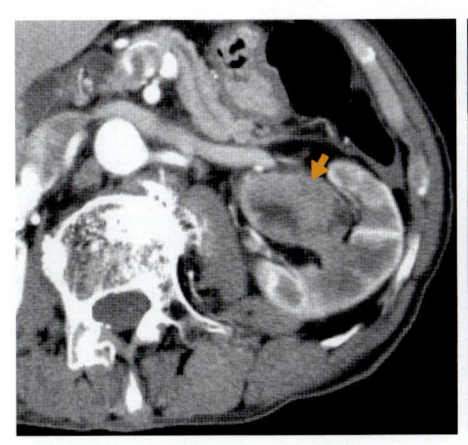

図2　造影CT画像（動脈優位相） 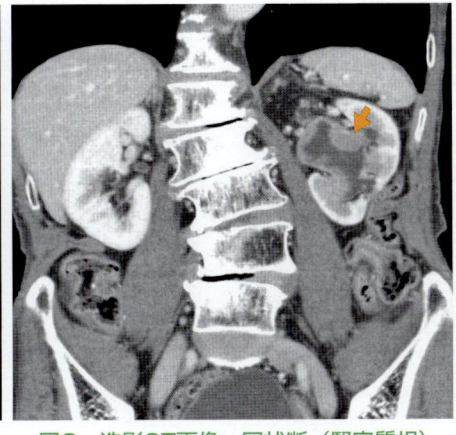　　図3　造影CT画像　冠状断（腎実質相） 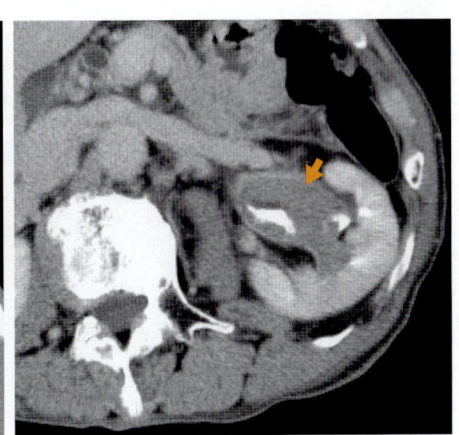　　図4　造影CT画像（排泄相）

# 多発性嚢胞腎　polyscystic kidney

【背景】72歳，男性．
慢性腎不全にて人工透析中に，胸腹部CT検査で両腎に多数の囊胞を認め，多発性腎囊胞と診断．

【症例のポイント】
　多発性嚢胞腎は遺伝性病変，腎先天性異形性，後天性病変に大別され，両側腎に多数の嚢胞を形成する常染色体優勢の遺伝性疾患である．発病初期には数個の嚢胞がみられるだけであるが，病体が進行すると多発した嚢胞により腎は腫大し，辺縁は凹凸著明となる．嚢胞内に出血や感染を伴うと，嚢胞内は高吸収像として描出される．また，嚢胞壁や萎縮した実質内に石灰化をみることもある．
　多発性嚢胞腎は成人型（adult type）嚢胞腎とも呼ばれ，腎のほか，肝，膵，脾などにも嚢胞を合併することが多く，肝嚢胞においては20～25%に合併を認める．
　後天性嚢胞腎は，長期間の透析患者や末期の腎不全患者で，両側性，多発性の嚢胞がみられる病態である．透析開始以後に腎萎縮は進行するが，透析期間が長期になると多数の嚢胞が発生し，透析期間が10年以上では90%以上に合併する．成人型嚢胞腎とは異なり，他臓器に嚢胞を認めることはない．しばしば感染，嚢胞内出血などの合併症の原因となり，被膜下出血や腎周囲腔に出血を認めることもある．
　最も問題なのは腎細胞癌を高率に発生することである．透析患者の腎癌発生の危険度は健常人の10倍以上と高く，長期透析患者では定期的な画像診断による経過観察が必要となる．

【撮像のポイント】
　多発性嚢胞腎の嚢胞部は，単純CT所見はCT値が20HU以下の均一性で辺縁平滑な腫瘤として描出される．造影CTは増強効果を認めず，嚢胞壁は確認できない．しかし，症例によっては造影後にCT値がわずかに上昇して描出される現象がある．実際には造影効果がないことより，擬造影現象（pseudoenhancement）であり，感染した嚢胞に造影剤が染み出す場合と，小さな嚢胞が孤立したような状態で存在することでパーシャルボリューム効果が発現するものと考えられる．したがって，造影CTで嚢胞のCT値が10HU以下での上昇であるときには，増強効果がないとするのが妥当である．

【画像所見】
単純CT画像：両側腎に多数の辺縁は比較的明瞭な低吸収を呈する腫瘤（➡）を認める（図1，図2，図3，図4）．

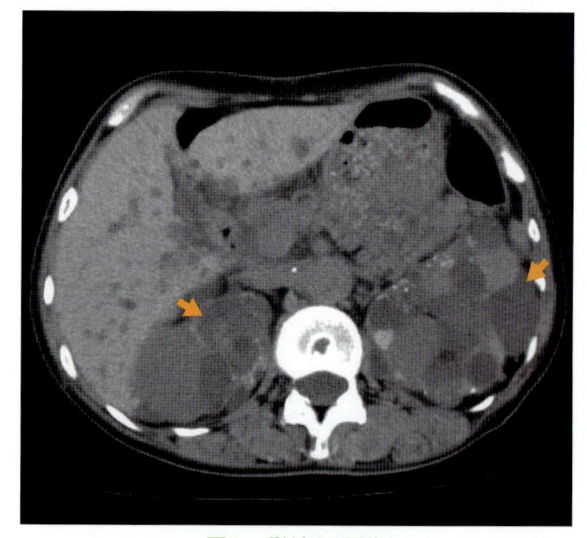

図1　単純CT画像

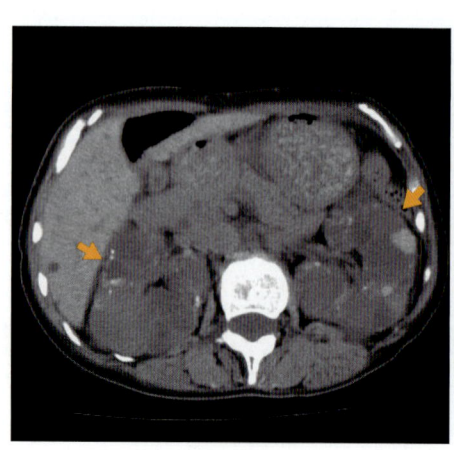

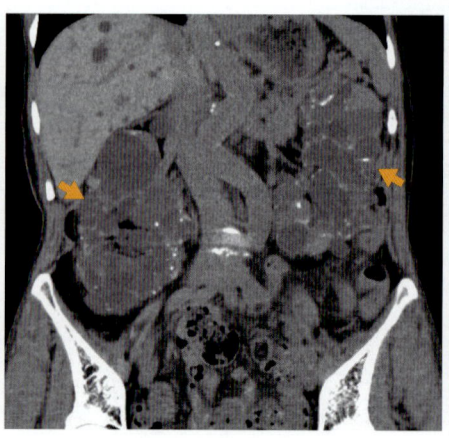

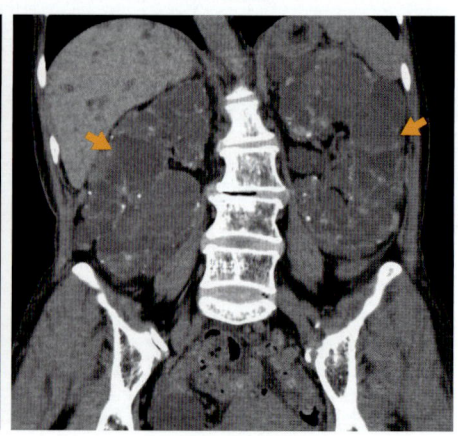

図2　単純CT画像　　図3　単純CT画像　冠状断　　図4　単純CT画像　冠状断

# 腎外傷 renal injury

## 【背景】63歳，男性．
自転車運転中に転倒，左腹部を打撲し来院．CT検査で左腎臓，脾臓破裂が描出された．

## 【症例のポイント】
腎外傷は腎部の局所的衝撃が主因となる鈍的外傷と，鋭的外傷や医原性損傷などがある．腎損傷の主症状は後腹膜出血，血尿，腰部または腹部の自発痛，圧痛である．日本外傷学会腎損傷分類によると，腎外傷はⅠ型（腎被膜下損傷），Ⅱ型（腎表在性損傷），Ⅲ型（腎深在性損傷），Ⅳ型（腎茎部血管損傷）に分類される．また手術適応は腎茎部血管損傷，尿浸潤による壊疽，炎症の誘発，腎外血腫による腎圧迫での腎性高血圧，他臓器損傷などがある．

腎損傷のCT画像所見は，腎の断裂，裂傷などによる形態異常，血管損傷を示す腎実質の造影欠損や造影剤の漏出，腎周囲血腫の拡がりの程度で，他臓器の損傷程度の観察も必要である．これらの病態の観察に造影CT検査は必要不可欠である．

## 【撮像のポイント】
腎外傷ではできるだけ仰臥位で，肝から腎，さらに骨盤腔までを撮像する．撮像タイミングは血管損傷の描出を目的として動脈相，静脈相，さらに尿管損傷の観察には平衡相までの撮像が必要になる．急性腹症も考慮されることが多く，CT検査中は常にバイタルサインを観察し，速やかに病体変化に対応できるよう，救命救急処置の準備が必要である．

## 【画像所見】
単純CT画像：左腎周囲の後腹膜腔の血腫（→）を認める（図1）．
造影CT画像（動脈優位相）：腎皮質が濃染され，血腫内に造影剤の漏れ（→）を認める（図2）．
造影CT画像（腎実質相）：正常腎髄質が濃染され損傷部は濃染されていない．血腫内に造影剤の漏れ（→）が増加しているのを認める（図3）．
造影CT画像（排泄相）：尿管が描出され，血腫内に造影剤の漏れ（→）を認める（図4）．
造影CT画像（腎皮質相，冠状断）：血腫内に造影剤の漏れ（→）を認める（図5）．

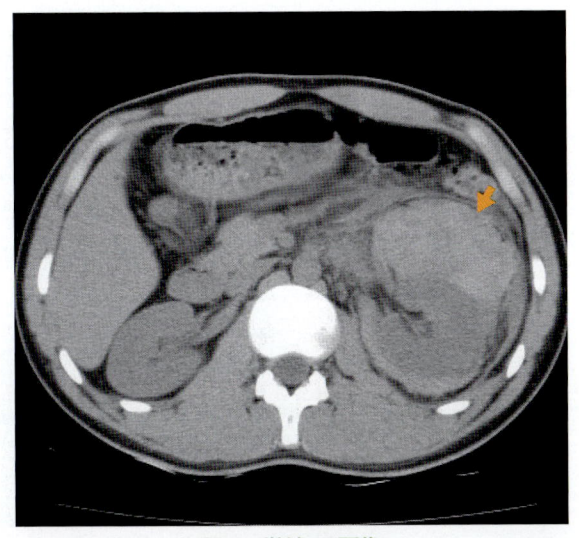

図1　単純CT画像

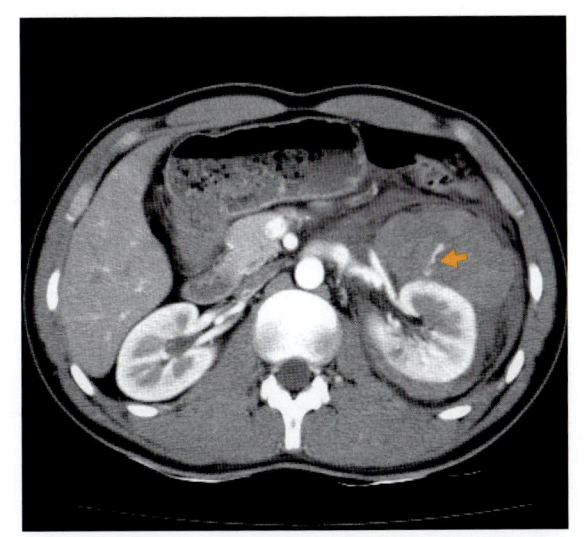

図2　造影CT画像（動脈優位相）

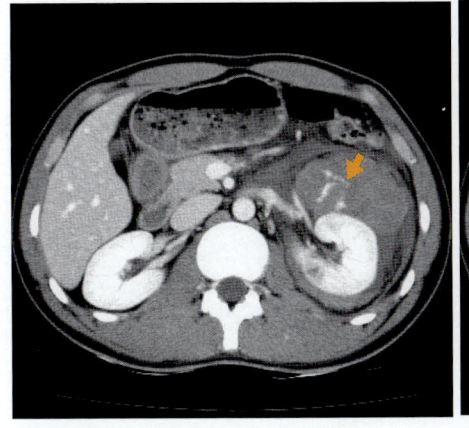

図3　造影CT画像（腎実質相）

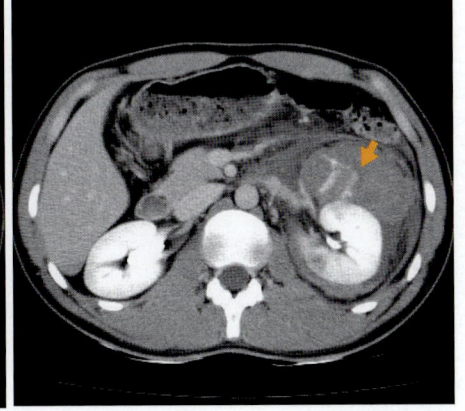

図4　造影CT画像（排泄相）

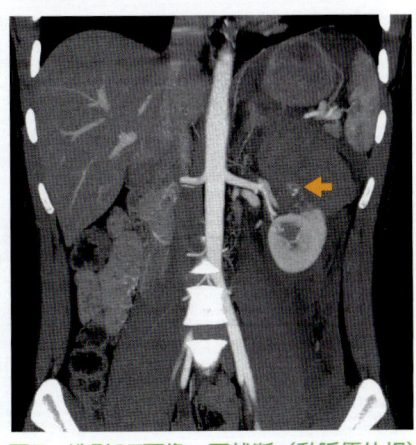

図5　造影CT画像　冠状断（動脈優位相）

# ナットクラッカー症 　nutcracker phenomenon

## 【背景】39歳，女性．
肉眼的血尿にて来院．CT検査を実施．

## 【症例のポイント】
　ナットクラッカー現象は，左腎静脈が腹部大動脈と上腸間膜動脈に挟まれて狭窄した状態で，特発性腎出血の原因として知られる．診断法は，血管カテーテルによる血管造影や静脈圧測定，非侵襲的検査法としては超音波検査やCT検査が汎用される．しかし，超音波検査は腸管ガスなどにより，またCTではスライス間隔の点で腎静脈を適切に描出できないことがある．したがって，両者の検査法で補いつつ検査することが必要である．多列検出器CT（MDCT）は腎門部付近の血管系を三次元画像として任意の角度で観察することが容易であり，血管の位置関係や側副血管の形態など，病変局所の三次元での解剖学的把握や理解に優れている．多列検出器CT（MDCT）による多断面再構成法（multiplanar reconstruction：MPR）画像や3D画像を追加作成することで容易に診断ができた．腎静脈と卵巣静脈の拡張と卵巣静脈への側副血行路を伴うナットクラッカー症（くるみ割り現象）の描出が可能となる．

## 【撮像のポイント】
　ナットクラッカー症のCT検査は，上腸間膜動脈と腎静脈が同時に濃染されるよう，造影剤注入と撮像タイミングの設定が重要なポイントとなる．上腸間膜動脈の描出には注入速度は3.0mL/sec以上の急速静注で，腎静脈の描出には投与量に比例して明瞭に描出されるため注入量100mL以上は必要である．撮像タイミングは注入開始後50〜60秒が最適である．

## 【画像所見】
VR画像：左腎静脈は上腸間膜動脈により圧排され，扁平化（→）している（図1）．
造影CT画像：腎静脈の拡張（→）を認める（図2）．
造影CT画像：卵巣静脈は拡張（→）している（図3）．
造影CT画像（MPR）：上腸間膜動脈（→）が観察できる（図4）．

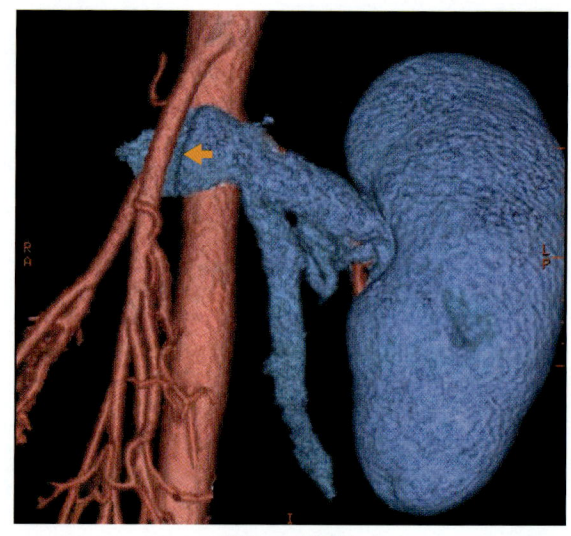

図1　VR画像

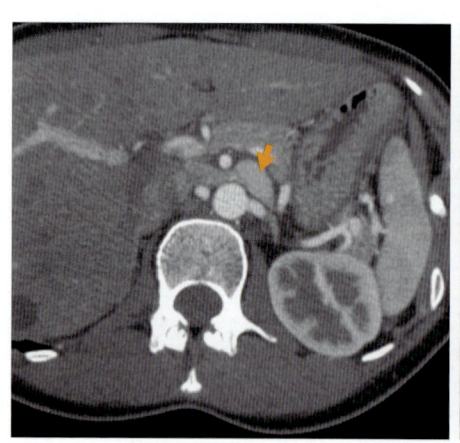

図2　造影CT画像 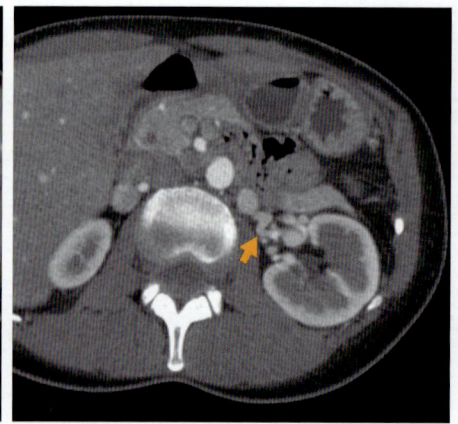　　　図3　造影CT画像 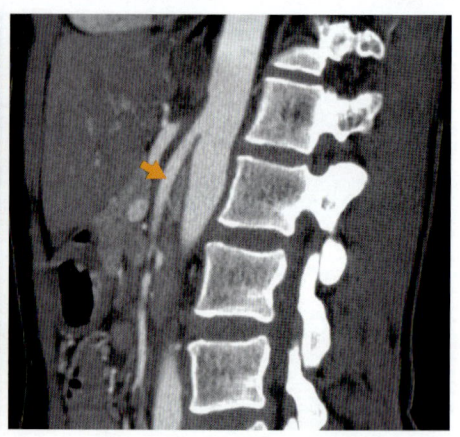　　　図4　造影CT画像（MPR）

# 脾損傷 splenic injury

【背景】68歳，男性．
　建築現場の2階より転落，左側胸部を強打し，救急車で来院．外傷性脾破裂・骨盤骨折・多発性肋骨骨折・肺挫傷・出血性ショック・急性呼吸不全を発症．脾臓破裂出血に脾動脈塞栓術を施行．

【症例のポイント】
　脾外傷の原因は交通事故による外力でのハンドル外傷，落下，転倒，衝突などによる左上腹，左側胸部，背部からの外力による損傷が最も多い．また病的に腫大した脾は比較的容易に損傷しやすい．脾外傷の臨床症状は腹腔内出血による左上腹部の疼痛，圧痛を認める．一方，脾は外傷後48時間以降にも損傷部より出血する遅発性破裂が1%程度あり注意が必要である．
　造影CT検査は損傷程度や出血部位などの描出が正確にでき，IVR (interventional radiology) による止血，緊急手術の判断に有効な情報が得られる．
　単純CT検査は脾の腫大，脾辺縁の不整，脾被膜下血腫，脾周囲血腫，腹腔内液体貯留などが容易に描出でき，造影CT検査はさらに断裂や血管外漏出も明瞭になる．血管造影は造影剤の血管外漏出を直接検出でき，さらに続けて動脈塞栓術による止血もでき，外科的摘脾術を行わずに治療することも可能である．

【撮像のポイント】
　本症例は救急ボード固定で来院し，短時間で正確に全身の検査が必要であった．MDCTの利点を生かしつつノイズの少ない画像を作成できた症例であった．

【特記事項】
非外傷性脾破裂
　外傷によらない特発性脾破裂はきわめてまれではあるが，種々の脾腫をきたす感染症，血液疾患，抗凝固療法中，蓄積症などが原因となりうる．感染症のなかで伝染性単核症では脾腫は約半数に認められ，被膜が薄くなり破裂しやすくなるといわれる．

【画像所見】
造影CT画像（損傷直後）：脾臓の損傷による辺縁の断裂像と不均一な脾臓の濃染像（▷），脾臓周囲の液体貯留像（➡）を認める（図1）．
DSA画像：脾臓上部よりの血管外漏出（➡）を認める（図2）．
DSA画像（コイル塞栓術中像）：脾動脈はコイルにて塞栓（➡）されている（図3）．
造影CT画像（1週間後の効果判定像）：脾臓（➡）より漏出する血管陰影は認めない（図4）．

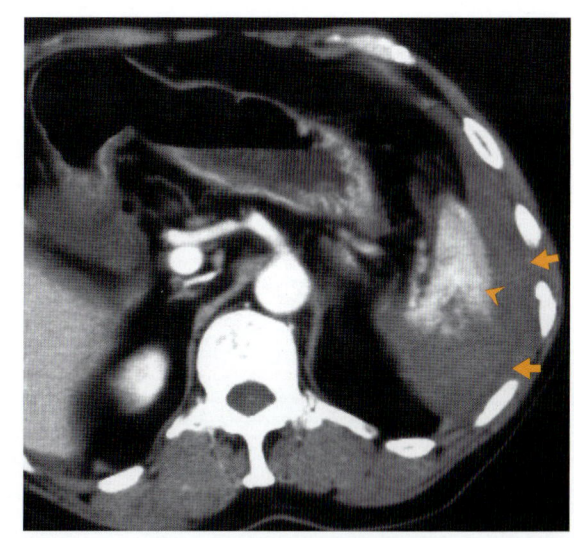

図1　造影CT画像（損傷直後）

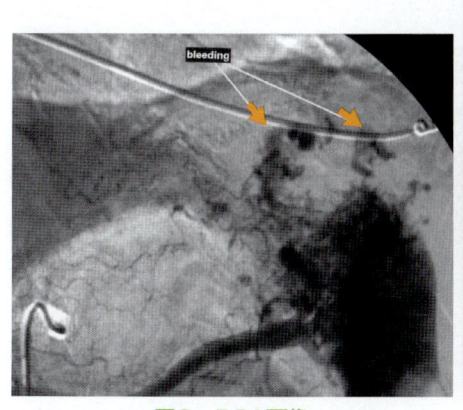

図2　DSA画像 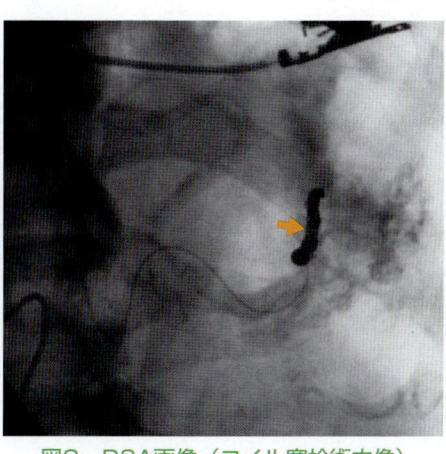　　図3　DSA画像（コイル塞栓術中像） 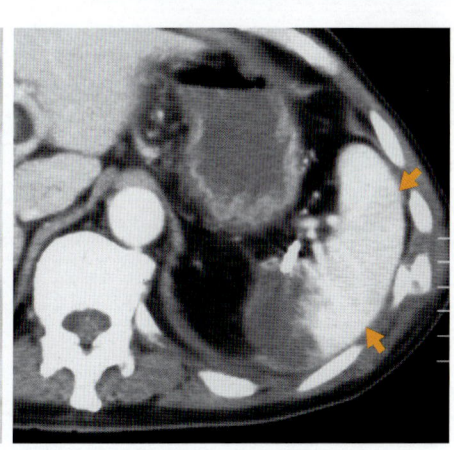　　図4　造影CT画像（1週間後の効果判定像）

# 脾腫 splenomegaly

## 【背景】57歳，男性．
　全身倦怠感にて来院．肝機能障害を認め，肝生検にて慢性活動性肝炎と診断．インターフェロン療法を施行．その後CT検査での経過観察で慢性肝炎から肝硬変へと進行し，肝臓の変形，脾臓の腫大を認めた．

## 【症例のポイント】
　脾臓は左横隔膜下やや背側よりの左第9〜11肋骨の後部に存在する，およそ100gの実質臓器である．脾臓が腫大して重量が正常の2倍を超える状態を脾腫という．

　脾臓は各種の貪食機能，リンパ球B cellを介する細胞免疫に関与している．また血球を貯留（プール）する場所でもあり，寿命を終えた血球の処理を司り，代謝性疾患においてその異常代謝産物の貯蔵場所となる．これらのことより感染症，貧血，骨髄増殖性疾患，貯蔵症，その他が脾腫の原因となる．

　脾腫のみでその原因疾患を特定するのは困難である．わが国では，肝硬変，門脈圧亢進症に伴う脾腫であることが多く，肝臓の変形や門脈体循環間の側副血行路にも注意して観察することが重要である．しかし，骨髄線維症で椎体の骨硬化が認められるように，一部の疾患では脾腫とその他の所見を組み合わせることで診断が可能となることがある．

## 【撮像のポイント】
　脾臓の造影CTの動脈相は脾臓の内部が不均一に濃染されるが，これは血流が均一でないことによるもので異常所見ではない．このため脾腫の造影検査は，脾臓が均一濃染される肝実質相での評価が重要である．また肝硬変等を伴う場合が多いので，ダイナミックでの造影検査を行い，肝腫瘍のスクリーニングを同時に施行することが望ましい．

## 【画像所見】
単純CT画像：肝臓の辺縁の変形（凹凸），脾臓の腫大（→）を認める（図1）．
造影CT画像（動脈優位相）：脾臓全体が不均一に濃染（→）されている（図2）．
造影CT画像（門脈優位相）：脾臓全体が均一に濃染（→）されている（図3，図4）．

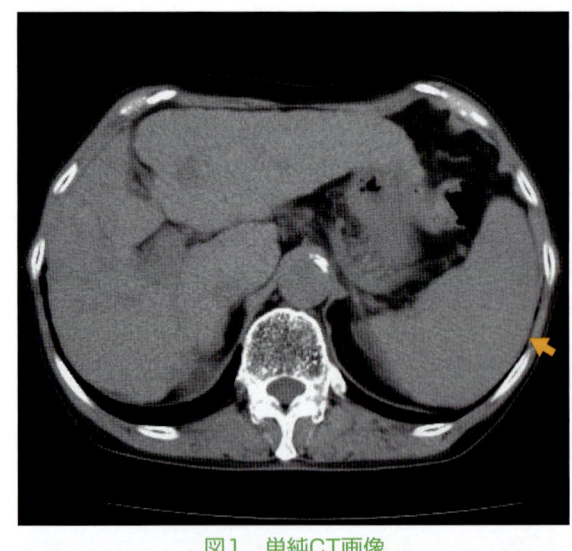

図1　単純CT画像

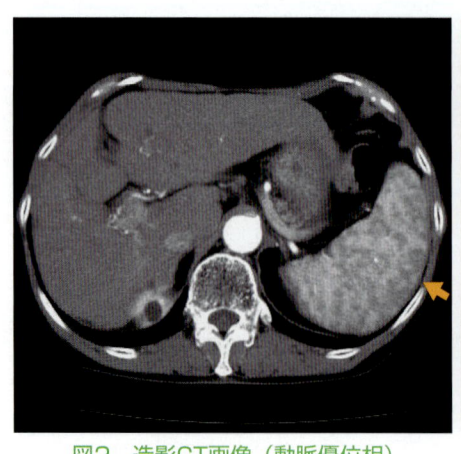

図2　造影CT画像（動脈優位相） 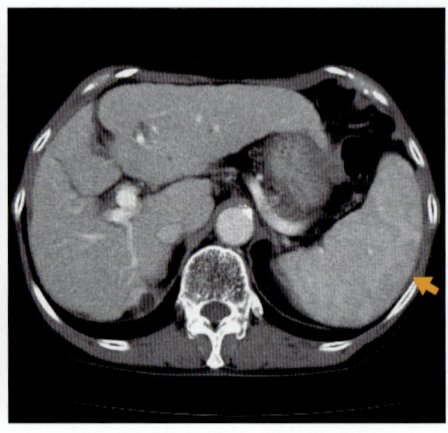　　図3　造影CT画像（門脈優位相） 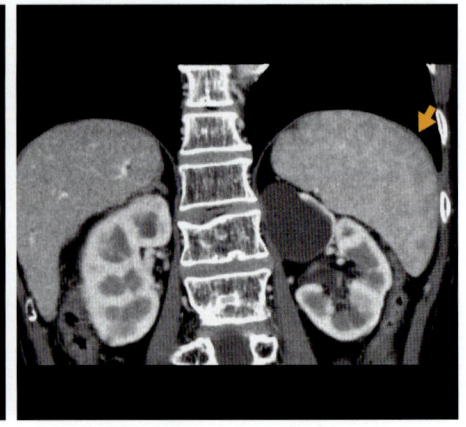　　図4　造影CT画像　冠状断（門脈優位相）

# 胃癌（スキルス） gastric cancer (scirrhous type)

【背景】71歳，男性．
　心窩部痛，食欲不振にて来院．超音波検査にて胃壁肥厚を指摘．同日行った上部消化管内視鏡検査にてスキルス胃癌と診断．造影CT検査で広範囲のリンパ節転移を認め手術不能と判断し，化学療法目的にて入院治療．

【症例のポイント】
　胃癌の治療成績は近年向上しているにもかかわらず，スキルス胃癌（4型）の予後は，いまだきわめて不良である．その原因はスキルス胃癌が胃の表面に現われず，胃壁内を浸潤するタイプの胃癌であるため，発見しにくく，また進行も早いため早期発見が難しいためとされている．また，リンパ節転移や癌性腹水を伴うことが多く，発見時には手術不能であることもまれではない．一方，最近では，スキルス胃癌に対する化学療法の発展が目覚しく，治療成績の有用性は高い．したがって，CT検査でリンパ節の大きさの変化を経過観察することは，治療効果判定のうえで臨床的意義は大きいといえる．
　スキルス胃癌のCT所見は，全周性の壁肥厚像として描出され，造影CTでは不均一性の造影効果が認められることより，周囲臓器への浸潤を確認するのに非常に有用である．一方，スキルスを含めた胃癌の診断には，CTよりも内視鏡検査での診断が一般的である．よってCT検査では，周囲臓器への浸潤や，リンパ節転移など，転移巣の検索に重点が置かれる．

【撮像のポイント】
　胃癌（スキルス）の造影CTは実質臓器の造影効果が十分得られる時相で撮影し，転移巣の検索を行うべきである．また，化学療法の治療効果判定を行う場合は，治療前後で比較できるように同じスライス厚で撮影し，正確な腫瘍径の計測が必要である．

【画像所見】
**造影CT画像**：膵背側にリンパ節転移と思われる低濃度域（→）を認め，周囲への浸潤傾向が明らかである（図1）．
**造影CT画像（胃前庭部スライス）**：胃前庭部に全周性の壁肥厚（→）を認める．周囲臓器への浸潤は認めない（図2）．
**上部消化管造影画像**：胃前庭部から胃角部にかけての狭窄（→）を認める（図3）．
**治療後単純CT画像**：化学療法後にてリンパ節転移（90％以上）の縮小（→）を認めた（図4）．

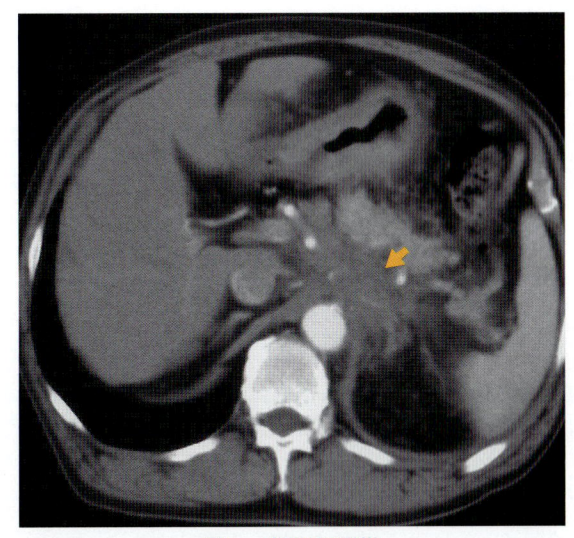

図1　造影CT画像

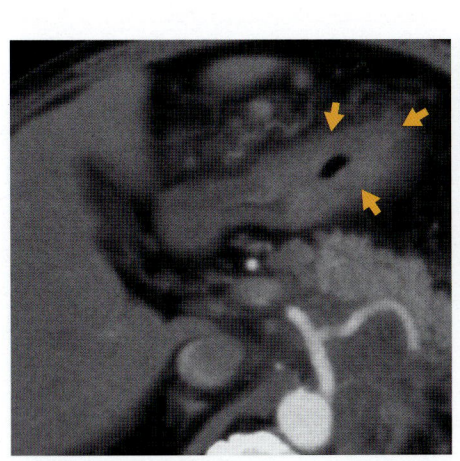

図2　造影CT画像（胃前庭部スライス） 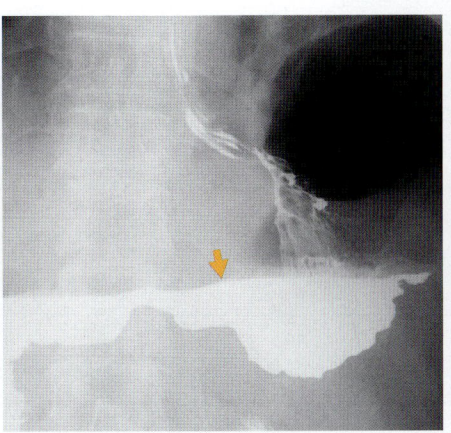　　図3　上部消化管造影画像 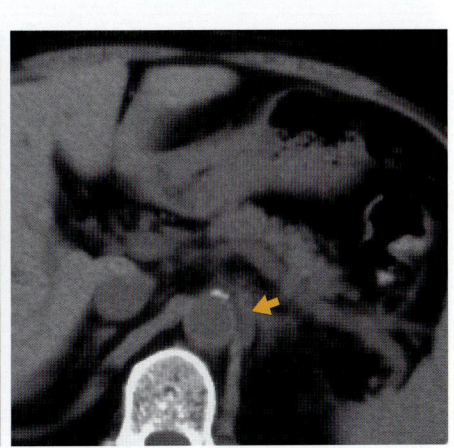　　図4　単純CT画像（治療後）

第8章　臨床画像の実践　259

# 胃癌　gastric cancer

## 【背景】83歳，女性．

上腹部痛にて胃内視鏡検査を希望し来院．腹部超音波検査で胃角を中心とする胃壁肥厚を認めた．胃内視鏡検査では幽門周囲の不整を認めたが，残渣が多く再検となる．同日，造影CT検査を施行．後日に胃内視鏡検査と上部消化管検査を行い胃癌として手術を施行．

## 【症例のポイント】

胃癌は胃粘膜内の分泌細胞や分泌物を胃のなかに導く導管細胞から発生する上皮性悪性新生物で，その浸潤の程度により早期胃癌と進行癌に大別される．早期胃癌は，癌浸潤が粘膜および粘膜下層にとどまるもので，リンパ節転移の有無は問わないとされる．一方，進行胃癌は癌浸潤が固有筋層，漿膜下，漿膜に達しているものと定義される．組織学的に乳頭腺癌，管状腺癌（高分化型，中分化型），低分化型腺癌，印環細胞癌などに分類されるが，その多くは腺癌である．

特徴的な症状は少なく，特に早期胃癌は無症状であることが多い．しかし，胃癌病変内の潰瘍形成により，心窩部痛，不快感，食後の膨満感，胸焼け，悪心，嘔吐，吐血などを誘発する．また，進行癌は体重減少などもみられ，さらに肝転移による肝腫大や黄疸，腹膜播種による癌性腹膜炎，後腹膜や後腹膜リンパ節への転移や浸潤による背部痛などを呈する．

## 【撮像のポイント】

胃癌は進行癌であっても単純CT画像で病変部を描出することは非常に難しい．胃壁の肥厚が描出されても正常組織と吸収値が同程度であるため，胃癌との境界が不明瞭であることが多く描出が困難である．造影CT画像では濃染する粘膜内に濃染の不良域として描出される．したがって胃内の残渣，ガスなどを考慮し，体位を変えてスキャンすることも必要であり，さらにMPRによる冠状断面・矢状断面像を追加して診断の一助にすることが必要である．

## 【画像所見】

造影CT画像（動脈優位相）：胃体部の粘膜が濃染（→）されているのに対し，病変部が存在する胃角から胃前庭部（▷）にかけては明瞭な濃染が認められず，不均一な低吸収域が認められる．また胃の内腔も不明である（図1）．

造影CT画像（冠状断面）：胃体下部から胃前庭部の小彎を中心とする病変部（→）を認める（図2）．

超音波画像（縦走査像）：胃角部小彎を中心とする胃壁の肥厚（pseadokidney sign；偽腎臓像）（→）を認める（図3）．

上部消化管造影画像：胃体上部から胃前庭部にかけ全周性の隆起性病変（1型進行胃癌）（→）を認める（図4）．

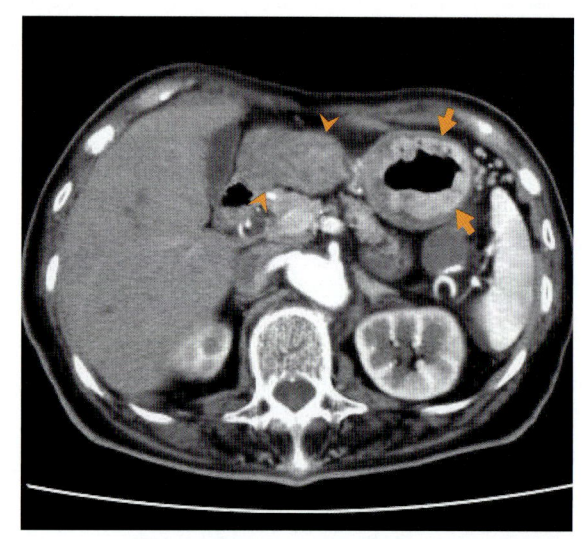

図1　造影CT画像（動脈優位相）

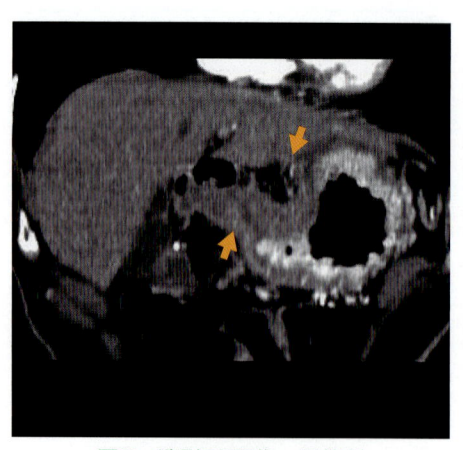

図2　造影CT画像　冠状断

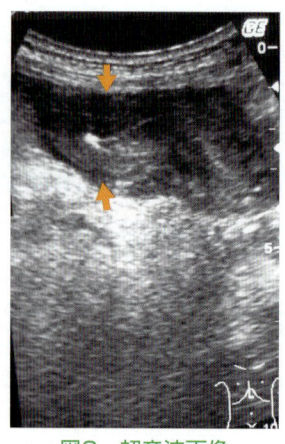

図3　超音波画像

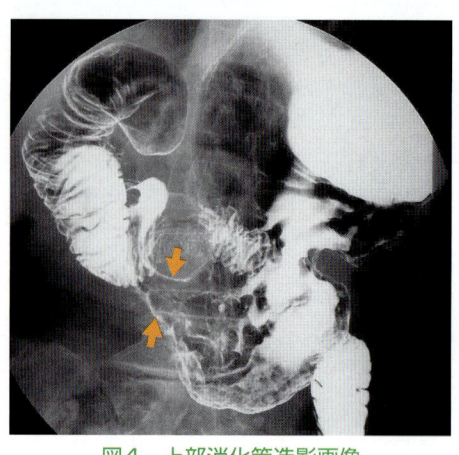

図4　上部消化管造影画像

# 絞扼性イレウス　strangulation ileus

## 【背景】56歳, 女性.
腹痛にて救急外来受診.

## 【症例のポイント】
イレウスの分類および原因
1. 機械的イレウス
   a. 単純性イレウス（閉塞性イレウス）：血行障害を伴わないもの
      癒着性イレウス（術後や炎症など）や腫瘍, 先天性異常など
   b. 複雑性イレウス（絞扼性イレウス）：血行障害を伴うもの
      癒着, ヘルニア嵌頓, 腸軸捻転, 腸重積, 腸間膜血管閉塞など
2. 機能的イレウス
   a. 麻痺性イレウス：腸管運動が麻痺
      腹膜炎, 脊髄損傷など
   b. 痙攣性イレウス
      鉛中毒, ヒステリー

絞扼性イレウスは, 炎症による索状物によって生じるもの, 腸管と腸間膜の捻転, 腸管がひもを結んだ状態で結束形成によるもの, ヘルニアによって頸部で絞扼されるヘルニア嵌頓, 腸管の肛門側に口側腸管が入り込んだままの状態となった腸重積症などがあり, 腸内腔の閉塞とともに腸管壁の血流障害による腸管が壊死に陥り, ショック症状を起こし全身状態が急速に悪化することがあるため, 緊急手術の適応となっている.

CTでは, 以下に示す代表的な絞扼性イレウスに見られる特徴的なサインを見逃さないようにする必要がある.
- whirl sign：腸管や腸間膜の血管や脂肪が同心円上にloopを描き, 渦巻き状に見える状態.
- closed loop：腸管の離れた2点が1か所で締め付けられ, 一部の腸管が閉鎖腔になりループを描く状態.
- beak sign：腸管の閉塞部が鳥の嘴状にみえる状態.

## 【撮像のポイント】
イレウスなどの腸間膜の状態を確認するには, ウインドウ幅を拡げウインドウレベルを下げて注意深く観察する必要がある. 絞扼性イレウスを疑う場合には積極的に造影検査を行うべきである. 消化管壁の造影効果が確認できるとともに閉塞血管等の同定も可能である.

## 【画像所見】
単純CT画像：小腸の拡張と周囲の脂肪組織の濃度上昇を認める. また, 拡張した小腸の一部にくちばし状徴候（beak sign）（→）を認める（図1）. 小腸にclosed loop（→）を認める（図2）.
造影CT画像（動脈優位相）：拡張した小腸壁の濃染（→）を認め, 小腸壁の血流は保たれている（図3, 図4）.

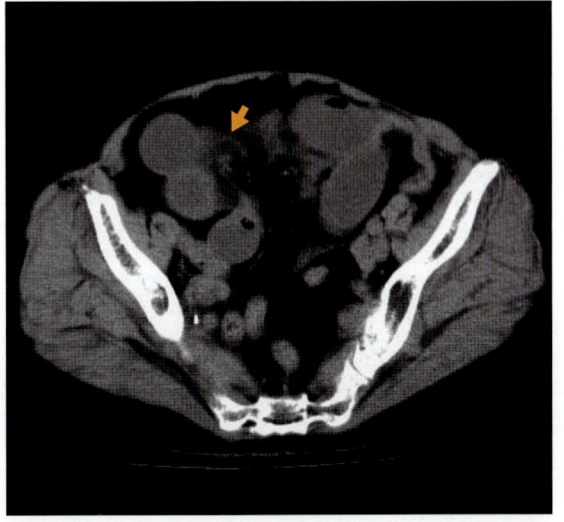

図1　単純CT画像

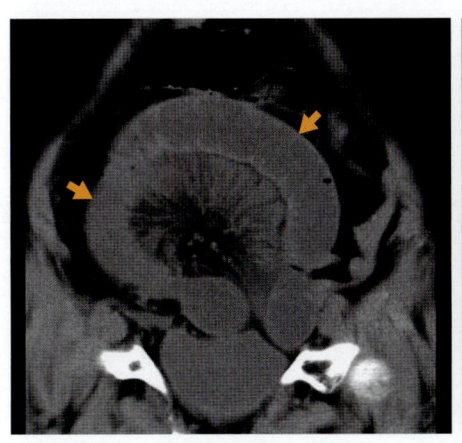

図2　単純CT画像　冠状断

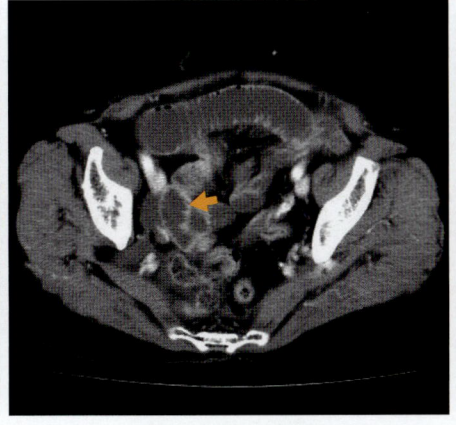

図3　造影CT画像

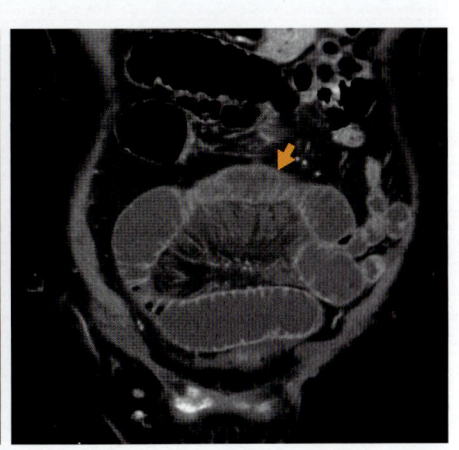

図4　造影CT画像　冠状断

# 麻痺性イレウス　adynamic ileus

【背景】72歳，男性．
　腹痛と腹部膨満感により来院．精査目的にてCT検査施行となった．

【症例のポイント】
　麻痺性イレウスは，腸管に器質的な疾患はなく腸管壁の神経や筋が影響を受けて腸管運動が麻痺した状態で起こるものである．主な原因としては腹膜炎，脊髄損傷などによる神経障害，開腹術後によるものがある．治療は保存的治療が第一選択となる．軽度場合，絶食や輸液で軽快するが，腸管拡張が高度の場合，経鼻胃管で逆流した腸内容を吸引・減圧したり，イレウス管で腸閉塞部を拡張したりする必要がある．

【撮像のポイント】
　イレウスなどの腸間膜の状態を確認するには，ウインドウ幅を拡げウインドウレベルを下げて注意深く観察する必要がある．また，腸管の走行や閉塞部位の同定にはMPR画像再構成による評価が有用である．

【画像所見】
単純CT画像：小腸の拡張と気液界面（niveau）（➡）を認める（図1，図2）．
単純CT画像：冠状断像にて拡張した小腸の液体貯留（➡）を認める（図3，図4）．

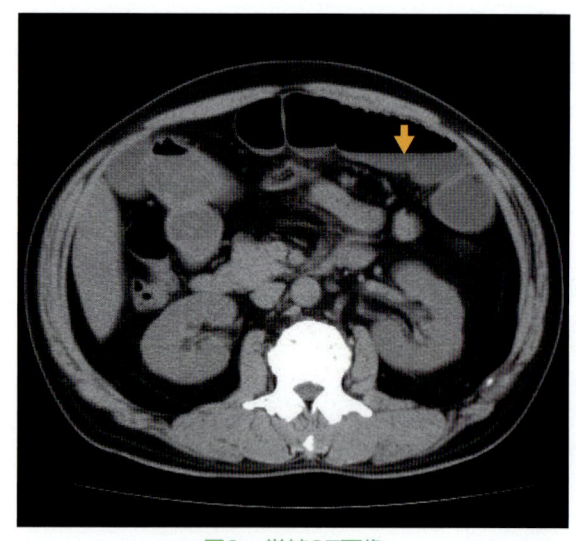

図1　単純CT画像

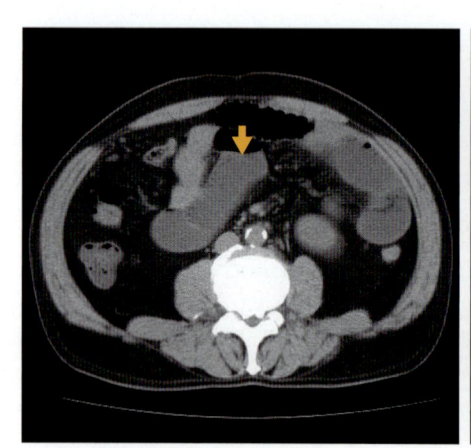

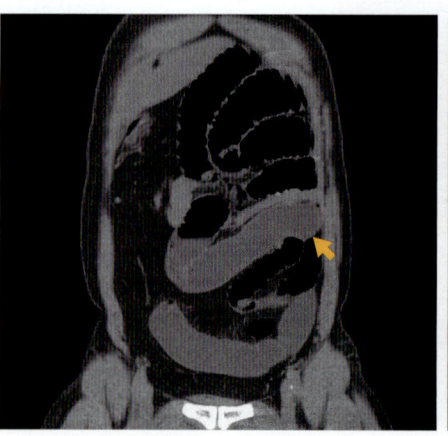

図2　単純CT画像　　　図3　単純CT画像　冠状断　　　図4　単純CT画像　冠状断

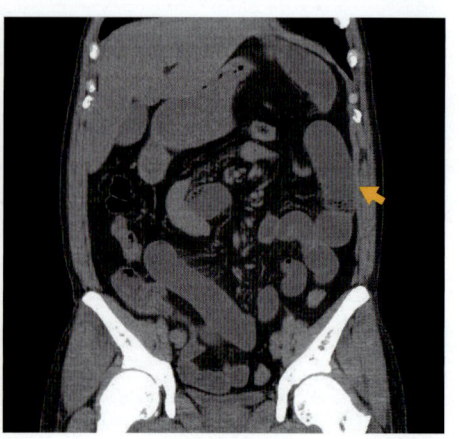

# 消化管穿孔　gastrointensinal perforation

【背景】63歳，男性．
上腹部痛にて来院．

## 【症例のポイント】
　消化管穿孔は腹部外傷や腹部非外傷性の潰瘍，腫瘍，憩室，異物などが原因となって発症するものであり，穿孔例のうち十二指腸潰瘍の頻度が最も高い．消化管穿孔にみられる臨床症状は急性腹膜炎の症状であり，臨床検査データとしては白血球数，CRPの上昇が認められる．
　消化管穿孔のCT検査の利点は，少量の遊離ガスの検出が可能であるばかりでなく，穿孔の原因疾患の診断および随伴所見の検出による全体的診断が可能であること，非侵襲的である点があげられる．CT画像の直接所見として遊離ガス，間接的所見として腸間壁肥厚，腹水，腸間膜や周囲脂肪組織の乱れ，病変周囲の軟部陰影がある．

## 【撮像のポイント】
　消化管穿孔による遊離ガスを確認するにはウインドウ幅を広げ，ウインドウ値を下げて肝臓の周囲，消化管周囲を注意深く観察する必要がある．特に遊離ガスの有無が消化管穿孔の重要な診断のポイントであるため，ガス像が描出できるような適切なウインドウ幅・レベルの調整が重要である．撮像範囲は上腹部のみでなく骨盤腔まで撮像し，痛みが激しく呼吸停止が困難な場合は，安静時呼吸下にて螺旋スキャンやMDCTで短時間に撮像して診断上問題のない画像を得られる．

## 【画像所見】
単純CT画像：胃幽門部周囲脂肪組織の乱れ（→）を認める（図1）．
単純CT画像：図1と同一断面像にて腹壁側に遊離ガス像（→）を認める（図2）．
単純CT画像：肝周囲に遊離ガス像（→）を認める（図3）．
単純CT画像（WW400，WL-50）：ウインド値やウインド幅を変化させるとガス像（→）がより明瞭になる（図4）．

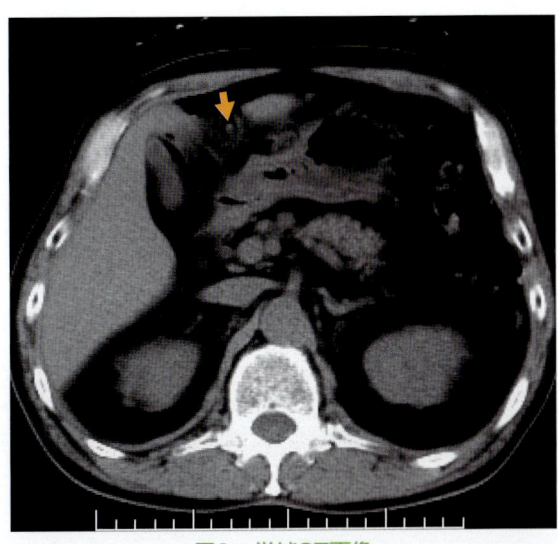

図1　単純CT画像

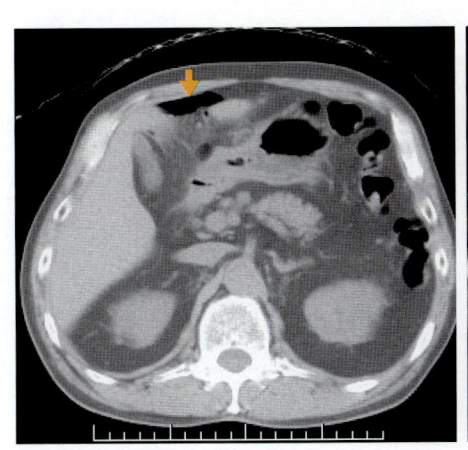

図2　単純CT画像 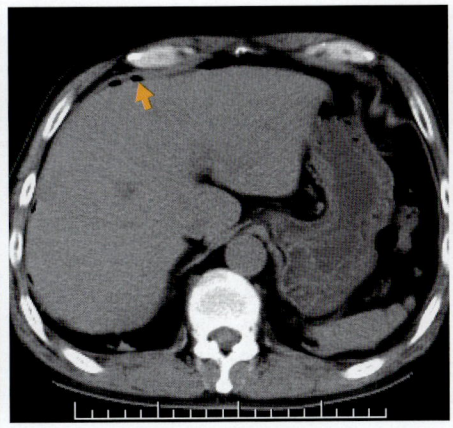　　図3　単純CT画像 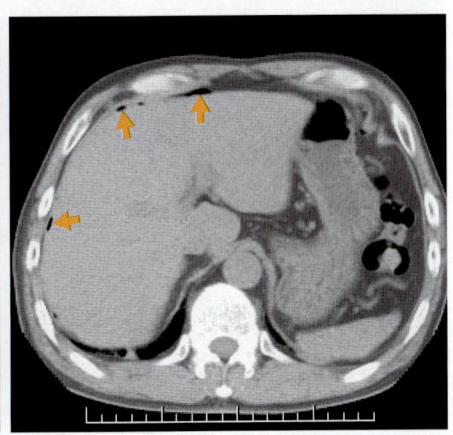　　図4　単純CT画像（WW400，WL-50）

## 大腸癌−1　colon cancer-1

【背景】72歳，男性．
右下腹部痛にて精査目的で来院．

【症例のポイント】
　大腸癌は大腸に発生する上皮性の悪性腫瘍で，男女ともに近年急速な増加傾向にある．成因としては，脂肪を多く含んだ食生活や遺伝子の突然変異などが考えられている．組織学的分類では，腺癌（高分化型，中分化型，低分化型），粘液癌，印環細胞癌，扁平上皮癌などに分類され腺癌が最も多い．本症例は粘液癌であり，造影CTでの低濃度斑状濃染はこれを反映していると考えられる．また，腸重積の原因は，癌，ポリープなどに惹起され，単純CT，超音波検査に反映し，造影CT，注腸造影は空気整復された画像を呈する．

【撮像のポイント】
　早期の大腸癌はCT検査による描出は困難であり，進行癌が主な検査目的である．大腸癌の形態，癌および周囲組織への浸潤，リンパ節転移，遠隔転移などの検索に有用である．
　CT検査はスクリーニングをはじめ，腸管壁の異常肥厚，腫瘍像の有無などを丹念に確認することが重要である．また，MDCTでは，撮像をボリュームスキャンで行い，MPRにより任意断面像を作成することも有用である．

【画像所見】
単純CT画像：上行結腸回盲部付近に全周性壁肥厚を伴い偽腎臓像（pseudokidney sign）様の像を呈する腫瘍像（→）を認める（図2）．
単純CT画像（MPR）：腸重積様に腫瘍に陥入する腸管および腸間膜（→）を認める（図1）．
大腸内視鏡検査後造影CT画像（動脈優位相）：腸重積様の所見は認めないが，回盲部の内側よりに斑状に濃染される腫瘍像（→）を認める（図3）．
注腸造影画像：不整な欠損および透亮像（→）を認める（図4）．

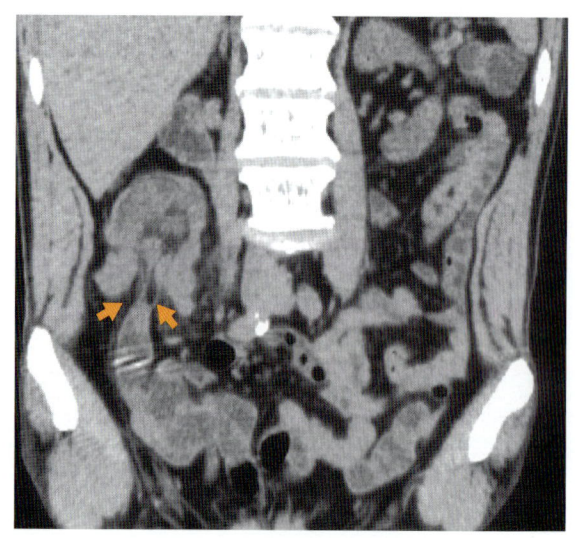

図1　単純CT画像　冠状断

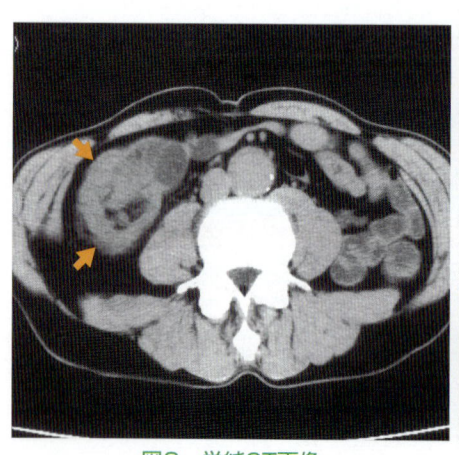

図2　単純CT画像

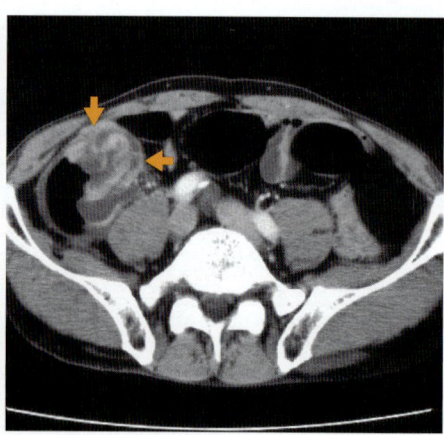

図3　造影CT画像（動脈優位相）

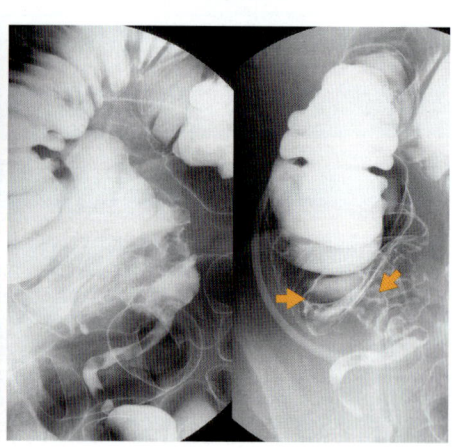

図4　注腸画像

## 大腸癌-2　colon cancer-2

### 【背景】76歳，男性．
高血圧，高脂血症，高尿酸血症，消化管出血で来院．臨床画像で上行結腸癌が疑われた．

### 【症例のポイント】
大腸癌の好発部位はS状結腸で約40%を占めるが，左・右結腸にも好発する．発生原因はポリープの悪性化が重視され，転移はリンパ行性，血行性，播種性がある．血行性転移は肝転移が多い．年齢は50〜70歳代に多い．

症状は，右側結腸（上行結腸）では腸内容物が液状であり狭窄症状を呈することは少ない．対して左側結腸は狭窄症状を呈することが多く，多様な腹部症状を訴える．

### 【撮像のポイント】
大腸CT（colonography：コロノグラフィ）は，炭酸ガスにより大腸を十分に拡張させる必要がある．
便などの残渣がポリープ等に見えることがあるため，少なくとも2体位の撮像を行う必要がある．

### 【画像所見】
造影CT画像：炭酸ガスにより拡張した上行結腸肝湾曲に腫瘍（→）を認める（図1）．
造影CT画像（斜位断）：肝彎曲に全周性の腫瘍（→）を認める（図2）．
造影CT画像（仮想内視鏡像，展開像）：全周性の腫瘍（→）を認める（図3）．
VR像：肝彎曲にapple-core sign（アップルコア徴候）（→）を認める（図4）．

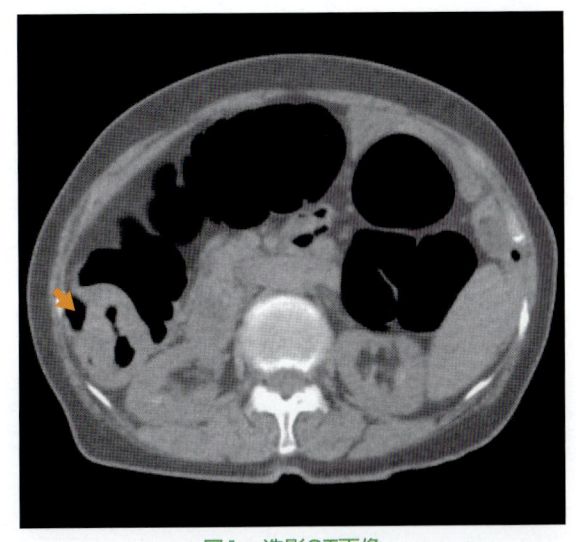

図1　造影CT画像

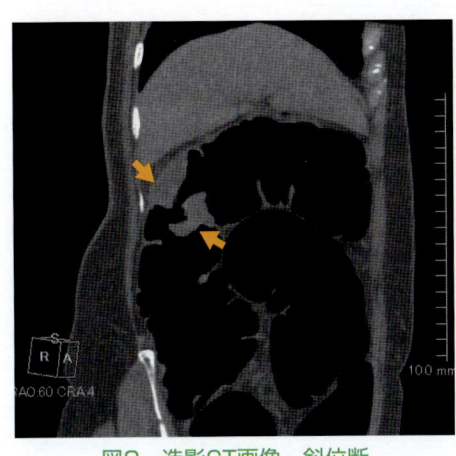

図2　造影CT画像　斜位断

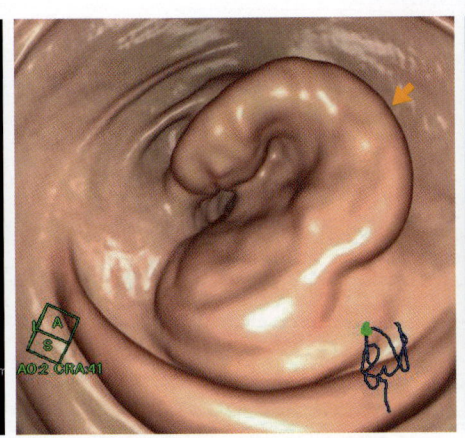

図3　仮想内視鏡画像　展開像

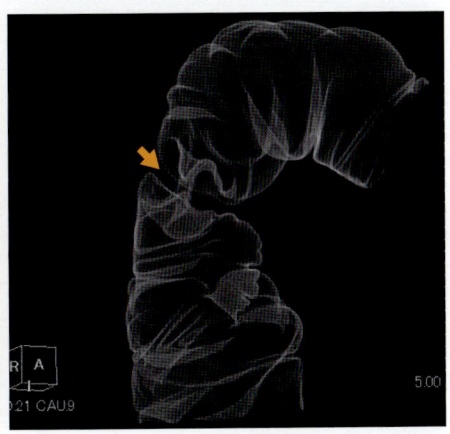

図4　VR画像

# 大腸憩室炎（多発性憩室症） colon diverticulitis

【背景】41歳，男性．
　右下腹部に圧迫を伴う鈍痛を訴えて救急車で来院．

【症例のポイント】
　憩室は消化管や膀胱などの内壁が外壁側に袋状様に突出する状態で，先天性と後天性がある．大腸憩室の多くは後天性である．粘膜，粘膜下層が輪状筋線維間を抜け，漿膜，漿膜下層までヘルニア状に突出した状態で，結腸憩室は粘膜と粘膜筋板のみが脱出し，大腸壁内の血管が筋層を貫通する部分の大腸筋層が加齢によって脆弱することにより発症する．右側結腸（盲腸や上行結腸）に多く発生し，加齢により左側結腸（下行結腸，S状結腸）にも多く発症する．
　憩室炎は，憩室の内容物の停滞，濃縮，結石形成などに関連して，急性または慢性に炎症を生じた状態で，憩室壁の潰瘍化，二次感染による穿孔が起き，周囲組織の化膿性炎，壊疽性炎，出血などを誘発する危険性がある．
　40歳以上ではS状結腸に多くみられる．高齢者は重篤であることが多く，特に免疫系を抑制するコルチコステロイド薬やその他の薬を服用している人では感染症の危険度が高い．症状は，腹痛，下痢，仙痛，排便習慣の変化などに出血をきたすこともある．腹膜炎を伴い膀胱，子宮へ穿孔するとS状結腸膀胱瘻を形成する．

【撮像のポイント】
　大腸憩室炎のCT画像は，全周性または限局性に肥厚した腸管壁と周囲脂肪組織の乱れ（dirty fat sign, fat stranding）と濃度上昇が認められる．さらに，肥厚した腸管壁から突出する袋状構造物や憩室内の炎症による変化を描出することが重要であり，虫垂炎，回腸末端炎などと鑑別できる画像が必要である．

【画像所見】
単純CT画像：上行結腸憩室（▷）の周囲脂肪組織の濃度上昇（➡）を認める（図1）．
単純CT画像：上行結腸に多数の憩室（➡）を認める．上行結腸の壁肥厚（▷）を認める（図2，図3）．
超音波画像：肥厚した脂肪組織（高エコー）内に，炎症を示す不整な低エコー域（➡）を認める．さらにその中心部に高エコー部（▷）を認める（図4）．

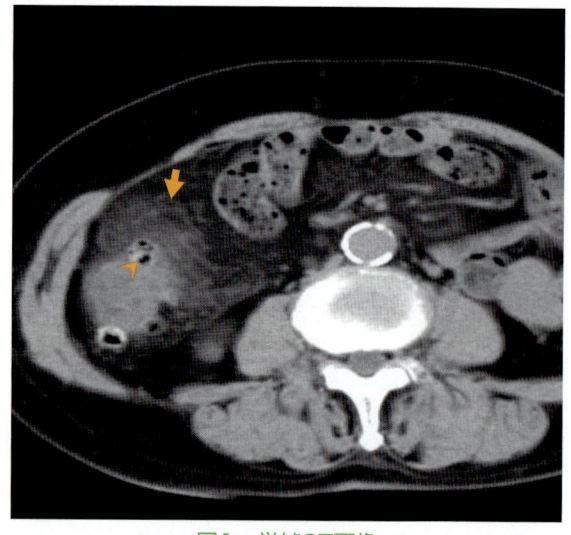

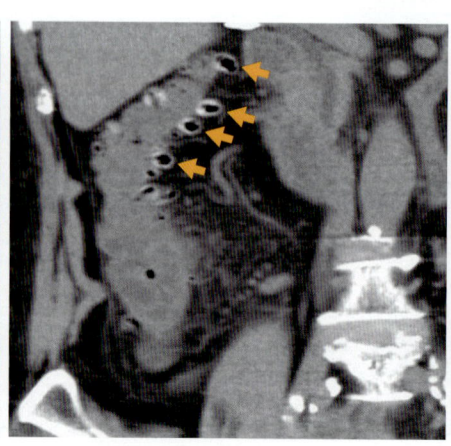

図1　単純CT画像

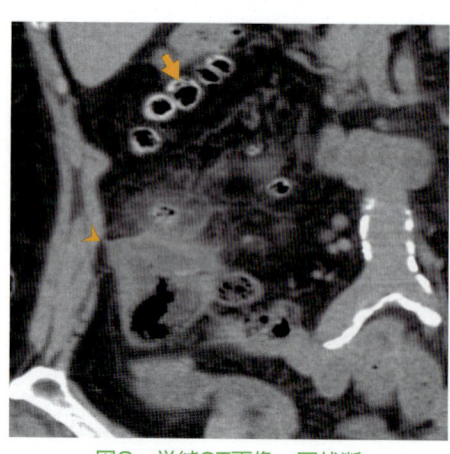

図2　単純CT画像　冠状断

図3　単純CT画像　冠状断

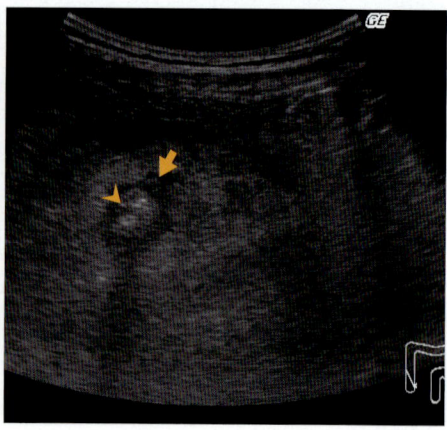

図4　超音波画像

# 急性虫垂炎　acute appendicitis

【背景】73歳，女性．
腰痛および激しい腹痛が出現し来院．

【症例のポイント】
　急性腹症のうちでも頻度が高く，若年者から高齢者まで幅広く発症し男女差はない．病因には細菌説，ウイルス説，アレルギー説などがあり，粘膜下リンパ濾胞の増殖，糞石，異物などによる内腔の狭窄や閉塞が血行障害を引き起こし，腸内細菌の感染が加わり発症するとされる．炎症が進行すると虫垂は壊死を起こして穿孔し，膿汁や腸液が腹腔内に流れ出して腹膜炎を起こす．重症化すると死に至ることもある．症状は腹痛，嘔気，嘔吐で，腹痛の最初は心窩部痛で，数時間後に右下腹部に限局してくることが多い．

【撮像のポイント】
　急性虫垂炎の診断の多くは臨床的になされるため，それらの症状に加えて虫垂さえ同定できれば難しいものではない．虫垂は盲腸下端からいろいろな方向に向かって存在する．盲腸に連続し，その後連続性のなくなる細い管腔状の構造物があればそれが虫垂である．虫垂炎のCT所見は，壁肥厚を伴う虫垂の腫大，虫垂周囲の炎症波及に伴う脂肪組織濃度の上昇などがみられる．また，糞石や虫垂穿孔による膿瘍形成がみられる場合もある．したがって，CT撮像は薄層スライスで撮像し，MPR画像を加えることで虫垂炎の所見を描出できる．

【画像所見】
単純CT画像：腫大した虫垂（➡）を認め，虫垂周囲の脂肪組織の濃度上昇（➤）を認める（図1，図2，図3，図4）．

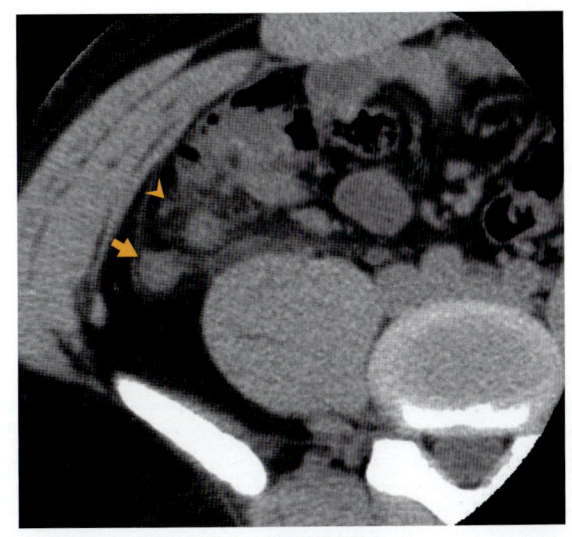

図1　単純CT画像

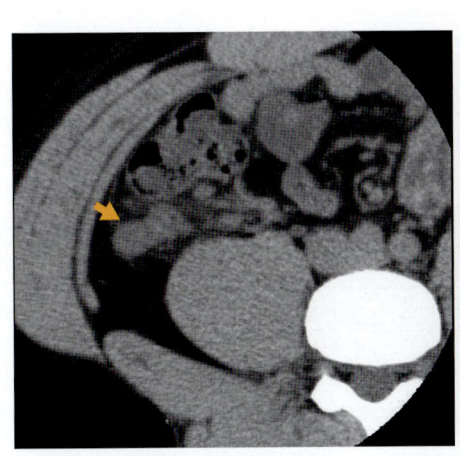

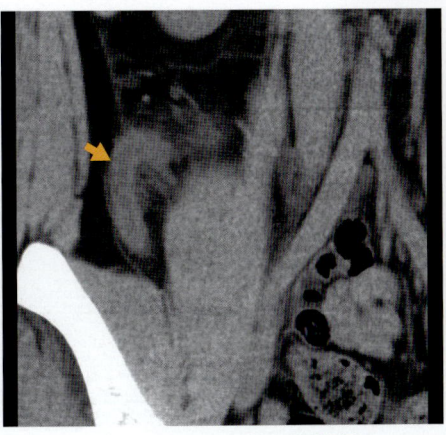

図2　単純CT画像　　　図3　単純CT画像　冠状断　　　図4　単純CT画像　矢状断

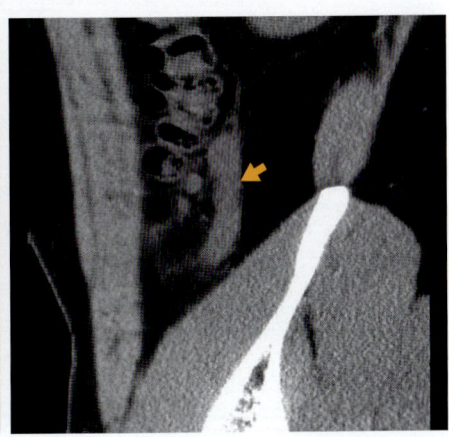

# 大腸ポリープ  colon polyp

【背景】50歳，男性．
検診にて便潜血を指摘，精査目的にて来院．

【症例のポイント】
　大腸ポリープは大腸粘膜にみられる限局性の隆起性病変の総称である．結腸下部，直腸に多く認められる腺腫で，茸腫状および乳頭状を呈することが多い．クルミ大にまで達することもあり，多発性にみられることもある．また，増大し，腸管狭窄の原因となり腸重積を引き起こすこともある．粘膜組織は乳頭状に増殖して，表面は粘膜細胞や円柱上皮細胞で覆われる．腺様上皮組織が存在する場合は悪性化することは少なく，上皮細胞の不整な未分化型を有する場合は癌性に移行することがある．
　腫瘍性と非腫瘍性に大別され，腫瘍性は腺腫が多く前癌状態病変とされる．非腫瘍性では過形成ポリープ，若年性ポリープ，仮性ポリープ，炎症性ポリープなどがあげられる．形態的には有茎性，無茎性，広基性，扁平なものなどさまざまで，大きく隆起型（Ⅰ型），表面型（Ⅱ型），亜有茎型（Ⅲ型），有茎型（Ⅳ型），特殊型に大別される．
　大腸ポリープは孤立性のものが多いが，多発性のものも存在する．約100個以上のポリープが認められポリポーシス（polyposis：多発性ポリープ），家族性大腸ポリポーシス，ポイツ・ジェガース症候群，クロンカイト・カナダ症候群などがあげられる．多発性のものは遺伝的要素が関係することもあり，また発癌性リスクは高い．

【撮像のポイント】
　大腸CT（colonography；コロノグラフィ）は，炭酸ガスにより大腸を十分に拡張させる必要がある．
　便などの残渣がポリープ等に見えることがあるため，少なくとも2体位の撮像を行う必要がある．前処置をしっかり行う必要がある．

【画像所見】
仮想内視鏡像：腸管壁に隆起性病変（→）を認める（図1）．
大腸CT画像（横断，展開像）：腸管壁に隆起性病変（→）を認める（山田Ⅱ型）（図2）．
VR像：S状結腸にポリープ（→）を認める（図3）．
大腸内視鏡画像：隆起性病変（山田Ⅱ型）（▷）を認める（図4）．

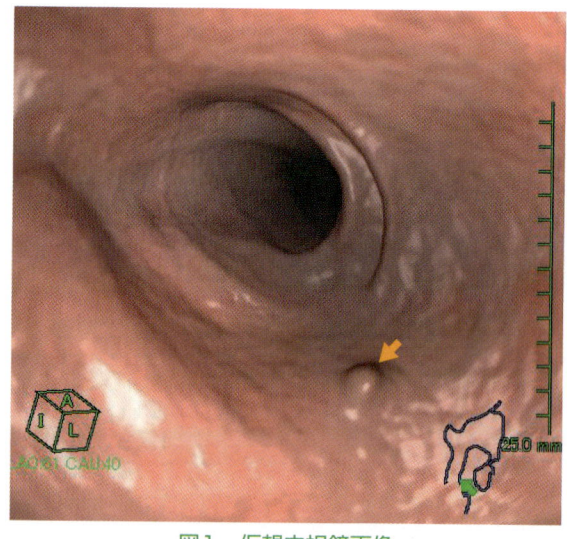

図1　仮想内視鏡画像

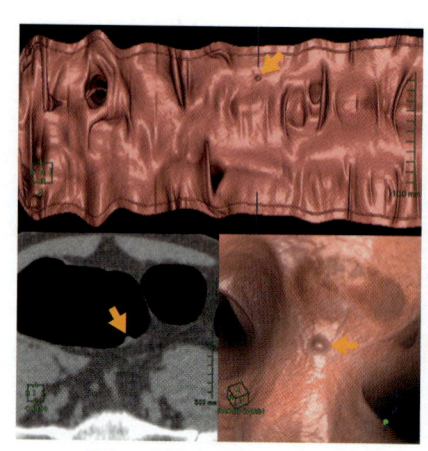

図2　大腸CT画像　展開像

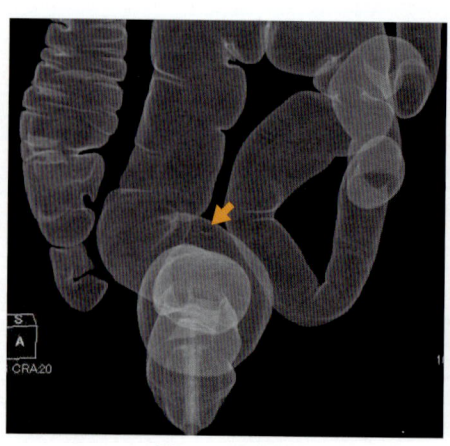

図3　VR画像

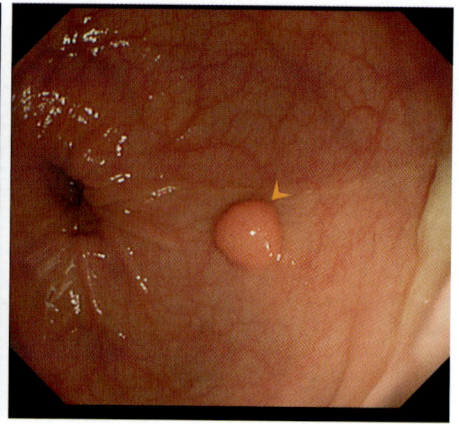

図4　大腸内視鏡画像

# 腹部大動脈瘤　abdominal aortic aneurysm

## 【背景】
84歳, 男性.
高尿酸血症, 高血圧症にて通院中, 腹部の拍動に気付き精査目的にてCT検査施行となった.

## 【症例のポイント】
大動脈瘤は動脈壁の脆弱化によって引き起こされる動脈の異常な拡張である. 一般的に無症状であるが, 虚血, 血栓閉塞症, 自然解離, 破裂を起こすことがあり, 疼痛をともなう. 瘤の形態から紡錘状と囊状に分類される. 瘤径が6cm以上または1年間で0.42cm以上増大するときは手術適応とされる. 動脈瘤はどの動脈でも発症するが, 腹部および胸部大動脈瘤が最も多く, 腹部大動脈瘤が大動脈瘤全体の3/4を占める. 腹部大動脈瘤の有病率は男性が女性に比べ3倍高く, 人口の0.5～3.2%が罹患する.

## 【撮像のポイント】
動脈瘤の検出, 大きさ, 進展範囲, 瘤壁の石灰化, 壁在血栓の評価, 主要大動脈分枝とその位置関係の把握が重要である. 造影CTにて, 動脈瘤のより正確な形態診断, 大動脈壁・壁在血栓の情報, 大動脈瘤と分枝血管との関係, 狭窄病変の有無などの評価.
感染性大動脈瘤, 大動脈炎症候群, 炎症性大動脈瘤および術後のリーク評価を行う場合は, 遅延相の撮像が必要となる.

## 【画像所見】
単純CT画像：石灰化を伴う (▷) 全周性に拡張した腹部大動脈 (➡) を認める (図1).
造影CT画像：単純CT同様に全周性に拡張した腹部大動脈 (➡) を認める (図2).
VR画像 (初診時)：腹部大動脈の腎下極レベルから両総腸骨分岐部にかけての最大径50mm (➡) と, 右総腸骨動脈に30mm (▷) の動脈瘤 (➡) を認める (図3).
VR画像 (術後)：腹部大動脈の腎下極レベルから両総腸骨動脈にかけてYステントグラフ (➡) が挿入されている. 瘤内での造影は認めない (図4).

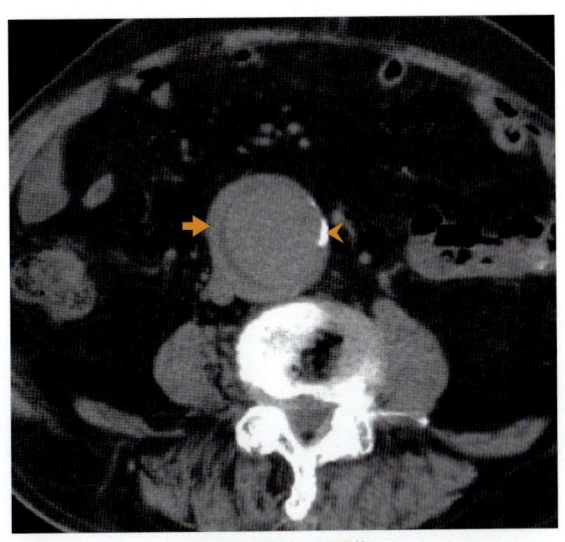

図1　単純CT画像

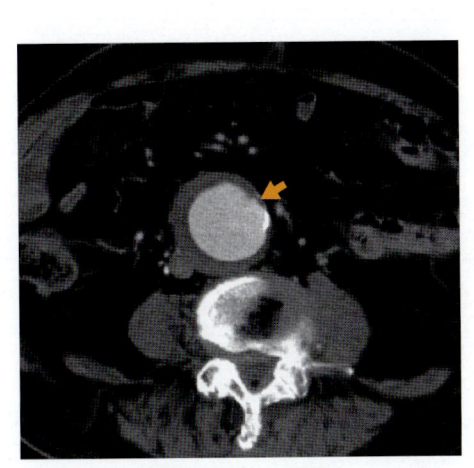

図2　造影CT画像

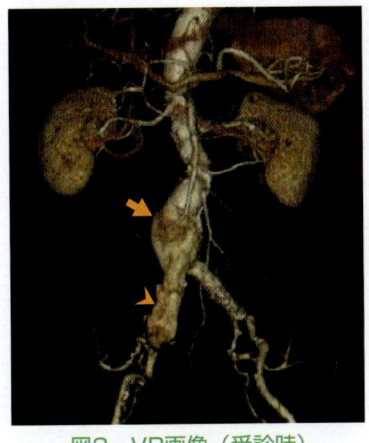

図3　VR画像 (受診時)

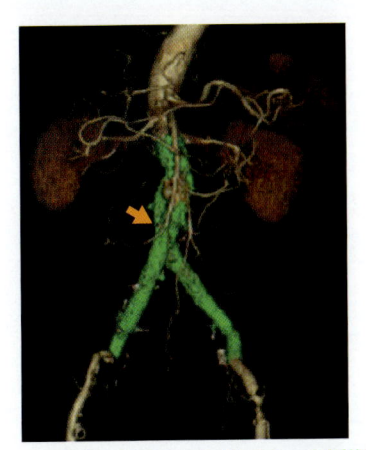

図4　VR画像 (ステントグラフィ内挿術後)

## 8・4 その他（others） 子宮体癌 corpus uteri carcinoma

【背景】48歳，女性．
　子宮筋腫を疑い来院．内診にて子宮腟部より腫瘍が突出．超音波検査にて子宮体部に腫瘤性病変および腹水を認め，ダグラス窩穿刺を施行．腹水細胞診によりclass Vを検出．CT，MRIにても子宮体部癌および左卵巣転移を疑われ手術．手術ではダグラス窩に腹膜播種ならびに子宮頸部に浸潤，左卵巣に転移を認め，子宮拡大全摘出およびリンパ郭清術が施行され，後に化学療法が施行された．

【症例のポイント】
　子宮体部は筋肉でできており，その内側は子宮内膜にて覆われている．この子宮内膜細胞の癌化したものが子宮体癌であり，子宮内膜癌とも呼ばれている．子宮体癌は，最近では増加傾向を示しており，その好発年齢は50〜60歳代とされている．子宮底をはじめとする筋層の厚い部分に好発し，内腔に向かって外向性発育（exophytic growth）するものが多い．これに対し筋層内浸潤を主とする内向性発育（endophytid growth）をするものは比較的予後が悪い．子宮体癌の発生には女性ホルモンのエストロゲンが大きく関与しているといわれ，閉経後の女性，未婚の女性，妊娠・出産の経験がないか，または少ない女性，無排卵の女性，動物性脂肪を好む肥満体の女性に多く認められる．代表的な症状は不正出血で月経以外におかしな出血が長く続く，閉経期のころに月経の上がりが悪い，閉経後に不正出血があるなどの場合は子宮体癌を疑う必要性がある．その他の症状としては排尿痛または排尿困難，性交時痛，骨盤領域の痛みなどの症状が認められる．子宮体癌の治療には外科療法とホルモン療法，化学療法（抗癌剤），放射線療法があり，治療法は病期や癌の部位，患者の年齢，合併症の有無などから判断される．

【撮像のポイント】
　子宮体癌は子宮頸癌や卵巣癌と比較すると放射線療法や化学療法の効果が乏しく，手術療法が主な治療法となるため，CT検査は術前のリンパ節転移の把握が重要な課題となる．したがってCT撮像は骨盤腔内リンパ節とともに傍大動脈リンパ節も所属リンパ節も含め，より広い範囲の検索ができる薄層スライスでの撮像が必要である．

【画像所見】
単純CT画像：子宮体部に巨大な腫瘤（→）を認める（図1）．
造影CT画像：子宮内膜は著明に造影される内腔側に突出する腫瘍（→）を認める（図2）．
造影CT画像：卵巣にも多房性の囊胞性腫瘤（→）を認め，造影効果を伴う充実部分を認め悪性所見を強く示唆する．さらに，ダグラス窩に腹水（→）を認めた（図3）．

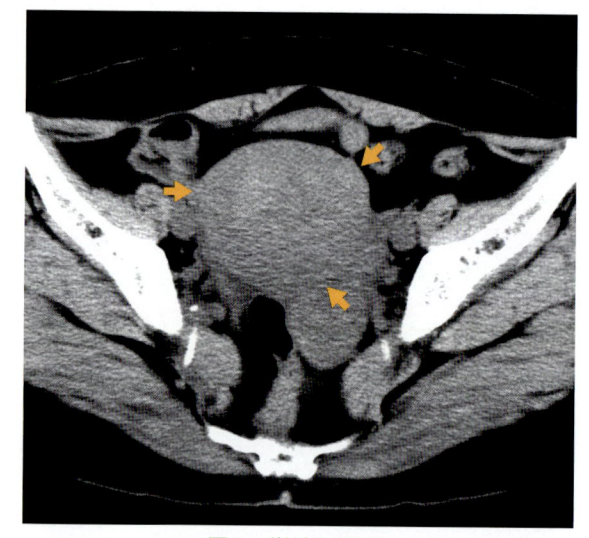

図1　単純CT画像

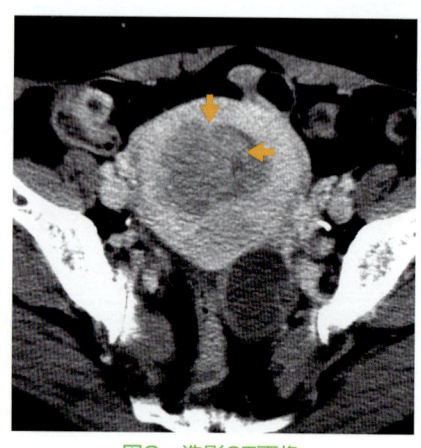

図2　造影CT画像

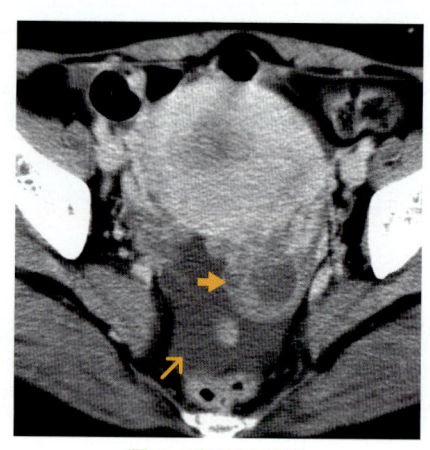

図3　造影CT画像

# 卵巣癌　ovarian cancer

## 【背景】54歳，女性．

　両下肢の疼痛，腫脹および下腹部痛にて来院．CT検査で骨盤腔右側に腫瘍，超音波検査にて深部静脈血栓症および卵巣腫瘍を指摘．臨床病理組織にて類内膜腺癌と診断．

## 【症例のポイント】

　卵巣腫瘍は，病理組織学的に多種多様な腫瘍が発生し，肉眼的にもさまざまな形態をとる．卵巣癌は，表層上皮から発生するもの（原発性卵巣癌），類皮嚢胞腫の上皮部分が悪性化したもの，および他臓器から転移によって起こるもの（続発性，転移性）などに大別される．原発性卵巣癌は，その組織型によって漿液性嚢胞腺癌，粘液性嚢胞腺癌，類内膜腺癌，類中腎癌などに分けられる．これらは卵巣悪性腫瘍全体の約70%以上を占める．

　転移は経腹膜性に起こることが多く，腸間膜，直腸あるいは大網播種の型をとる．類皮嚢胞腫が悪性化する頻度は1%程度であるとされている．転移は充実性卵巣腫瘍の約15%にみられ，両側性発生であることが多い．原発巣は，わが国では消化管の癌であることが多く，特に胃癌からの転移例が多い．消化管を原発巣とする転移癌をクルッケンベルグ腫瘍（Krukenberg tumor）という．卵巣腫瘍の画像診断では，経腟式超音波検査（TV-US）が広く利用され，TV-USで境界悪性腫瘍か悪性腫瘍，またはその疑いがある場合や腫瘍径の大きなもので全体像を把握できない場合にCTの適応となる．卵巣腫瘍に対するCTの有用性は，①良悪性の鑑別，②組織の推定，③拡がりの評価，④他臓器・リンパ節への転移，腹膜播種の有無，⑤治療効果判定，⑥再発再燃の診断などである．卵巣癌鑑別の要点は，⑦壁の肥厚と不整，⑧乳頭状突出，⑨充実部分の存在，⑩腹水の合併などである．

　また，CT検査進行度を評価し，治療方針を決定することも重要であるが，腫瘍径が2cm以上に腫大しないと描出が困難ということもあり腫瘍マーカーを同時に測定し，診断精度を高めることが必要である．なお，CT検査はX線を用いた検査法であり，小児や若年婦人に対してはX線被ばくを十分考慮して行う必要がある．

## 【撮像のポイント】

　卵巣癌は，腹膜播種やリンパ節転移を伴う3期以上の状態で発見されることが多く，骨盤のみならず肝臓を含めた上腹部の検査も行う必要がある．シングルスライスCT（SDCT）での撮像は時間分解能が劣るため，排泄された膀胱内の造影剤から生ずるアーチファクトがCT値に影響を及ぼすことがあり，症例に応じて骨盤底から先に撮像を開始する工夫も必要である．

## 【画像所見】

**造影CT画像**：骨盤腔右側に比較的境界明瞭な腫瘤（130×115mm）（→）を認める．多房性で充実性部分を主体にした嚢胞性部分が混在し，充実性部分は不均一な造影効果を示す（図1，図2，図3）．

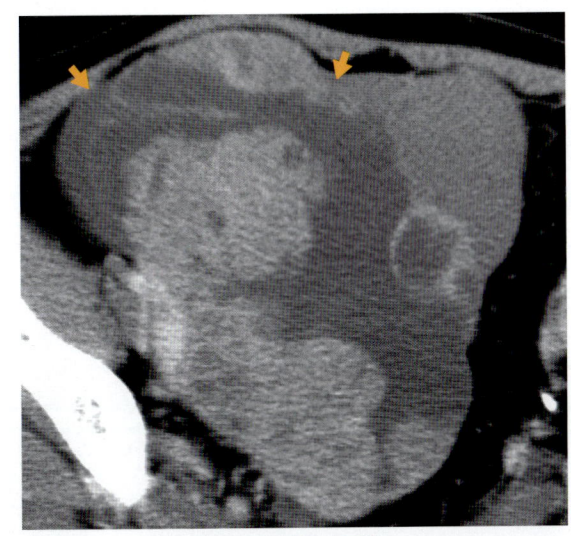

図1　造影CT画像

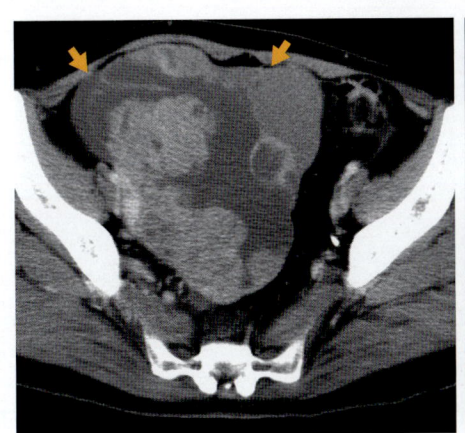

図2　造影CT画像　　　　図3　造影CT画像

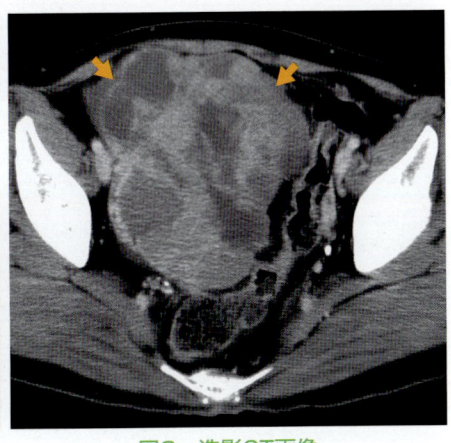

# 内膜症性卵巣嚢胞　ovarian chocolate cyst

## 【背景】25歳，女性．
　強度の下腹部痛にて来院．腹部超音波検査で骨盤腔内に嚢胞性腫瘤を指摘．CT，MRIにて右卵巣チョコレート嚢胞および漿液性嚢胞腺腫と診断，右卵巣腫瘍摘出手術を施行．

## 【症例のポイント】
　子宮内膜症は，組織学的および生物学的に子宮内膜の特徴を備えた組織が本来の場所から離れ，異所性に存在または増生するために生じた疾患で，子宮筋層内に発生する内性子宮内膜症（endometriosis interna）とそれ以外に発生する外性子宮内膜症（endometriosis externa）に大別され，卵巣は後者の好発部位である．卵巣内で内膜組織が増生し周期性変化を起こし，月経時に出血を繰り返し，これが次第に貯留して暗赤褐色のチョコレート様またはタール様の濃厚粘調な内容液を容れ，チョコレート嚢胞（chocolate cyst）またはタール嚢胞（tarry cyst）と呼ばれるようになる．一般的には，30～40歳代の性成熟期に多くみられ，思春期以前は存在せず，閉経とともに消退する．大きいものは20cm大まで腫大し，約50％が両側性に認められる．臨床的には，骨盤内他部の子宮内膜症を併発することが多く，月経困難症，下腹部痛や不妊を主訴に受診した際に発見される場合が少なからずみられるが，卵巣腫大に伴った症状を呈することもあり嚢胞性卵巣腫瘍との鑑別が必要である．外性子宮内膜症自体の治療は薬物療法が有効で頻用されているが，内膜症性卵巣嚢胞に対する効果は芳しくなく，不妊や卵巣腫大に伴う諸症状の改善に手術療法が採られることも多い．
　内膜症性卵巣嚢胞のCT所見は水よりも高いCT値より推定可能である．MRIでは慢性の出血病巣はT1，T2強調画像において高信号として描出される．経腟式超音波検査で腫瘍径が大きく全体像をつかみにくい場合や境界型の悪性腫瘍か悪性腫瘍が疑われた場合にCTの適応となるが，質的診断は困難なことがある．これに対しMRIは組織に特異的な画像が得られ，組織の変性，壊死，出血などの質的変化の同定には最も優れた検査法である．したがって各々の診断法の特性を把握し，症例に応じた適切な選択が必要である．

## 【撮像のポイント】
　CT値を測定し，内容液を推定することが重要である．

## 【画像所見】
造影CT画像：骨盤腔右側に単房性で境界明瞭な嚢胞性腫瘤（85×65mm）を認める．内部はほぼ均一で水より高いCT値（+33HU）を示す（➡）．また，この直上にも50×38mm大の嚢胞性腫瘤（CT値：+28HU）（▷）を認める（図1）．

MR画像：前者はT1，T2強調画像で高信号（➡）（図2，図3），脂肪抑制T1強調画像でも高信号（➡）（図4）を示し，卵巣チョコレート嚢胞が疑われた．後者はT1強調画像で低信号（▷）（図2），T2強調画像で高信号（▷）（図3）を示し，漿液性嚢胞腺腫を認める．

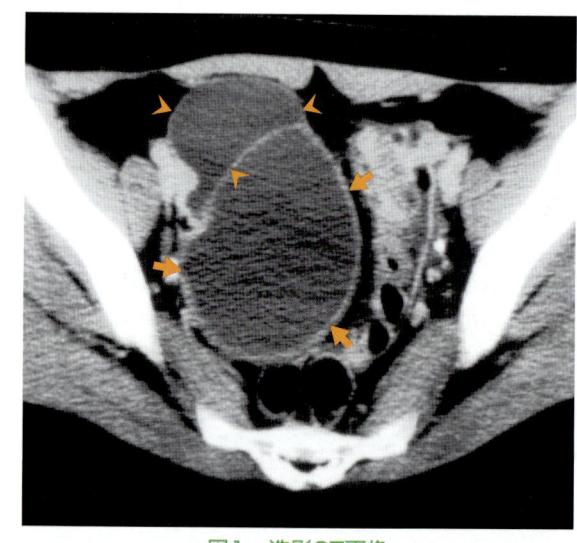

図1　造影CT画像

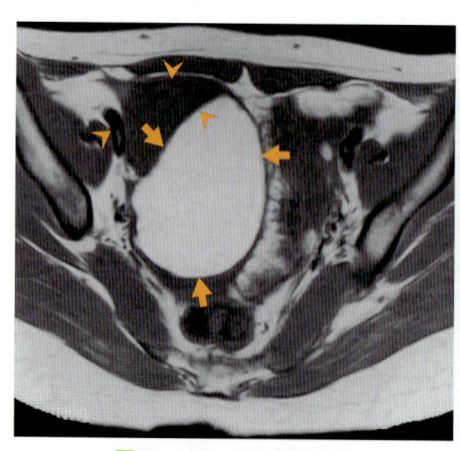

図2　MR T1強調画像

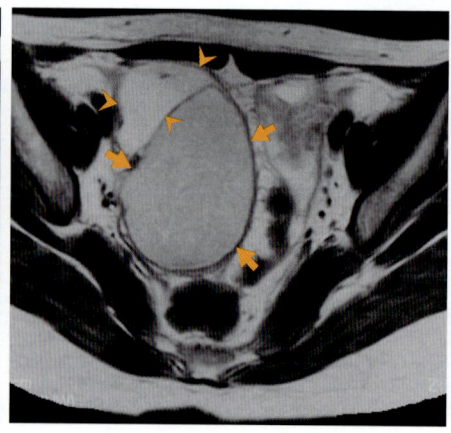

図3　MR T2強調画像

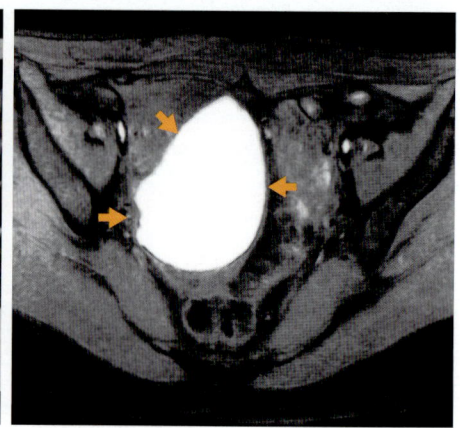

図4　MR 脂肪抑制T1強調画像

# 類皮嚢胞腫　dermoid cyst

【背景】57歳，女性．
　下腹部痛にて来院．腹部超音波検査およびCT検査にて両卵巣に充実性腫瘍を認め，両付属器切除術を施行．病理組織検査にて成熟型奇形腫と診断．

【症例のポイント】
　卵巣腫瘍に発生する奇形腫の大部分は，成熟型の良性嚢胞性奇形腫で一般に類皮嚢胞腫と呼ばれる．類皮嚢胞腫は卵巣腫瘍のうち，嚢胞腺腫と並んで発生頻度が高い良性腫瘍でその20～30%を占める．通常は片側性であり，両側性は10%程度である．あらゆる年齢層に発生するが20～30歳代が最も多く，妊娠と合併した卵巣腫瘍の約半数は本腫瘍である．組織学的には，外胚葉を主体としてさまざまな割合で三胚葉の成熟組織より構成される．皮脂腺，汗腺，毛嚢などを有する皮膚上皮に似た細胞で覆われた嚢胞壁を持つ．ときにこれらの組織が一部で厚くなり，皮様結節と呼ばれる嚢胞内に突出する硬い隆起を認めることもある．ここで作られた皮脂や毛塊が嚢胞内に蓄積する．皮脂は液状の脂肪となり，そのなかに毛塊が浮遊した状態で存在する．毛塊の量が多くなると毛髪塊（hair ball）と呼ばれる塊状となり，体位変換により移動する．CT所見は歯牙や軟骨の石灰化，水と脂肪による液面形成，毛髪塊などである．

【撮像のポイント】
　類皮嚢胞腫のCT所見は，類皮嚢胞腫の多くで脂肪成分量が多いことより，脂肪濃度が認められれば診断は容易である．したがって，脂肪濃度が同定できるような条件（ウインドウ幅，ウインドウレベル）で画像表示することが重要である．

【画像所見】
**造影CT画像**：骨盤腔両側に境界明瞭な脂肪成分を主体とする腫瘍（➡）を認める．脂肪と液体による液面形成（fat-fluid level）（→）を認め，造影効果を示すような成分は認めない（図1，図2，図3）．また，脂肪と液体の層間を浮遊する毛髪塊（hair ball）（▸）（図1）や，歯牙様の石灰化（▸）（図3）を認める．

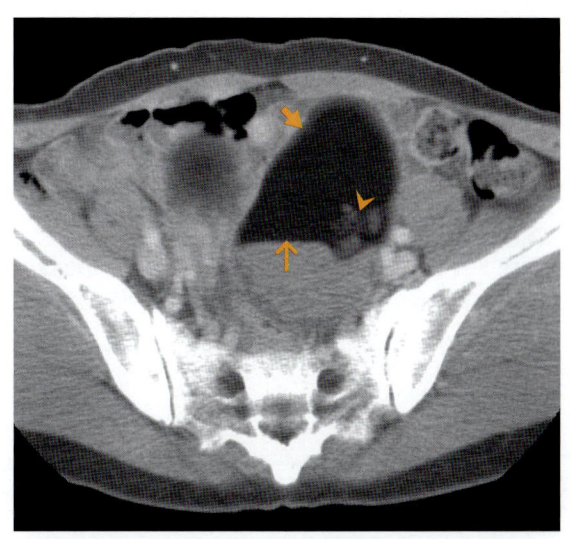

図1　造影CT画像

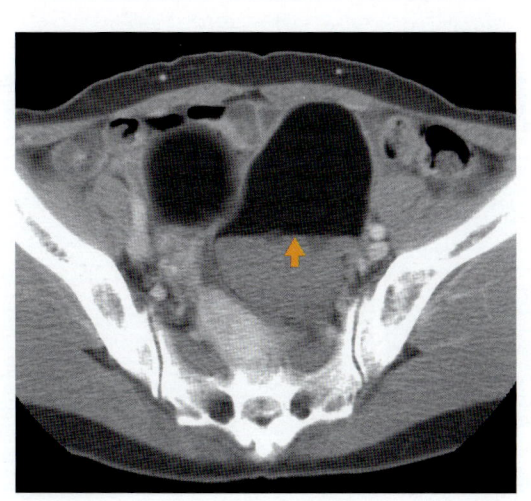

図2　造影CT画像

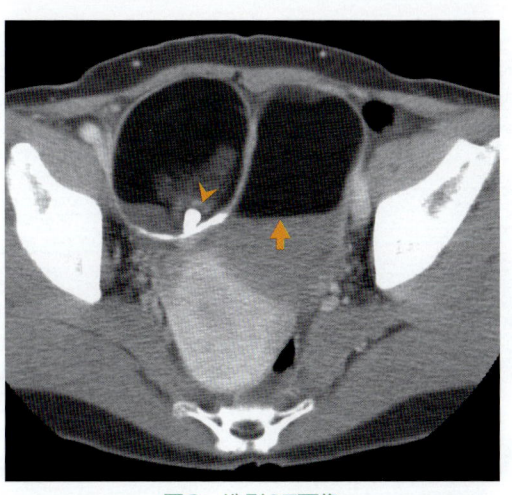

図3　造影CT画像

# 子宮筋腫　uterine myoma

【背景】42歳，女性．
　下腹部に硬いしこりを触知し来院．超音波検査とCT検査で辺縁が比較的平滑で内部均一な多発する腫瘤像を認め，子宮筋腫と診断．子宮全摘手術を施行．

【症例のポイント】
　子宮筋腫は，婦人科領域において最も頻度の高い良性の腫瘍性病変で，特に30歳代後半から40歳代前半によくみられ，その発生率は35歳以上の女性の約20％といわれており，最近では超音波，CT，MRI検査などの画像検査の普及に伴いその発見率も上昇している．
　子宮筋腫はその発生する部位によって，粘膜下筋腫，筋層内筋腫，漿膜下筋腫の3型に分類され筋層内筋腫の頻度が最も高いとされている．組織学的に，腫瘍細胞，膠原線維，変性組織，血管を主な構成成分としており，ほとんどの筋腫でさまざまな程度の変性を伴っているのが一般的である．子宮筋腫は正常子宮筋層が圧迫されて形成された偽被膜によって取り囲まれ，筋腫内部の血管は比較的乏しく，子宮筋層から数本の血管が偽被膜に分布する．約2/3の患者で多発し，同一患者でも筋腫間の変性の程度は異なることが多く，90％以上の筋腫は子宮体部に発生するが，5％ほどが頸部に発生することもあり，まれではあるが広靭帯，後腹膜に発生することもある．症状は筋腫の大きさ，発生部位によって異なり漿膜下筋腫では無症状のことが多いが，粘膜下筋腫，一部の筋層内筋腫では過多月経，月経痛を訴えることが多い．本症は生理のたびに分泌されるエストロゲンに依存しているため閉経後には縮小することが多い．
　単純CTでは，正常部分とほぼ同程度の濃度を呈し，また造影CTでも同程度の強い濃染像を呈す．また，筋腫が変性に陥ると変性部分が子宮陰影内の低濃度領域（low density area：LDA）として描出され，子宮体癌，子宮留膿腫，子宮筋肉腫との鑑別が重要である．

【撮像のポイント】
　子宮筋腫の造影CT検査は，正常筋組織と筋腫の境界の観察，変性した部分の拡がりなどの把握をするために，十分な造影効果が得られるよう比較的遅め（120〜150秒）の造影タイミングで撮像する．

【画像所見】
単純CT画像：子宮と連続性のある内部に石灰化（▶）を有する内部均一な巨大腫瘤性病変（115×92）（➡）を認める（図1，図2）．
造影CT画像：腫瘤内部は不均一に造影され，組織変性を示唆する低吸収域（➡）が描出された（図3）．
造影CT画像：腫瘤周囲組織との境界は明瞭で脂肪組織の濃度上昇や目立ったリンパ節の腫大は認められなかった．さらにその足方にも同様の造影効果を認める腫瘤（60×50）（➡）が認められる（図4）．

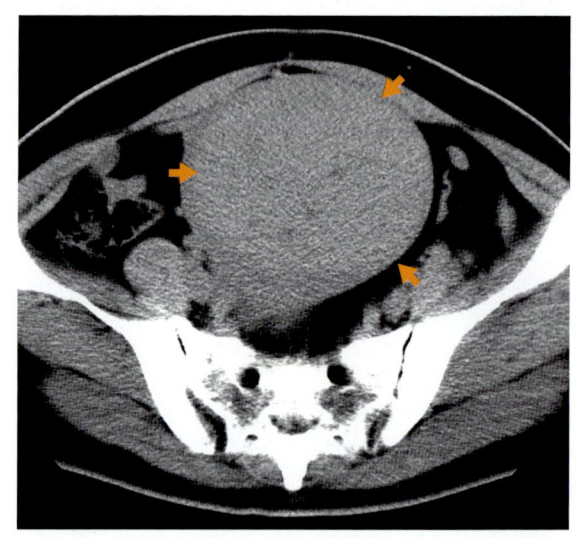

図1　単純CT画像

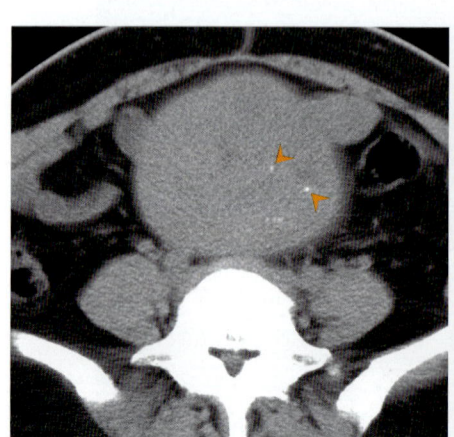

図2　単純CT画像

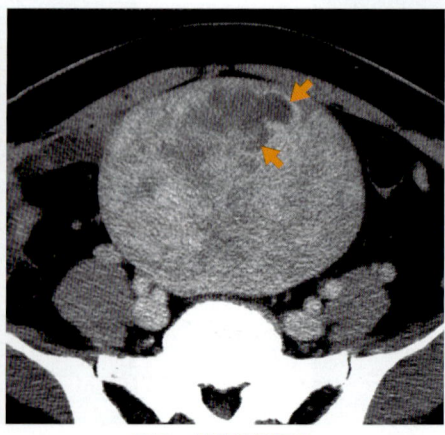

図3　造影CT画像

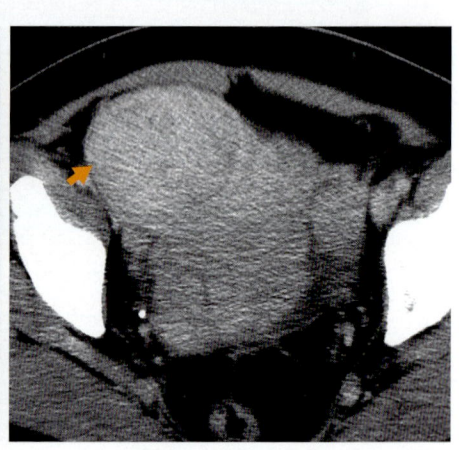

図4　造影CT画像

# 前立腺癌 prostatic cancer

## 【背景】80歳，男性．
腰痛，下肢の痺れ，排尿困難を主訴に来院．腹部超音波検査にて前立腺肥大，および膀胱内突出像を認めた．前立腺特異抗原（prostate specific antigen：PSA）は高値を示し，生検にて前立腺癌と診断．

## 【症例のポイント】
前立腺癌は加齢とともに増加することはよく知られており，臨床上で発見される前立腺癌患者は高齢なことが多い．高齢であるために，心血管系などの合併症を有する患者も多く全摘除術の適応は少ない．前立腺癌特有の症状はなく，前立腺肥大症による二次的な尿道閉鎖，および膀胱刺激症状にて発見されるきっかけとなる．前立腺癌の診断には前立腺特異抗原（PSA）が用いられ，進行度に比例して高値を示す．前立腺特異抗原により前立腺癌が疑われるときは確定診断としての生検が行われる．
前立腺癌の組織学的分類には95～98％を占める腺癌，また少数ではあるが偏平上皮癌および未分化癌がある．前立腺癌の発生過程は現代の医学にしても不明なところが多いが，近年，前立腺組織内に発生する異型腺管が注目され，前癌状態との関係が指摘されている．前癌状態を大別すると2つに分かれる．第一に異型性腺腫過形成（AAH）があり微小腺管が密に増生し，細胞異形を認めるが，比較的均一で良性と悪性の中間型を示し，高分化型腺癌との区別が困難である．第二に細胞異形は軽度だが大型の腺腔を有する腺上皮で，異形増殖を認める前立腺表皮内腫瘍（PIN）がある．異型性腺腫過形成とは異なり高分化型腺癌とは鑑別される．前立腺表皮内腫瘍には高度の異型方，基底細胞が消失しているものもあり，中分化型腺癌に似てくる．
治療法には，他の癌と同様に限局性であれば外科的治療ないしは放射線療法が選択され，進行癌に対しては全身療法として内分泌療法や化学療法が選択される．

## 【撮像のポイント】
前立腺癌の造影CT検査は，排尿および導尿後の膀胱内にオリーブ油（olive oil）を注入し膀胱壁を進展させ腹臥位にて検査を行うことにより前立腺癌の膀胱への進展度の診断に正確さが増す．また，骨条件にて前立腺癌において大多数を示す骨増殖型の骨転移を評価することができる．さらに経静脈性の造影CTは主にリンパ節の評価に有効である．

## 【画像所見】
造影CT画像：前立腺は腫大し一部膀胱内に突出し，周囲脂肪濃度の上昇を認める．精嚢腺および直腸との境界も不明瞭で，精嚢の右葉に一部前立腺とほぼ同様の濃染を示す領域（➡）を認める（図1，図2）．

造影CT画像：膀胱壁外腹側および左外腸骨リンパ節の腫大（➡）を認める（図3，図4）．

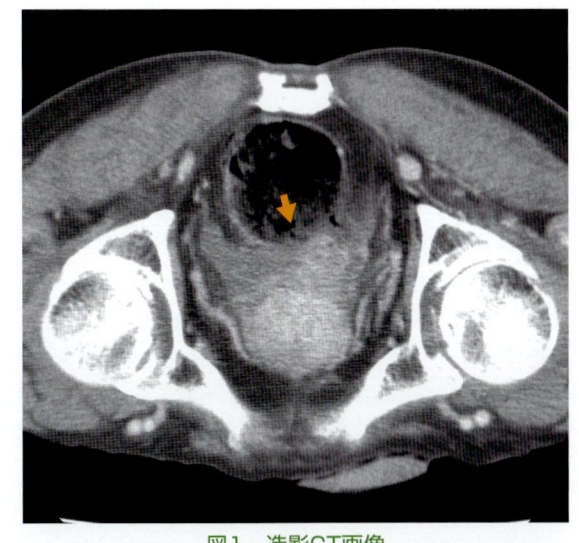

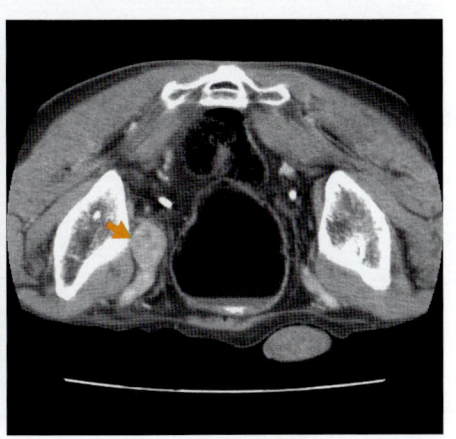

図1　造影CT画像

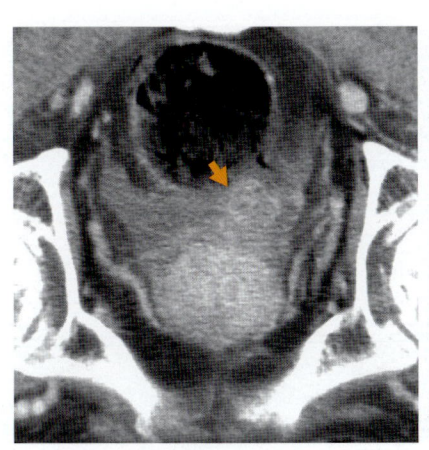

図2　造影CT画像

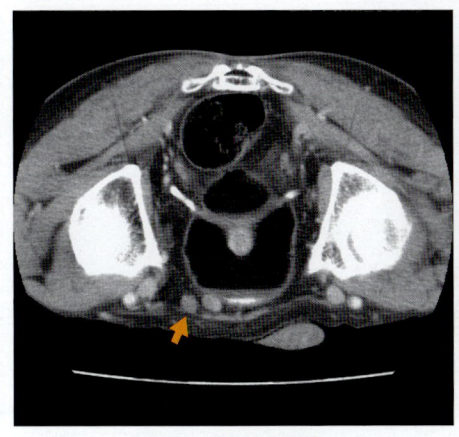

図3　造影CT画像

図4　造影CT画像

[診療画像検査法]
# 改訂　X線CTの実践

価格はカバーに表示してあります

2006年8月10日　第一版　第1刷　発行
2015年4月1日　改訂第一版　第1刷　発行
2019年2月21日　改訂第一版　第2刷　発行

| 指　　導 | 山田　實紘・齋藤公志郎・熊田　卓・田中　博司 |
|---|---|
| 編著者 | 金森　勇雄・藤野　明俊・丹羽　政美・他／Ⓒ |
| 発 行 人 | 古屋敷信一 |
| 発 行 所 | 株式会社 医療科学社 |
| | 〒113-0033　東京都文京区本郷3-11-9 |
| | TEL 03(3818)9821　FAX 03(3818)9371 |
| | ホームページ　http://www.iryokagaku.co.jp |

ISBN978-4-86003-458-0　　　（乱丁・落丁はお取り替えいたします）

本書の複製権・翻訳権・上映権・譲渡権・公衆送信権（送信可能化権を含む）は（株）医療科学社が保有します。

**JCOPY** ＜出版者著作権管理機構　委託出版物＞

本書の無断複製は著作権法上での例外を除き，禁じられています。
複製される場合は，そのつど事前に出版者著作権管理機構
（電話 03-5244-5088, FAX 03-5244-5089, e-mail: info@jcopy.or.jp）の
許諾を得てください。

[Medical Diagnostics and Imagings]
X-RAY COMPUTED TOMOGRAPHY 2nd edition
Iryokagakusha

# 医療科学社
# 診療放射線学辞典

## 総編集：渡部　洋一・金森　勇雄

### ― 推薦の辞 ―
公益社団法人　日本診療放射線技師会
会長　中澤靖夫

　この『診療放射線学辞典』は、診療放射線分野で活躍する診療放射線技師、医師、看護師、臨床検査技師、臨床工学技士、学生等が、診療・教育・研究分野で使用する用語18,200語を編纂した診療放射線学におけるわが国初の大辞典です。

　本書は長い間、診療放射線分野で活躍するメディカルスタッフに求められてきた辞典であり、その要望に応えることのできる素晴らしい『診療放射線学辞典』であると確信して本書の推薦をいたします。

**放射線診療業務や学習に必須の専門用語、18,200語を掲載。診療放射線分野の広範囲な領域を簡素にズバリと解説。**

診療画像検査にかかわる基礎から臨床分野はもとより、放射線に関連する物理、計測、生物、管理などの分野を、解剖図譜、臨床画像、撮影ポジショニング、その他の図表などを豊富に掲載し、わかりやすく解説。その他、全用語検索可能な付録CD付（Windows用）。

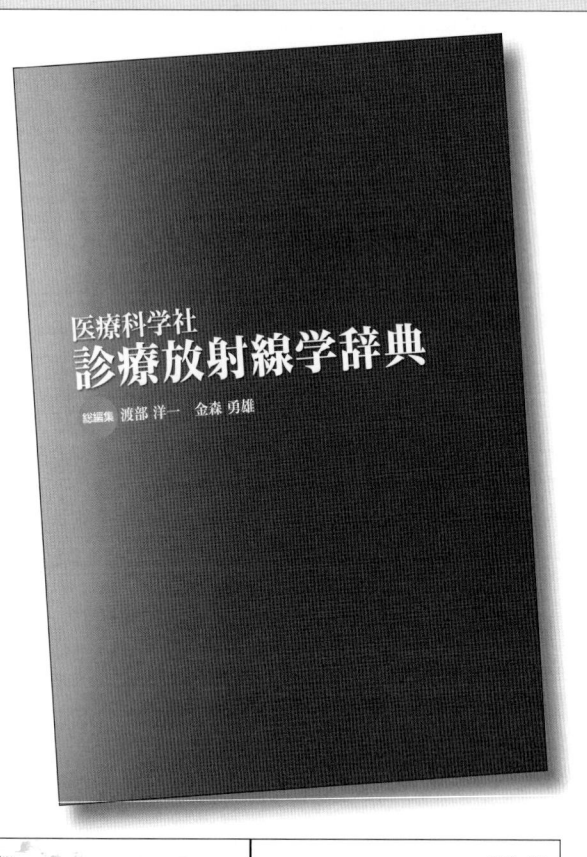

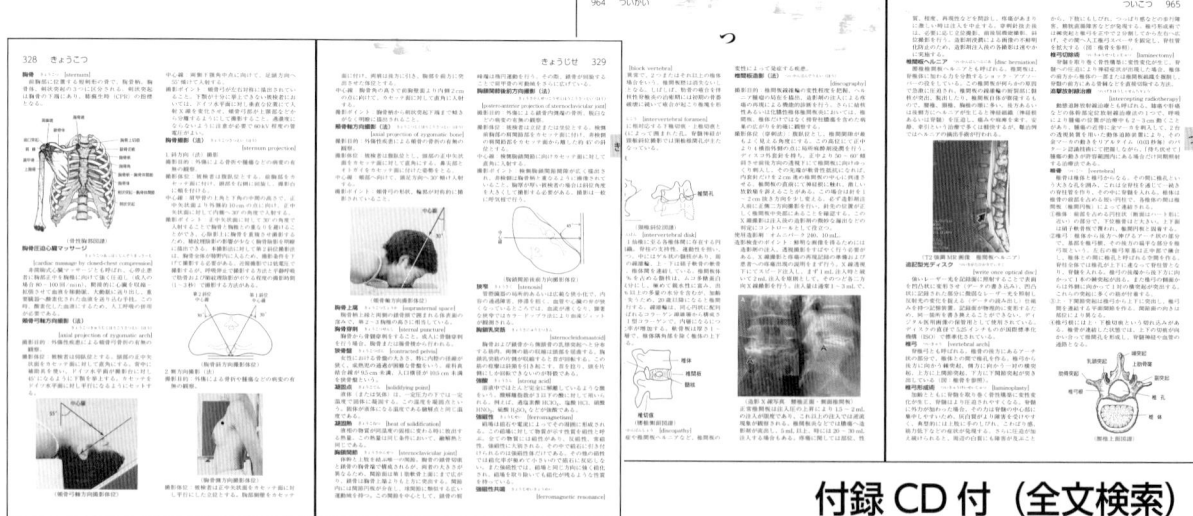

付録CD付（全文検索）

● A5判・1,704頁・箱装　● 定価（本体15,000円＋税）　● ISBN978-4-86003-492-4

---

**医療科学社**

〒113-0033　東京都文京区本郷3丁目11-9
TEL 03-3818-9821　FAX 03-3818-9371　郵便振替 00170-7-656570
ホームページ　http://www.iryokagaku.co.jp

本の内容はホームページでご覧いただけます
本書のお求めは　●もよりの書店にお申し込み下さい。
●弊社へ直接お申し込みの場合は、電話、FAX、ハガキ、ホームページの注文欄でお受けします（送料300円）。

# ［診療画像検査法］
# 画像解剖学

著者代表：金森 勇雄・藤野 明俊・丹羽 政美

**シリーズの掉尾を飾る最新の画像パノラマ**

　放射線画像解剖学を基に発達した「画像解剖学」は，X線，核医学，超音波，磁気共鳴など，画像診断に用いられる画像解剖の探究を行う生きた人体の解剖学である。本書は，読影補助を担う診療放射線技師のための系統解剖・局所解剖の教科書として，また診療の場での座右の解剖学教書として活用されたい。

## 【主要目次】

正常臨床画像
- 緒　章　解剖学概念と細胞・組織
- 第1章　運動器官
- 第2章　循環器系
- 第3章　呼吸器系
- 第4章　消化器系
- 第5章　泌尿器系
- 第6章　生殖器系
- 第7章　乳房
- 第8章　内分泌系
- 第9章　神経系
- 第10章　感覚器系

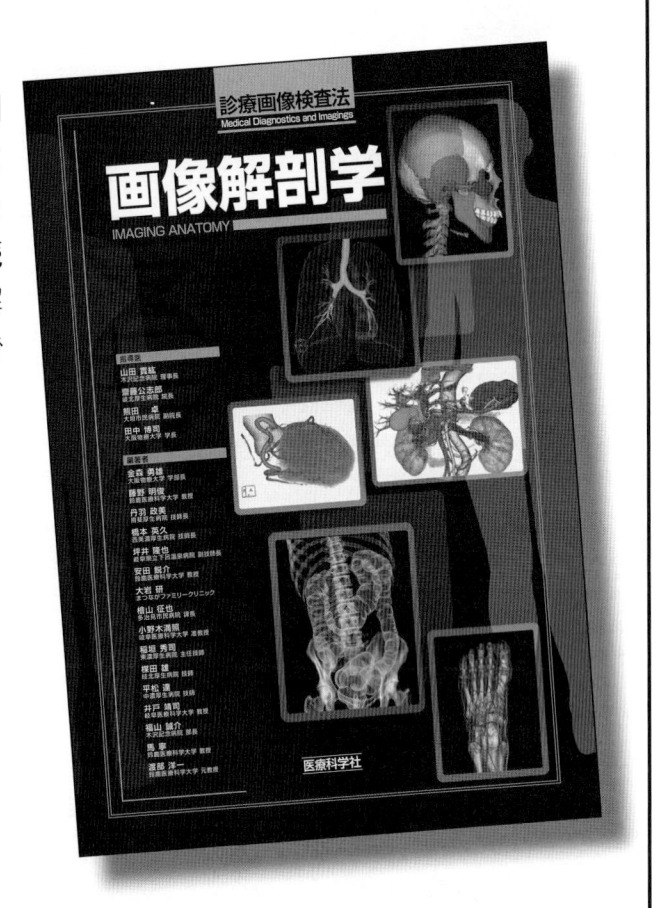

- A4判　332頁
- 定価（本体 6,500 円＋税）
- ISBN978-4-86003-444-3

**医療科学社**
〒113-0033　東京都文京区本郷3丁目11-9
TEL 03-3818-9821　FAX 03-3818-9371　郵便振替 00170-7-656570
ホームページ　http://www.iryokagaku.co.jp

本の内容はホームページでご覧いただけます
本書のお求めは　●もよりの書店にお申し込み下さい。
●弊社へ直接お申し込みの場合は，電話，FAX，ハガキ，ホームページの注文欄でお受けします（送料300円）。

# [診療画像検査法]
# 画像解剖学

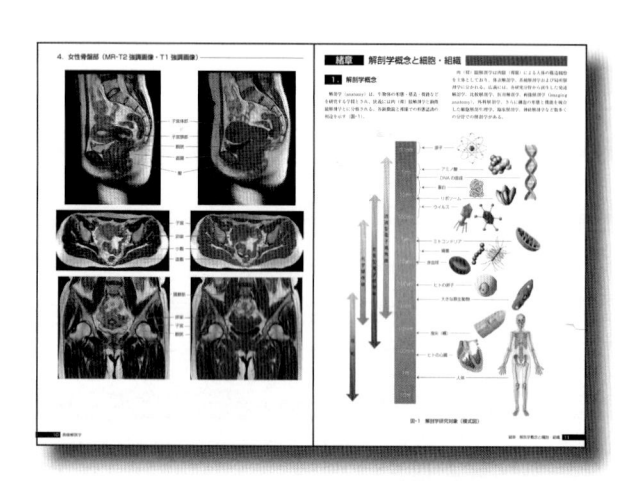

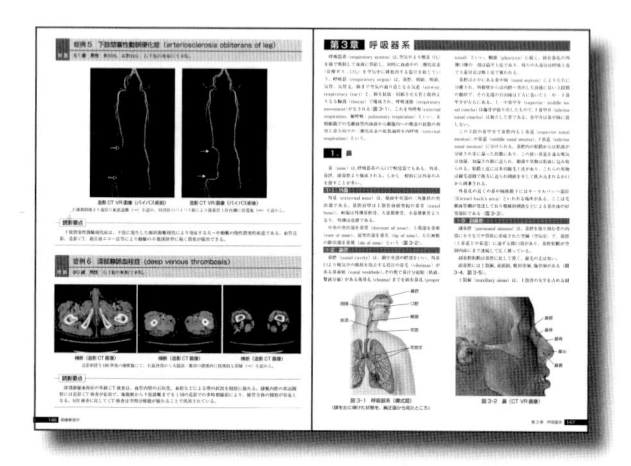

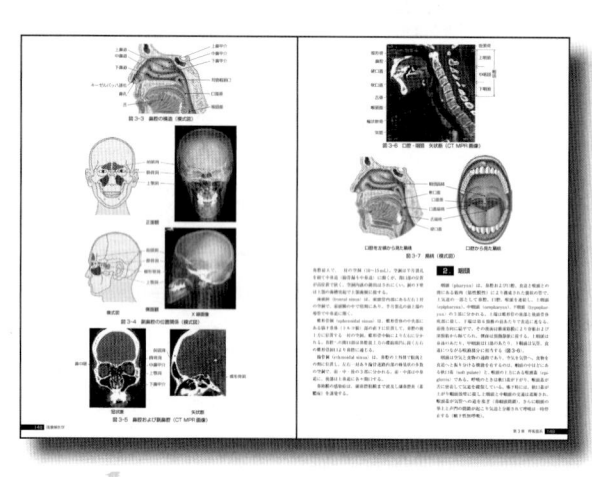

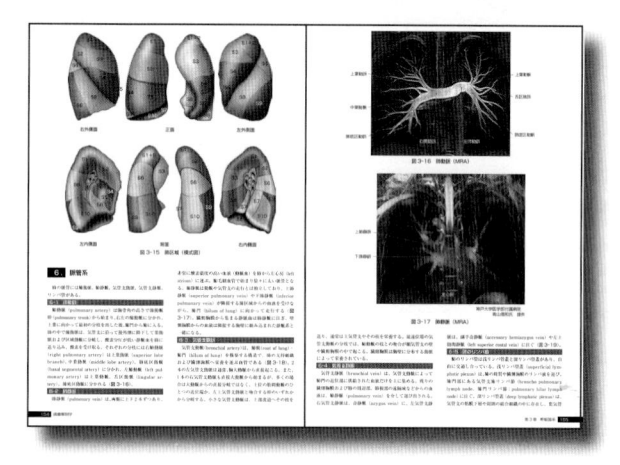

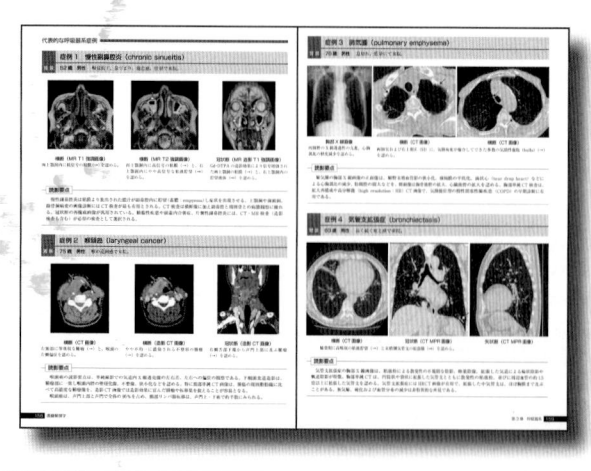

- A4判 332頁
- 定価（本体 6,500 円＋税）
- ISBN978-4-86003-444-3

## 医療科学社

〒113-0033 東京都文京区本郷3丁目11-9
TEL 03-3818-9821　FAX 03-3818-9371　郵便振替 00170-7-656570
ホームページ　http://www.iryokagaku.co.jp

本の内容はホームページでご覧いただけます
本書のお求めは　●もよりの書店にお申し込み下さい。
●弊社へ直接お申し込みの場合は、電話、FAX、ハガキ、ホームページの注文欄でお受けします（送料300円）。

# [診療画像検査法]
# MRの実践
## 基礎から読影まで

編著：金森 勇雄・藤野 明俊・丹羽 政美・他

MR検査は最新撮像法の開発により疾病への適応範囲が飛躍的に拡大している。また診療放射線技師の読影補助も今後ますます重視され，基礎と撮像法の把握，各疾病概念と読影要点の理解は必須となる。本書はこうした新時代のMR検査，読影補助を培う実践テキストとして編纂。

## 【基礎編】

MRIの原理／基礎知識と基本画像／パルスシーケンス／MR angiography（MRA）／MRIのアーチファクト／組織抑制法／パラレルイメージング法／特殊撮像法・新しい撮像法／MRスペクトロスコピー（MRS）／画像処理および解析法／性能評価法と品質管理／MR装置／安全管理／MRI造影剤

## 【臨床編】

（120症例）

頭部／頸部／乳房／心臓／肝臓／胆道／膵臓／腎臓／副腎／膀胱／前立腺／女性生殖器／脊椎・脊髄／運動器／血管

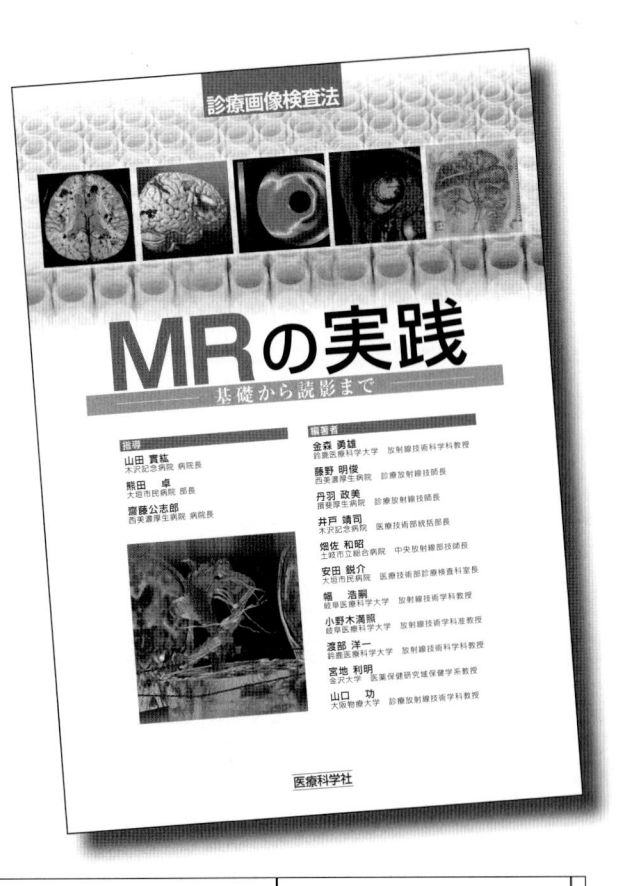

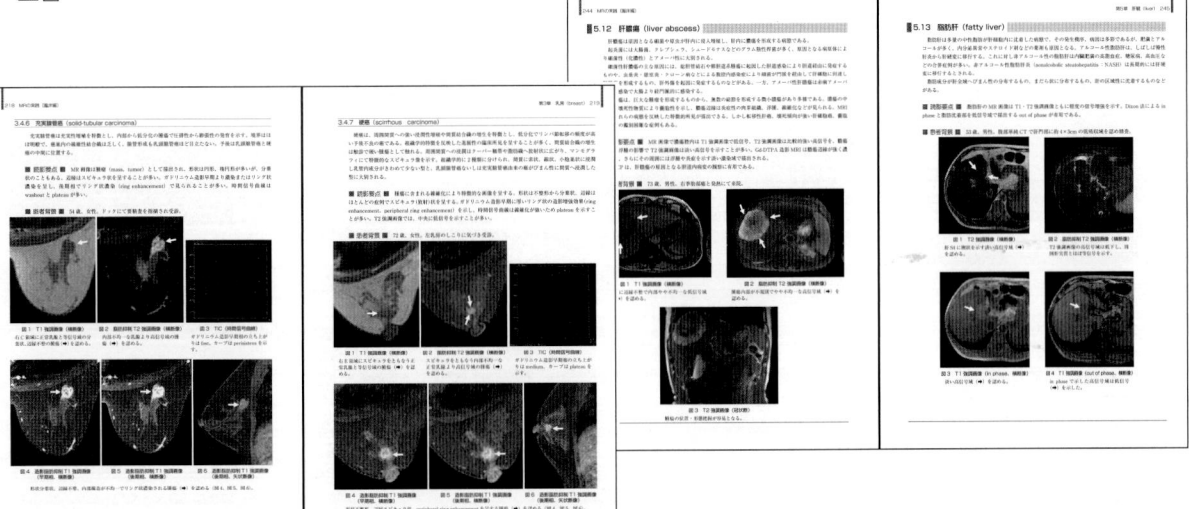

● A4判 368頁　● 定価（本体 5,500円＋税）　● ISBN978-4-86003-416-0

医療科学社　〒113-0033　東京都文京区本郷3丁目11-9
TEL 03-3818-9821　FAX 03-3818-9371　郵便振替 00170-7-656570
ホームページ http://www.iryokagaku.co.jp

本の内容はホームページでご覧いただけます
本書のお求めは　● もよりの書店にお申し込み下さい。
● 弊社へ直接お申し込みの場合は，電話，FAX，ハガキ，ホームページの注文欄でお受けします（送料300円）。

# [診療画像検査法]
# 実践 核医学検査

編著：金森勇雄・福山誠介・坪井隆也・安田鋭介・小野木満照・檜山征也・町田君成・渡部洋一

● 本書の三大特色 ●

・臨床核医学検査の概要から in vivo 検査，in vitro 検査に至るまでわかりやすく解説。
・他のモダリティ画像とともに知っておきたい症例や撮像の要点を含め，豊富な臨床画像を網羅。
・放射性医薬品による内用療法を最新治療も掲載。

〈主要目次〉
第1部　核医学検査の概要
第2部　シンチカメラ装置
第3部　シンチグラフィ臨床画像の実践
　　　脳血流シンチ／ミエログラフィ／甲状腺RI摂取率，甲状腺シンチ／副甲状腺シンチ／副腎皮質シンチ，副腎髄質シンチ／肺血流シンチ／肺吸入・換気シンチ／心筋血流シンチ，心筋梗塞シンチ，心筋脂肪酸代謝シンチ，心筋交感神経機能シンチ／他
第4部　PET
第5部　内用療法
第6部　試料検査（in vitro test）

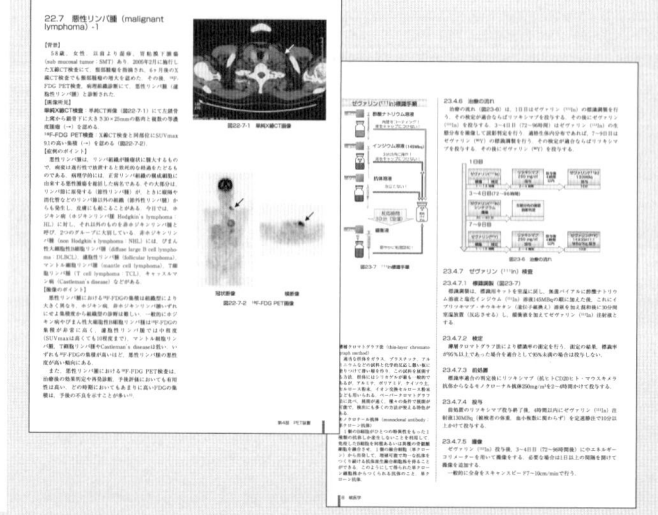

● A4判 400頁　● 定価（本体7,000円＋税）　● ISBN 978-4-86003-403-0

---

# [診療画像検査法]
# 最新・腹部超音波検査の実践
## 基礎から造影検査まで

編著：金森 勇雄・井戸 靖司・畑佐 和昭・他

新たな第二世代造影剤の活用により，超音波検査は一段とその有用性が増し，CT，MRI検査を越える診断も可能となっている。本書は，超音波の基礎および造影法をもとに，腹部造影超音波，Bモード腹部超音波の臨床を解説した超音波検査入門の最新版。

【基礎編】
超音波検査の歴史／超音波の概要／超音波診断装置の構成／超音波画像の調整／超音波画像の分解能／超音波画像のアーチファクト／走査方式／超音波画像の表示法／非線形信号映像法／ハーモニック技術の応用／コントラスト ハーモニックイメージングのソフトウエア／三次元画像表示／超音波の安全性／保守点検／超音波造影剤／超音波造影法
【臨床編】
画像解剖図譜／腹部造影超音波／腹部超音波

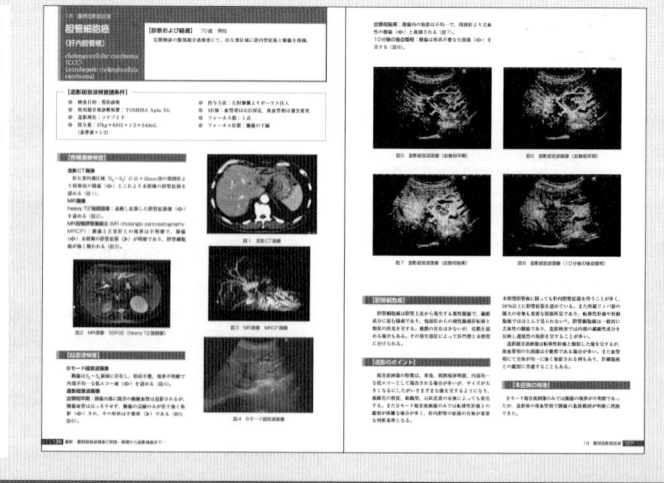

● A4判 248頁　● 定価（本体5,000円＋税）　● ISBN 978-4-86003-388-0

---

医療科学社
〒113-0033　東京都文京区本郷3丁目11-9
TEL 03-3818-9821　FAX 03-3818-9371　郵便振替 00170-7-656570
ホームページ　http://www.iryokagaku.co.jp

本の内容はホームページでご覧いただけます
本書のお求めは　●もよりの書店にお申し込み下さい。
●弊社へ直接お申し込みの場合は，電話，FAX，ハガキ，ホームページの注文欄でお受けします（送料300円）。

# ■診療画像検査法シリーズ■

## 〈新編〉臨床医学概論
著者：金森勇雄・渡部洋一・井戸靖司・幅浩嗣・他

臨床の最前線で活躍する診療放射線技師のための診療画像と疾患の解説を網羅する初の臨床医学概論。基礎医学と画像医学をリンクする診療画像情報の集大成。

A4判・304頁●定価（本体4,000円＋税） ISBN978-4-86003-326-2

## X線造影検査の実践
著者：金森勇雄・井戸靖司・幅浩嗣・藤野明俊・渡部洋一・他

最小限のX線入射量で最大限の情報を得るため，放射線防護の再認識を加味したX線物理と機器要項を把握。その上で，造影剤の有効活用法を基本に日常臨床で遭遇するほぼすべての症例について造影検査の全域を網羅。

A4判・390頁●定価（本体5,000円＋税） ISBN978-4-86003-303-3

## X線撮影法
著者：金森勇雄・渡部洋一・仲田文昭・井戸靖司・幅浩嗣・片木喜代治・他

日常診療に不可欠なX線撮影法の金字塔。物理・撮影・症例の一貫した理解に役立つ放射線医療従事者必携の書！

A4判・814頁●定価（本体15,000円＋税） ISBN978-4-900770-68-3

## X線CT検査の実践
著者：金森勇雄・井戸靖司・渡部洋一・幅浩嗣・他

第三・四世代CT装置や螺旋CT装置の画質に影響する諸因子および品質補償などの基礎的な解説。造影剤や造影撮像手技，CT画像解剖図譜や豊富な臨床例など広範囲にわたる項目を集大成。

A4判・640頁●定価（本体10,000円＋税） ISBN978-4-900770-76-8

## 歯・顎顔面検査法
著者：金森勇雄・片木喜代治・他

ディジタル画像を主流とするフィルムレス時代を迎え，新しい画像処理の幅広い知識が要求される歯科診療画像領域。その特有の撮影法を詳説し，最新のモダリティによる口腔顔面検査法の基礎から臨床応用にいたる最適かつ実践的な検査法を集成。

A4判・368頁●定価（本体5,000円＋税） ISBN978-4-86003-307-1

## 【改訂】放射線治療科学概論
著者：渡部洋一・金森勇雄・他

近年の高精度な照射技術を要求される放射線治療に対応して加筆。さらに臨床篇として，各部位の癌の症状や治療成績，照射目的に沿った範囲と方法，有害事象を新しく加え，放射線治療技術に必要な基礎的事項を網羅。

A4判・396頁●定価（本体5,000円＋税） ISBN978-4-86003-386-6

## 医用放射線物理学
著者：渡部洋一・金森勇雄・上野好洋・新井正一・他

診療放射線技師のエキスパートとしての役割を明確にし，業務遂行を理論づける放射線物理学を，物理の領域だけでなく，診療画像機器や診療画像評価領域まで拡げたまったく新しい物理学大系。

A4判・248頁●定価（本体4,000円＋税） ISBN978-4-86003-355-2

## 【改訂】医用放射線計測学
著者：渡部洋一・金森勇雄・安田憲幸・他

画像診断，放射線治療，放射線管理各領域の被曝管理に欠かせない計測概論を詳説。ICRP1990年勧告を取り入れた関係法令の改正をはじめ，放射線治療領域における吸収線量測定法の改訂などを踏まえた最新版。

A4判・224頁●定価（本体3,500円＋税） ISBN978-4-86003-375-0

---

**医療科学社**

〒113-0033　東京都文京区本郷3丁目11-9
TEL 03-3818-9821　FAX 03-3818-9371　郵便振替 00170-7-656570
ホームページ　http://www.iryokagaku.co.jp

本の内容はホームページでご覧いただけます
本書のお求めは ●もよりの書店にお申し込み下さい。
●弊社へ直接お申し込みの場合は，電話，FAX，ハガキ，ホームページの注文欄でお受けします（送料300円）。